Viresha Julia Bloemeke

Alles rund ums Wochenbett

Inhalt

Schnupfen? *66* · Geht die Beule am Kopf wieder weg? *66* · Mein Kind hat 37,5 °C Temperatur! *67* · Das eine Auge tränt immer und ist oft verklebt. Müssen wir zum Arzt? *67* · Welche Pflegemittel für den Po benötigt man? *68* · Wie funktioniert das Baden? Und wie oft sollte man ein Baby baden? *69* · Das Baby atmet manchmal so flach, dass man es kaum sieht, und manchmal röchelt es oder macht Atempausen! *71* · Was macht der Kinderarzt, und warum müssen wir schon am fünften Tag zu ihm? *71*

Fragen nach der ersten Woche 72

Unser Kind sieht aus wie ein Streuselkuchen: lauter dicke Pickel im Gesicht wie in der Pubertät! *72* · Das Baby tut sich immer so schwer beim Verdauen, schreit auf und krümmt sich. Hat es diese Drei-Monats-Koliken? *73* · Abends hat das Baby immer seine Schreistunden. Wir sind schon ganz erschöpft und haben alles ausprobiert! *74* · Der Windelbereich hat lauter kleine Pickel und Rötungen. Was kann man da machen? *76* · Das Baby hat weiße Stippse im Mund. Ist das von der Milch? *77* · Nach dem Stillen zittert immer das Kinn des Babys, und es verdreht die Augen so komisch. Sind das Krämpfe? *77* · Muss das Baby immer ein Mützchen aufhaben? Auch im Zimmer? Und wann können wir mit ihm an die frische Luft? *78* · Woran merke ich, ob es dem Baby zu warm oder zu kalt ist? *79* · Ich weiß immer nicht, ob das Schreien nun schon wieder Hunger sein kann oder ob das Baby einfach nur auf den Arm genommen werden will und ich ihm die Brust geradezu aufdränge *79* · Das Baby hat raue Stellen an der Haut. Ist das Neurodermitis? *79* · Unser Kind schläft am besten bei uns im Bett. Verwöhnen wir es? Mein Mann hat auch Angst, er könnte sich im Schlaf auf das Baby legen! *80*

Fragen nach vier Wochen 81

Ich trau mich kaum, es zu sagen, aber mir geht es langsam auf den Geist, die Zeit immer allein zu Hause mit dem Baby zu verbringen! Ich brauche wieder mehr Kontakt und neue Eindrücke! *81* · Ich hab Angst um unsere Beziehung! Mein Mann geht ganz in seiner Arbeit auf, und ich bin abends, wenn er nach Hause kommt, todmüde, will ihm höchstens noch die wunderbaren, neuesten Entwicklungen unseres Kindes erzählen und hab aber kein Ohr mehr für seine Erlebnisse. Ich verspüre auch überhaupt kein körperliches Begehren mehr und will nur noch meine Ruhe im Bett *82* · Mir gehen Unmengen meiner Haare aus. Hoffentlich wachsen die wieder nach! *83* · Ich werde langsam darüber sauer, dass ich permanent meine Tätigkeiten unterbrechen muss, auch wenn es nur das Abwaschen ist. Man schafft überhaupt nichts mehr mit diesem ständigen Stillen und Umhertragen! *83*

Ein Wort vorab

An die Leserinnen und Leser

Lieber werdender oder junger Vater,
Sie werden sicher nicht zur Mehrzahl meiner Leser und Leserinnen gehören. Trotzdem möchte ich Sie zuerst ansprechen, weil Sie sehr zum Gelingen eines schönen Starts Ihrer Familie beitragen können. Ich möchte es nicht versäumen, Ihnen wärmstens ans Herz zu legen, sich mit Ihrer Partnerin Gedanken um die Zeit nach der Geburt zu machen und zusammen ausreichend vorzusorgen, damit der Anfang mit dem Neugeborenen für Sie beide unvergesslich zauberhaft werden kann. Bitte haben Sie Verständnis, wenn ich mich der Einfachheit halber in den folgenden Kapiteln nur an Ihre Partnerin wende. Falls Sie selbst weiterlesen wollen: Darf ich Sie einladen, wie bei einem Beratungsgespräch zwischen mir und der Mutter zu lauschen? Wenn Sie nicht vorhaben, das ganze Buch zu lesen, so hoffe ich doch, dass die Anregungen, die Ihre Partnerin beim Lesen erhält, in die Gespräche mit Ihnen einfließen werden.

Liebe Leserinnen, liebe Leser,
auch Sie als fachlich Interessierte oder einfach Neugierige können sich beim Lesen dieses Buches vorstellen, dass Sie bei einem Beratungsgespräch zugegen sind, bei dem ich mich an eine Schwangere oder frisch gebackene Mutter wende.

Liebe werdende oder junge Mutter,
da wir uns noch nicht kennen, will ich mich kurz vorstellen: Ich heiße Viresha, bin freiberufliche Hebamme in Hamburg und möchte nach über einem Jahrzehnt und weit mehr als einem halben Tausend sog. Wochenpflegen mit diesem Buch meine Erfahrungen weitergeben. Mit den meisten Frauen fühlte sich bei meiner Begleitung durch Schwangerschaft, Geburt und Wochenbett das Duzen aufgrund unseres Vertrauensverhältnisses besser an, und so möchte ich dich gern beim Lesen auch mit in diese Atmosphäre nehmen.

Einige Vereinfachungen habe ich mir gestattet: Deinen Lebensgefährten, Partner, Geliebten, Freund werde ich häufig einfach deinen »Mann« nennen, und ich werde mich hauptsächlich an dich wenden, obgleich mir dein Mann wenigstens als Zuhörer sehr wichtig ist. Ebenso werde ich von euch als Paar sprechen, auch wenn ich weiß, dass es viele allein erziehende Frauen gibt, und von *einem* Kind, auch wenn Zwillinge geboren werden. Ich gehe davon aus, dass ihr euch auf das Kind freut, auch wenn ich weiß, dass Frauen mit zwiespältigen Gefühlen oder unter unglücklichen Umständen gebären. Du bist in meiner Vorstellung gesund und hast ein Zuhause. Der Einfachheit halber wende ich mich in fast allen Kapiteln an dich als stillende Frau, gehe aber auch auf andere Möglichkeiten ein. Einiges wirst du so umformulieren müssen, dass es auf deine persönliche Situation passt, und in der Literaturliste im Anhang des Buches kannst du weiterführende Bücher zu deinen speziellen Themen finden. Und noch eine Vereinfachung: Auch wenn du und dein Kind von einer Ärztin betreut werden solltet, so werde ich der besseren Lesbarkeit halber nicht von Arzt/Ärztin sprechen, sondern lediglich vom Arzt.

Die Tipps und Medikamente, die ich erwähne, sind eine Auswahl aus meinem »Hebammenkoffer«. Sie sind meist auch für die Selbstbehandlung geeignet und eine Mischung aus Schulmedizin, Naturheilkunde und Körperarbeit. Wenn du in Behandlung von Fachleuten bist (bei einer Hebamme oder in gynäkologischer, heilpraktischer, therapeutischer, naturheilkundlicher oder krankengymnastischer Behandlung), dann sprich den Einsatz von Medikamenten auf alle Fälle mit ihnen ab. Sicher wirst du noch weitere Informationen bekommen, in Büchern lesen oder bereits kennen – hier habe ich aus dem breiten Angebot die wichtigsten ausgewählt, mit denen ich rundum gute Erfahrungen gemacht habe.

Wenn du schon einmal die Zeit des Wochenbetts erlebt hast, wirst du vielleicht nach Ideen suchen, es dieses Mal mehr genießen zu können, und wirst dich in vielen Beschreibungen wieder entdecken. Bitte teile mir deine persönlichen Erfahrungen mit, falls du es wichtig findest, sie an andere Frauen weiterzugeben! Meine Adresse findest du auf Seite 229.

Was ist das Wochenbett?

Die unmittelbar an die ersten Stunden nach der Geburt anschließende Zeit wird »Wochenbett« genannt. Das ist ein alter Begriff, der entstanden ist, als die frisch entbundenen Frauen noch mindestens eine Woche lang im Bett lagen, in dem sie auch meist das Kind geboren hatten. Anschließend blieben sie noch weitere Wochen hauptsächlich in der Wöchnerinnenstube, wo ihr Bett und der Stubenwagen oder die Wiege mit dem Neugeborenen standen, und wurden dort versorgt.

Heute gibt es die »Wochenstation« im Krankenhaus, in der die Frauen nach einer Geburt höchstens fünf Tage bleiben, nach einer Kaiserschnittgeburt zehn Tage[1], und dort noch rund um die Uhr die Unterstützung des Klinikpersonals zur Verfügung haben. Anschließend und bei einer Haus- oder Geburtshausgeburt oder bei der ambulanten Geburt wird von den Krankenkassen der tägliche Hausbesuch, die »Nachsorge«, einer freiberuflichen Hebamme bezahlt – im Normalfall bis zum zehnten Tag nach der Geburt, bei Problemen auch länger. Sechs Wochen nach der Geburt folgt dann die Abschlussuntersuchung des Gynäkologen. Nachdem dieser sich von der abgeschlossenen körperlichen »Rückbildung« überzeugt hat, gilt das Wochenbett – zumindest medizinisch – als abgeschlossen.

Folgende Umstellungen und Neufindungen müssen in der Wochenbettzeit, die unter psychosozialen Gesichtspunkten wesentlich länger dauert, bewältigt werden:

- das Kennenlernen und Knüpfen eines lebenslangen Bandes mit einem neuen Menschen
- das Annehmen dessen vorläufiger, lebensnotwendiger Abhängigkeit von Liebe, Nahrung und Pflege rund um die Uhr
- die Verarbeitung und Integration des Geburtserlebnisses
- körperliche Umstellungs- und Heilungsprozesse
- Erfahrungen mit der Milchbildung und die Entscheidung für oder gegen das Stillen
- die Anpassung an die neue Familiensituation

Die Kapitel meines Buches beleuchten diese sechs Bereiche gesondert, obgleich sie ineinander verwoben sind, wodurch sich einige Wiederholungen nicht vermeiden lassen.

Die Dauer eines so individuellen und von vielen Faktoren beeinflussbaren Geschehens festzulegen ist nur mit einem Annäherungswert möglich. Das Wochenbett verläuft in drei Entwicklungsphasen, die zu fortschreitender Bewältigung des neuen Lebensabschnittes führen: die ersten zehn Tage, die folgenden fünf bis sieben Wochen und die weiteren Wochen, bis ca. ein Vierteljahr nach der Geburt verstrichen ist.

Wochenbett heute

Nach bestandener Prüfung gibt es eine feierliche Ehrung, nach dem Umzug eine Einweihungsparty, nach der Hochzeit die Flitterwochen und nach der Geburt eines Kindes – das Wochenbett.

Dein Leben verlief in einer Bahn, Veränderung kündigte sich an, du hast auf einen großen Moment voller Spannung hingelebt, hast eine Wandlung vollbracht, und nun kann das Neue sich in deinem Leben ausdehnen.

Solche Spannungsbögen im Leben bringen uns Erfüllung, wenn sie vollständig und bewusst stattfinden und wir mit ganzem Herzen dabei sein können. Vor allem meine Arbeit als Hausgeburtshebamme, in der ich einen großen Teil des Bogens von Schwangerschaft über Geburt bis zum Elternwerden mit »meinen« Familien miterleben durfte, bestätigte mir, dass es für mich kaum andere Zeiten im Leben gibt, die an das mögliche Glück durch die Geburt eines Kindes heranreichen. Ich konnte aber auch erleben, wie wichtig Vollständigkeit für die Erfüllung ist. Der Aspekt »das Neue sich ausdehnen lassen«, sprich: das Wochenbett, bekommt in unserer Zeit leicht zu wenig Beachtung und Raum. Das ist die Zeit in der Weihnachtsgeschichte, in der die Engel singen, die Hirten auf die Knie fallen und Könige aus fernen Ländern sich aufmachen, um ein Neugeborenes zu ehren! Und bei uns heute muss es möglichst schnell weitergehen!

Eltern von heute sind auf diese besondere Zeit in ihrem Leben selten ausreichend vorbereitet. Selten haben wir die Chance, bei Freunden oder Verwandten aus der Nähe mitzuerleben, was es bedeutet, Eltern zu werden. Es gibt kaum noch Rituale oder Einbindungen in einen Erfahrungsschatz durch die Großfamilie, sondern eher unreflektierte Bemerkungen wie: »Früher haben die Frauen ihre Kinder auf dem Feld geboren, sie haben sie sich umgebunden und gleich weitergearbeitet!« Vielleicht hast du auch die Vorstellung, dass du spätestens nach einer Woche wieder einigermaßen »fit« sein wirst und dein »normales Leben« aufnehmen kannst. Aber warum denn bloß so schnell? Du hast doch noch so viel Zeit, dich mit deinem Kind weiterzuentwickeln!

Bei der Geburtsvorbereitung kommt das Wochenbett meist zu kurz aus zeitlichen Gründen und auch durch die Bedeutung, die der Bewältigung der Geburt beigemessen wird. Bei meiner Tätigkeit in der Nachsorge wurde mir selbst erst nach Jahren bewusst, wie wichtig es ist, die Paare rechtzeitig einzustimmen, damit sie dem Engelschor genug Zeit für seinen Lobgesang lassen können und den Königen für ihre Reise.

Erst seit ich entdeckte, dass sich bestimmte Konflikte ständig wiederholen, ist es mir ein dringendes Anliegen, umfassender vorzubereiten. So schreibe ich u.a. dieses Buch in der großen Hoffnung, dass du aus den Erfahrungen anderer Nutzen ziehen kannst und der Zauber des Wochenbetts bei dir und deinem Mann nicht in Beziehungsproblemen und Überforderung unterzugehen braucht! Und falls du dein Baby bereits in den Armen hältst, soll dir das Buch als praktisches Nachschlagewerk dienen.

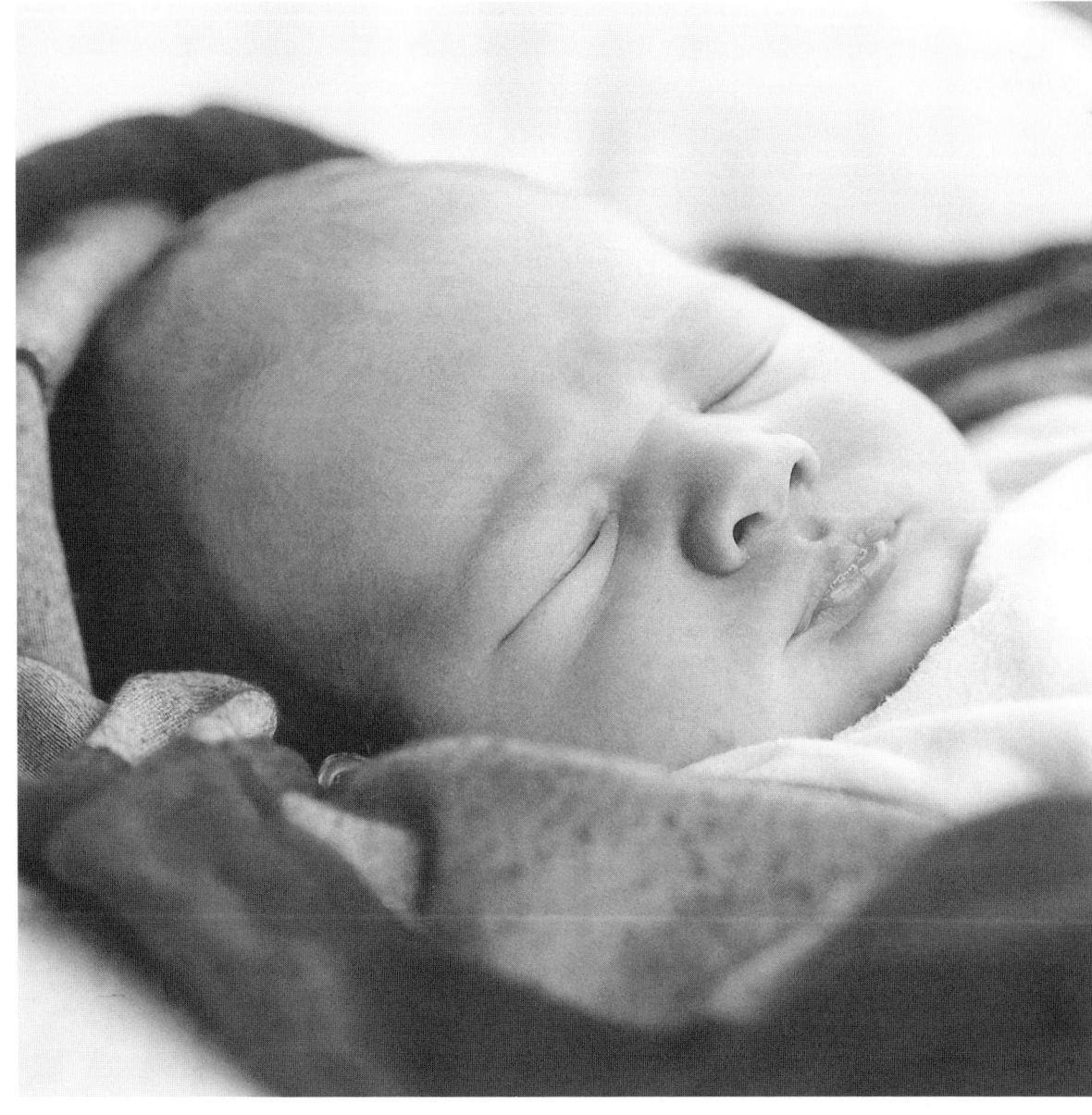

1

Das Kennenlernen und Knüpfen eines lebenslangen Bandes mit einem neuen Menschen

Nach der Geburt

Erster Kontakt über Haut, Augen, Mund und Hände

Wenn euer Kind geboren ist, kann es sich in den Armen und auf der warmen Haut der Mutter erholen. Dort ist auch der sicherste Platz, um mit dem Vorgang des Atmens, mit der veränderten Temperatur, mit all den ungedämpften Sinneseindrücken Bekanntschaft zu machen.[1] So können über die weiche, feuchte Haut die ersten Botschaften zwischen Mutter und Kind ausgetauscht werden.

Sehr bald sucht das Neugeborene mit großen, wachen Augen nach Begegnung. – »Diese klaren, offenen Augen haben mir tief in die Seele geschaut.« – »Ich konnte kaum dem direkten, tiefen Blick meiner neugeborenen Tochter standhalten!« – »Mein erster Sohn hatte mir vom ersten Moment an direkt in die Augen geschaut. Der zweite blinzelte aus verschwollenen Äuglein nach mir und suchte noch nach Wochen mit tiefer Stirnfalte Kontakt, indem er eher die Umrandung meines Gesichtes abtastete, als sähe er meine Aura.« – Der Blickkontakt mit ihrem gerade geborenen Kind ist für sehr viele Eltern ein unvergesslicher, tief berührender Moment von Erkennen und Sich-erkannt-Fühlen. Dieses erste Begegnen nach der Geburt über die Haut und die Augen ist ein Austausch von Liebe, für den ihr als neue Familie möglichst viel Intimität und Zeit ohne Störungen gebrauchen könnt.

Auch die Händchen und der Mund des Kindes verlangen nach Halt und Verbindung, was vorher in der Gebärmutter immer ringsum gegeben war. Es greift nach allem und nuckelt an allem, was sich ihm bietet, bis es die Brust der Mutter gefunden hat.

Auf diese Weise beginnt das Kind ganz von sich aus, euch deutlich zu machen, dass es euch braucht. – »Ich weiß nicht, woher ich noch die Kraft nahm, nach der langen Anstrengung mein Baby im Arm zu halten und zu herzen und zu küssen.« – »Mir liefen vor Erleichterung die Tränen übers Gesicht, und ich war sofort verliebt in dieses nasse Bündel Mensch!« – Es lockt oft auch die erschöpfteste Mutter oder einen Vater, der vor Erlösung nach großer Anspannung weint, unerwartet schnell in überraschende Glücksgefühle. Diese ersten Momente ungestört erleben zu dürfen fördert für euch das »Bonding«[2], das Knüpfen des Liebesbandes mit eurem Kind, das für Außenstehende häufig nicht nachvollziehbar durch alle Zerreißproben im Leben mit Kindern hält.

Das Bonding

Der Prozess des Bonding kann aber auch unerwartet eine Zeit der langsamen Annäherung sein, bis die Mutter- oder Vaterliebe voll erwacht. – »Ich war erschrocken darüber, dass ich das nackte Baby auf meinem Bauch erst einmal seinem Vater reichen wollte und nichts mehr ertragen konnte. Über Tage hab ich das fremde Wesen angeguckt und mich gequält, keine gute Mutter für ihn zu sein. Aber nach und nach hat mein Kind mich mit seiner fordernden Art beim Trinken und seinen forschenden Augen erobert.« – »Die Geburt war geschafft. Aber die viel gepriesenen Muttergefühle stellten sich nicht ein, obgleich Anna da nackt und warm auf meinem Bauch lag. Die innere Leere war wie ein großer Betrug, für den ich obendrein noch Schuldgefühle hatte, so dass ich es niemandem erzählen mochte!« – »Am liebsten wäre ich, nachdem unser Hans geboren war, rausgerannt. Ich hätte gern irgendetwas ganz Alltägliches gemacht, wollte bloß nichts mehr zu tun haben mit all den Ansprüchen an mich als Vater.« – »Ich mochte das glitschige, zerbrechliche Ding gar nicht anfassen und war froh, wenn Inge alles mit ihm erledigte. Aber dann hab ich doch immer wieder geguckt, wer da angekommen war, und fand sie ja dann doch ziemlich süß.«

Nachdem das Kind und die Mutter alle ersten Untersuchungen hinter sich haben und versorgt sind, zieht sich die Hebamme nach ca. zwei bis vier Stunden vorerst zurück und das Wochenbett beginnt. Im Krankenhaus werdet ihr auf die Wochenstation gebracht, zu Hause legst du dich mit dem Kind im Arm ins frisch bezogene Bett. Wenn ihr als Paar nicht getrennt werdet, könnt ihr euch noch stundenlang über das Erlebte austauschen und euer vielleicht schlafendes, träumendes Baby betrachten. – »Ich hab fast die ganze Nacht wach gelegen und konnte mich nicht satt sehen an Marie. Dabei hatte ich schon die letzte Nacht mit Wehen zugebracht und nicht geschlafen und hätte todmüde sein müssen.« – »Als ich nach der Geburt nach Hause fahren musste, wusste ich gar nicht, wohin mit mir. Ich rief dann erst mal Gott und die Welt an und erzählte immer wieder alles, bis ich nicht mehr konnte und wie ein Stein schlief. Aber morgens musste ich so schnell wie möglich wieder hin ins Krankenhaus zu meiner Frau.«

Manche Frauen erzählen, dass sie die halbe Nacht hindurch ihr Neugeborenes betrachteten, andere fielen in einen tiefen Erholungsschlaf, bevor sie sich dem Neugeborenen zuwenden konnten. Wieder andere lagen blitzwach im dunklen, fremden Zimmer neben anderen schlafenden Wöchnerinnen, ihr Kind im Kinderzimmer, und konnten nicht schlafen. Die Väter berichten oft, wie sie zu Hause, getrennt von Frau und Kind, nicht wussten, womit sie die Zeit bis zum Wiedersehen verbringen sollten, und wie schwer es war, eine angemessene Form für den Umgang mit den erlebten Eindrücken zu finden.

Die ersten Tage

Jede neue Tätigkeit ist in den ersten Tagen ein Abenteuer: Das erste Wickeln gibt euch Gelegenheit, alle Gliedmaßen, Falten und Grübchen zu studieren. Das Stillen ist ein wichtiges Element beim Sich-langsam-besser-Kennenlernen und der Verbindung von Mutter und Kind. Der Vater übt verschiedene Formen des Tröstens und findet heraus, wie er euer Kind auf seine Weise beruhigen kann. Bei all diesen Abenteuern beteiligt sich ein Neugeborenes nicht immer nur hilfreich und weint vielleicht vor Verzweiflung über die neuen Eindrücke, was bei euch wiederum Schweißausbrüche bis Panik hervorrufen kann. Vor allem beim ersten Kind gibt es sicher auch bei euch Ungeschicktheiten und Unsicherheiten, die aber zum Erobern der gegenseitigen Beziehung dazugehören wie bei einem frisch verliebten Paar.

Was das Bonding unterstützt

○ Nach der Geburt

- Lass dem Kind nach der Geburt Zeit, Haut an Haut und warm in deinen Armen zu liegen. Viele der Untersuchungen können auch so vorgenommen werden.
- Das Baby sucht deine Brust schon nach wenigen Minuten, sie gibt ihm Halt und Beruhigung nach der ganzen Aufregung und Anstrengung bei der Geburt.

○ In den ersten Tagen

- Lass dir Zeit beim Wickeln und Betrachten des Babys, mache langsame Bewegungen, der Raum sollte wohlig warm sein.
- Achte darauf, dass dein Kind durch klinisches Fachpersonal nicht von dir getrennt wird, wenn dies vermeidbar ist.
- Gut tut es, dir immer wieder zu sagen: »Das ist einfach ein kleiner Mensch, der in meine Obhut gekommen ist.« Suche nicht nach Patentrezepten für die Behandlung eines »Wesens der fremden Art«.
- Berichte den diensthabenden Hebammen, Kinderschwestern, Stationsschwestern, Ärzten von deinen Unsicherheiten und der Idee oder dem Bedürfnis, das du selbst diesbezüglich hast.
- Was drückt das Weinen des Kindes oder sein Gesichtsausdruck oder die Körperhaltung für dich aus? Versuche einmal, die Geräusche und Gesten nachzumachen; meist ist die Botschaft dann sofort verständlich und nachempfindbar!
- Bei jeder Frage, die du an eine andere Person stellen willst, frage dich, was du machen würdest, wenn du mit dem Kind allein auf der Welt wärest und deinen Instinkten folgen müsstest.
- Der Vater kann viele Variationsmöglichkeiten entdecken, um sein Kind zu trösten und zu beruhigen. Es ist nicht nur die Brust, die »stillt«.

Fähigkeiten und Sinne des Neugeborenen

Schon in den ersten Lebenstagen wird die Persönlichkeit und Einzigartigkeit eines Kindes deutlich. Du wirst stolz und erstaunt sein, was dein Baby schon alles kann. Die Fähigkeiten eines Neugeborenen[3] sind den meisten Menschen vor dem intensiven Kontakt mit einem eigenen Kind nicht bekannt. Leider findet man heute noch bei einigen Fachleuten die veraltete Auffassung, dass das Kind im ersten Vierteljahr ein »dummes« Wesen sei, das weder sehen noch fühlen kann. Früher wurden die Gesichtsausdrücke eines Neugeborenen tatsächlich als zufällige und bedeutungslose Grimassen bezeichnet!

Die Nähe mit dem Neugeborenen macht dir schnell bewusst, dass das Weinen, das Lächeln oder auch das Verziehen des Gesichts bei einem ungewohnten (sichtbar ekelhaften) Geschmack dieselbe Bedeutung hat wie ein entsprechender Gesichtsausdruck bei uns Erwachsenen. Ebenso ist der Blick, der staunend seine Umwelt aufnimmt und erforscht, Ausdruck eines hoch sensiblen, intakten Wahrnehmungsorgans. Nur weil wir nicht wissen oder uns vorstellen können, was ein Baby sieht, träumt oder fühlt, können wir es nicht für dumm, gefühllos und nichts erkennend erklären. Auch ohne alle Forschungsergebnisse gelesen zu haben, ist es möglich, deinem Kind als einem vollkommenen Wesen zu begegnen.

Die Sinne sind schon sehr früh im Mutterleib entwickelt, sammeln schon dort Erfahrungen und nehmen die Umwelt wahr.[4] Die Fortsetzung »draußen« weiter zu gestalten ist eure Aufgabe. Da z.B. bereits in der 20. bis 24. Schwangerschaftswoche das Gehör entwickelt ist, sind dem Kind nach der Geburt die Geräusche aus eurem täglichen Leben vertraut. Es erkennt die Stimmen seiner Familie oder die Lieblingsmusik seiner Eltern wieder und lässt sich damit beruhigen. Dabei geht es dem Baby sicher wie uns, wenn wir in einer vollkommen neuen Umgebung sind, beispielsweise bei einer Einladung mit vielen fremden Menschen oder auf Reisen in einem fremden Land: Wir fühlen uns sofort sicherer und wohler, wenn wir irgendetwas Vertrautes finden, uns ein Weilchen daran festhalten und von dort aus unsere Neuentdeckungen machen können.

○ Vertrautes aus der Zeit vor der Geburt

- beständige Wärme
- die eingerollte Körperhaltung mit Berührung der beiden Pole Kopf und Po
- ringsum Halt und Eingehülltsein
- die Geräusche und Stimmen der Familie (durch das Fruchtwasser gedämpft)
- sanfte Berührung auf der Haut (durch das warme Fruchtwasser)
- der Herzschlag und die Stimme der Mutter
- geschaukelt werden (durch die Bewegungen und den Atem der Mutter)
- beständige Versorgung mit Nahrung

Diese vertrauten Eindrücke so oft wie möglich beim Neuentdecken des Lebens draußen wieder zu finden macht einem Baby die Ankunft erheblich angenehmer und fördert seine Lust, sich zu entfalten. Je bewusster wir unseren Kindern begegnen und achtsam auswählen, was wir ihren Sinnen an Nahrung anbieten wollen, desto besser können wir ihre einzigartige Persönlichkeit kennen lernen.

Nach ca. drei Tagen

Etwa drei Tage nach der Geburt, nachdem die erste Euphorie der körperlichen Erschöpfung und Umstellung Platz macht, wird den meisten Frauen auf fast unheimliche Weise deutlich, dass sie diesen neuen Menschen neben sich nun wohl ein Leben lang begleiten werden. Die Geburt war tatsächlich kein Endpunkt, sondern jetzt geht es erst richtig los!

Tal der Tränen

Beim ersten Kind liegt eine unübersichtlich lange, unbekannte Strecke vor dir, von der du möglicherweise sehr plötzlich fast nur die große Verantwortung und Angebundenheit wahrnimmst.[5] Dir wird auch mehr und mehr bewusst, dass deine Verantwortung für euer Kind eine gänzlich andere ist als die deines Partners und dass da niemand ist, der dir fürs Erste (fühlt sich aber an wie für immer und ewig!) deine Aufgabe abnehmen kann.

Wenn du schon ein Kind hast, geraten nun auch Zerrissenheitsgefühle in den Vordergrund. – »Wie soll ich nur beiden gerecht werden? Mein Baby verlangt so viel Aufmerksamkeit und Hingabe, die ich nicht geben kann, ohne meine Große, die doch bisher mein Ein und Alles war, zu enttäuschen.« – Den Abschiedsschritt von der bedingungslosen Liebe zu nur deinem/deiner Erstgeborenen magst du als schmerzlich empfinden, was die Bindung an dein zweites Kind erschweren oder dein schlechtes Gewissen dem älteren gegenüber wecken kann. – »Ich fing sofort an zu vergleichen, und Julian kam mir plötzlich so groß und derb vor, obwohl er doch gerade noch mein süßer Kleiner war!« – Wenn bereits mehrere Kinder da sind und Erschöpfung und Empfindsamkeit in den ersten Tagen nach der Geburt hinzukommen, erscheint das Familienmanagement auf einmal als Mühsal, alles wird zu viel. – »Wie soll ich das alles bloß schaffen, wenn Hartmut bald wieder zur Arbeit muss! Die zwei Wochen mit ihm kommen mir viel zu kurz vor. Vor allem abends wollen immer alle gleichzeitig etwas von mir, ausgerechnet in Willis Schreiphase, wo ich ihn kaum von der Brust kriege!« – Ist aber das »Tal mit Tränen«[6] durchschritten, das aus dem Tiefpunkt des dritten Tages wieder hinausführt, so ist schon nach etwa sieben bis zehn Tagen ein erstes Hineinfinden in deine neue Familiensituation erreicht.

Manchmal kommt dieses Tief auch zu einem anderen Zeitpunkt, z.B. wenn du wieder allein, ohne all die Hilfe am Anfang vor deiner neuen Aufgabe stehst. Oder das Hineinfinden in die neue Situation wird durch andere erschwerende Bedingungen verzögert. Doch bis du ohne Hilfe und mit spürbar mehr Stabilität deinen Alltag mit dem Neugeborenen (und anderen Aufgaben) aufgenommen hast, vergehen im Durchschnitt noch sechs Wochen. Und nach ca. einem Vierteljahr ist euer Mutter-Kind-Band meist so fest geknüpft, dass ihr beide schon mehr in die Welt hinaus wollt.

Wochenbettdepression

Das oben beschriebene »Tal der Tränen« ist ein normaler Umstellungsprozess, der nach der Geburt eines Kindes in unterschiedlicher Heftigkeit auftreten kann. Durch Unterstützung, Gespräche, Liebe und Verständnis ist im Laufe der Zeit die Traurigkeit nicht mehr das beherrschende Gefühl und wird durch immer mehr Freude am Kind und die Bewältigung der neuen Aufgaben abgelöst.

Manchmal jedoch entwickelt sich aus den Stimmungstiefs eine Depression[7], die mehr Hilfe benötigt, als dies Familie, Freunde und Hebamme leisten können. Meist fühlt eine davon betroffene Frau selbst die größere Entfernung von ihrem üblichen Gemütszustand und ist alarmiert. Ein frühes Anzeichen ist auch Schlaflosigkeit, die trotz steigender Erschöpfung bestehen bleibt. Eine Tasse Baldrian-Melissen-Tee mit sieben Lutschtabletten Biomagnesin darin aufgelöst (»Heiße Sieben«) ist ein milder Schlaftrunk. *Bachblüten* stellen eine Unterstützung fürs Gemüt dar; welche Blütenessenzen auf deine persönliche Situation zutreffen, ermittelst du am besten anhand des Buches von Mechthild Scheffer *Bach-Blütentherapie* oder lässt dir von deiner Hebamme oder einem darin erfahrenen Arzt oder Heilpraktiker raten.

Wenn du schon früher in deinem Leben unter Depressionen gelitten hast, wende dich möglichst schon in der Schwangerschaft an einen versierten Homöopathen, der dich beraten kann. Bei Frauen, die gleich sehr frühzeitig homöopathisch unterstützt wurden, habe ich erlebt, dass sie diese Erkrankung auch ohne Schulmedizin überwinden konnten. Die medizinische Behandlung mit Psychopharmaka bedeutet nämlich Abstillen, um dem Kind die Belastung durch die Muttermilch zu ersparen. Das wiederum erschwert die Bindung an das Kind, die ja heilend wirken könnte.

Unter bestimmten Bedingungen lässt sich ein Aufenthalt in einer psychiatrischen Klinik nicht vermeiden; er sollte jedoch nicht mit einer Trennung vom Kind einhergehen!

Der Vater knüpft sein Liebesband

Dein Mann wird auf andere Art und in einem anderen Tempo sein Liebesband knüpfen. Für ihn ist es ganz entscheidend, ob er bei der Geburt anwesend sein kann, wie er sie erlebt und wie lange er sich in der Wochenbettzeit von seinen beruflichen Verpflichtungen frei machen kann, um die Verwandlung zum Vater zu vollziehen. Dieser Prozess ist auch abhängig davon, wie viel du von deinem Bemuttern mit ihm teilst und wie viel Raum bei der Versorgung und Beziehung zu seinem Kind er selbst von sich und dir verlangt.

Die Geburt

Bei der Geburt seines Kindes dabei zu sein kann eine ergreifende Situation für den werdenden Vater sein und sicher eine große Herausforderung! – »Ich fühlte mich sehr überflüssig und konnte Angelika eigentlich gar nicht helfen. Aber sie erzählt immer allen, wie wichtig ich für sie war.« – »Ich durfte mich keinen Schritt von ihr entfernen und musste ihren Rücken massieren und drücken, bis mir die Arme wehtaten. Ich hatte richtig Muskelkater hinterher!« – Selbst wenn dein Mann gar nichts tun kann, du vielleicht nicht einmal angefasst werden magst, und er eher ergriffen zusehen muss, wie du die enorme Geburtsarbeit leistest, so ist er doch für dich der wichtigste Halt bei all den auf dich hereinbrechenden Gefühlen.

Sein Kind bei dieser ersten großen Reise zu begleiten wird ihm seine verantwortungsvolle, neue Aufgabe bewusst machen und ihn um einiges wachsen lassen.

Die erste Stunde

Solange, wie ich leben mag,
werd ich die Stunde und den Tag,
den Augenblick vor Augen haben,
da sie dich mir winzig und warm
zum ersten Mal in meinen Arm
und in mein Herz zu schließen gaben.[8]

Vor allem, wenn noch etwas von dir gefordert ist nach der Geburt (z.B. Nähen nach einem Dammriss oder Kaiserschnitt), sitzt dein Mann vielleicht mit dem Neugeborenen im Arm lange im Geburtszimmer. – »Unser Uli lag in meinem Arm und suchte mit aufgesperrtem Mund, den kleinen Kopf wie wild hin und her werfend, nach etwas zum Nuckeln. Da hab ich ihn hochgenommen, und als er schon mein Ohrläppchen und die Nasenspitze gekostet hatte, gab ich ihm schließlich meinen kleinen Finger zum Saugen. Den hat er dann gar nicht mehr losgelassen. Der hatte vielleicht einen Zug, ganz schön energisch!« – »Mein Mann saß im Kreißsaal, als hätte er alles um sich herum vergessen, und betrachtete versunken unsere kleine Marlies, als sie mich aus dem OP zurückbrachten. Ich war so froh, dass er da war für sie und schon so verliebt aussah, aber auch ein bisschen eifersüchtig, dass ich diese ersten Momente wegen des Kaiserschnittes nicht selbst hatte erleben dürfen.«

Euer Kind wird auch seinen Vater mit forschenden Augen ansehen, seiner Stimme lauschen und fürs Erste auch mit seiner männlichen Brust vorlieb nehmen. So können auch die beiden ihr Liebesband knüpfen, wenn ihnen dazu Zeit und Möglichkeit gelassen wird.

Die ersten zwei Wochen

Wenn ihr wie viele Paare unvorbereitet in die ersten Wochen geht, verschwindet meist für deinen Mann das Kind an deiner Brust, auf deinen Armen und unter deiner Bettdecke, und er soll seinen Stolz und sein Glück in Wäschewaschen, Kochen, Amtsgängen, Einkäufen ausdrücken und »nebenbei« evtl. noch die aufgekratzten, mehr fordernden Geschwisterkinder versorgen. Obendrein fühlst du dich mit deinem Gefühlsaufruhr allein gelassen, hättest ihn gerne mehr bei dir und beim Baby und bist nicht zufrieden mit seiner »Bemutterung« und Haushaltsführung.

Vom Liebesband-Knüpfen ist für ihn hauptsächlich die vermehrt anfallende Arbeit im Haushalt und in der Familie zu spüren, womit er wahrscheinlich in diesem Umfang vorher noch nicht vertraut war. Seine lieb gewonnenen Tätigkeiten erscheinen ihm vielleicht alle verlockender als das, was er nun dafür eingetauscht hat. – »Ich hatte so eine Sehnsucht nach meinem Büro wie noch nie zuvor, und wünschte den Tag herbei, an dem ich wieder einfach nur morgens zur Arbeit gehen könnte.« – »Als ich spät abends von der Versammlung der Bürgerinitiative zurückkam, fand ich meine Frau in Tränen aufgelöst neben dem schreienden Baby vor. Diese wöchentlichen Treffen will ich aber nicht auch noch aufgeben!« – Manche Männer hatten auch eine ganz andere Vorstellung als ihre Frauen von ihren Aufgaben in der Zeit nach der Geburt, in der sie sich von der Arbeit frei gemacht hatten. – »Plötzlich war die Empörung meiner Frau groß: Ich hatte mich mit Begeisterung ans schon lang fällige Kacheln des Badezimmers gemacht, leistete somit meinen Beitrag für die Familie und genoss aber auch, endlich Zeit dafür zu haben und nicht zur Arbeit zu müssen. Dass die Kinder inzwischen alle nicht mehr bei mir waren, sondern bei meiner Frau und dem Baby, was ja auch viel spannender ist, hatte ich gar nicht mitgekriegt.«

Dein Mann kann viel leichter in Verbindung mit sich, mit seinem Kind und mit seiner zur Mutter gewordenen Frau bleiben, wenn ihr es schafft, schon das ganz frühe Wochenbett für euch alle anders zu gestalten (s.S. 33 ff.).

Zurück am Arbeitsplatz

Viele Väter sind bereits nach ein bis zwei Wochen zu Hause erleichtert, endlich wieder zur Arbeit gehen zu können und sich vermehrt in die von ihnen geforderte Rolle als vorerst alleiniger Brötchenverdiener zu stürzen. Oder es geht ihnen wie jenen Männern, die diese zauberhafte erste Zeit mit ihrem Baby und die gänzlich veränderte Beziehung zu ihrer Frau so sehr genießen, dass sie gar keine Lust haben, wieder in den beruflichen Trott zurückzukehren. – »Es ist so schön hier zu Hause!«

Aber früher oder später wird auch dein Mann wieder an seinem Arbeitsplatz erscheinen mit all dem Erlebten im Herzen, mit seinem Vaterstolz und mit dem Bewusstsein seiner Verantwortung für die Familie. Die meisten

Männer verfolgen gerade in der Zeit, in der zu Hause so viel Veränderung in der Beziehung passiert und sie von ihrer Frau so sehr gebraucht werden, mit großem Zeiteinsatz und Feuereifer ihre Karriere. Das führt häufig zu Konflikten, denn nach seinem langen Arbeitstag findet er noch recht lange Zeit eine Frau zu Hause vor, die ihm am liebsten schon an der Wohnungstür das Kind in die Arme drücken möchte, um endlich in Ruhe duschen zu können oder einfach mal die Arme frei zu haben. Hier liegt aber auch seine Chance, weg vom ausschließlichen »Außendienst« als Vater hin zu mehr Bindung zu seinem Kind. Gerade am Anfang des Lebens wachsen Kinder schnell, lernen täglich Neues und verändern sich, dass er staunen wird!

Wenn dein Mann Gelegenheit dazu hat, ist Austausch mit anderen frisch gebackenen Vätern hilfreich, auch wenn meist etwas Scheu überwunden werden muss, über die Unsicherheiten, neuen Gefühle und Gedanken zu sprechen. »In einem Boot zu sitzen« erleichtert die eigenen Schwierigkeiten![9]

Vaterrituale

Dein Mann kann nach einigen Wochen mit seinem Kind z.B. einen ausgedehnten Spaziergang unternehmen. – »Als Marlene vier Wochen alt war, habe ich sie mir immer gleich, wenn ich von der Arbeit kam, mit dem Tragetuch umgebunden und bin mit ihr durch den Park marschiert. Sie war dadurch in ihrer bisher unruhigen Zeit ein friedlich schlafendes Baby, und mir machte die frische Luft den Kopf wieder frei.« – Er kann sein Baby auch in den Kinderwagen legen, beim Schieben in Gedanken seinen Arbeitstag Revue passieren lassen, neue Ideen entwickeln, die Bewegung genießen und eine Pause in einem (möglichst rauchfreien!) Café einlegen. Es ist für ihn so auch leichter, sich ganz verantwortlich und verbunden mit seinem Kind zu fühlen, als wenn er erschöpft zu Hause das Baby beim kleinsten Mucks wieder in die mütterliche Obhut gibt.

Während die beiden miteinander beschäftigt sind, hast du auch Zeit, ganz für dich zu sein, ohne mit einem Ohr immer nach deinem Mann und dem Kind zu lauschen, und bist später froh, sie wieder zu sehen. – »Wenn ich nicht zur Arbeit gehen musste, habe ich immer das Badefest mit Till übernommen. Das sind für mich die schönsten Erinnerungen an diese erste Zeit mit ihm. Anna hat sich nach einer Weile (erst konnte sie sich gar nicht trennen) entschlossen, uns dabei alleine zu lassen, und ist dann mal kräftig ausgeschritten und hat sich an der Elbe vom Wind durchpusten lassen.« – Ein weiteres Vaterritual kann eine Babymassage[10] sein, bei der sich dein Mann an der Hingabe seines Kindes erfreuen kann und das Kind lernt, ihm und seinen Händen zu vertrauen.

Babymassage

In den ersten sechs Wochen wird euer Kind noch ohne Öl massiert und mit so sanften Streichbewegungen, als würde seine Haut mit einer Feder berührt. Schließe einmal die Augen, und nähere dich dann langsam mit den Fingerspitzen der Haut des Babys (aus Sicherheitsgründen nicht im Gesicht!). Du wirst kaum bemerken, wenn du es berührst, so fein und wenig begrenzt ist noch sein Körper.

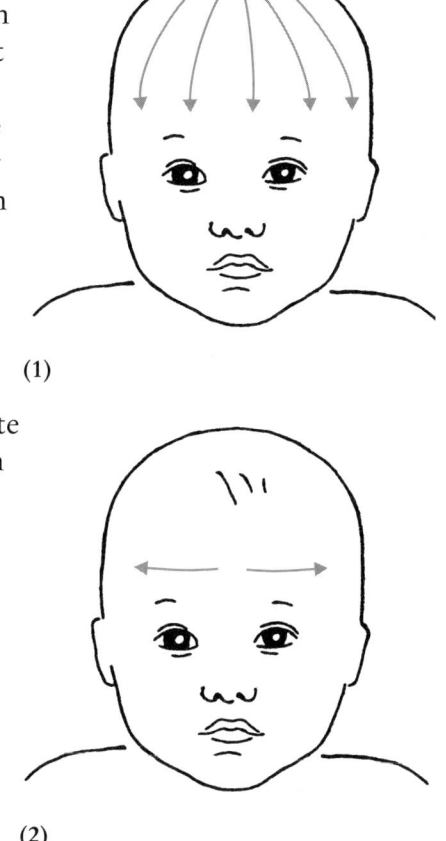

Berührungen im *Gesicht* lieben die meisten Kinder sehr. Wenn du dein Baby im Arm hast und in den Schlaf wiegen willst, streiche einige Male mit den Fingerspitzen mit einem Hauch von Berührung über sein Köpfchen, vom Scheitel zum Ohr, zur Stirn, zum anderen Ohr, zum Hinterkopf – ringsherum (1).

(1)

Streiche auch mehrmals von der Mitte der Stirn nach beiden Seiten zu den Schläfen (2). Vor allem die Mitte der Stirn etwas oberhalb der Augenbrauen ist ein sehr empfindsamer Punkt, bei dem fast alle Kinder die Augen nicht mehr offen halten können und in selige Entspannung sinken. Bei meinen Kindern habe ich diese Stelle oft einfach nur sachte angepustet, wenn ich beide Hände zum Halten brauchte, weil das Baby so außer sich war und nicht zur Ruhe kam.

(2)

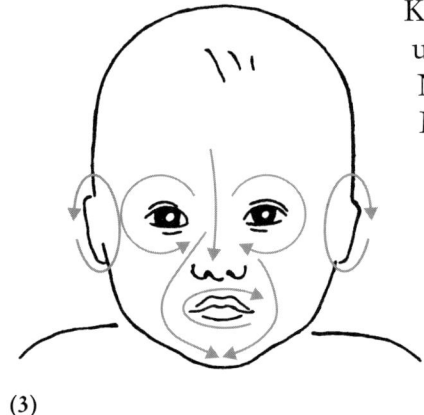

Kreise dann ganz sanft um die Augenpartie, um die Ohren, um den Mund, streiche das Näschen hinab, neben der Nase zu den Mundwinkeln hinunter und den Unterkiefer entlang zum Kinn (3). Fahre damit nur so lange fort, wie dein Kind es genießt. Ein unruhiges Baby wird versuchen, mit aufgesperrtem Mund deine Finger zum Nuckeln zu erwischen, vor allem, wenn du in die Nähe des Mundes kommst. Folge ganz seinen Signalen, und lass es dann ein bisschen nuckeln, bis es sich wieder ent-

(3)

spannt. Kann das Kind die Massage nicht genießen, so ist es eben der falsche Moment!

Auf dem Wickeltisch kannst du mit ebenso sanftem *Ausstreichen* und ganz viel Ruhe den kleinen Körper entspannen. Das Baby ist dabei nackt und liegt unter einer Wärmelampe. Alle deine Bewegungen gehen abwärts oder vom Zentrum nach außen, immer etwa drei Mal.

Verbinde Kopf und Rumpf, indem du am Scheitel beginnst und abwärts streichst über das Köpfchen, über die Schultern, die Vorderseite des Körpers hinunter bis zum Ansatz der Beine (4). Streiche dann von einer Schulter bis

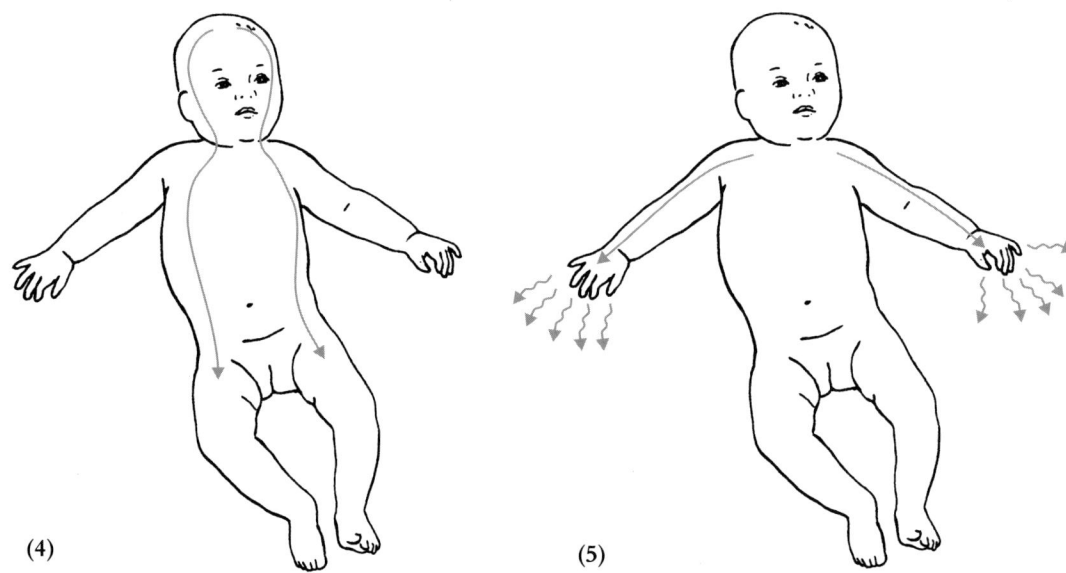

(4)   (5)

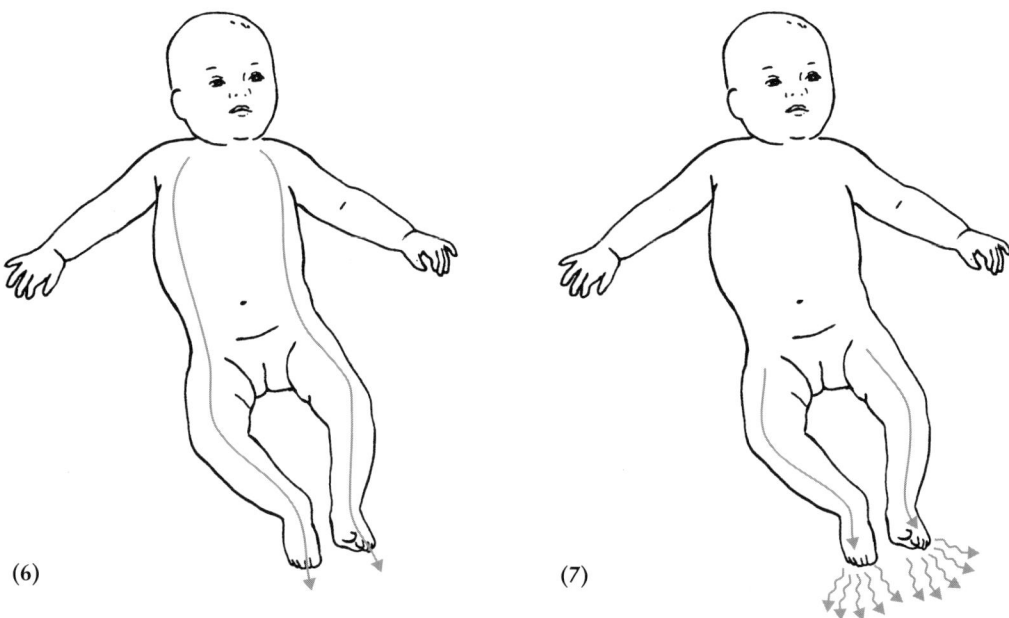

(6)

(7)

zur Hand und entfalte die Hand, indem du die einzelnen Fingerchen aus-
streichst und ein wenig vibrieren lässt (5). Anschließend kommt der andere
Arm dran. Nun streiche noch einmal über die Vorderseite des Körpers, aber
jetzt bis zu den Zehen hinunter (6). Dann streichst du ein Bein entlang, von

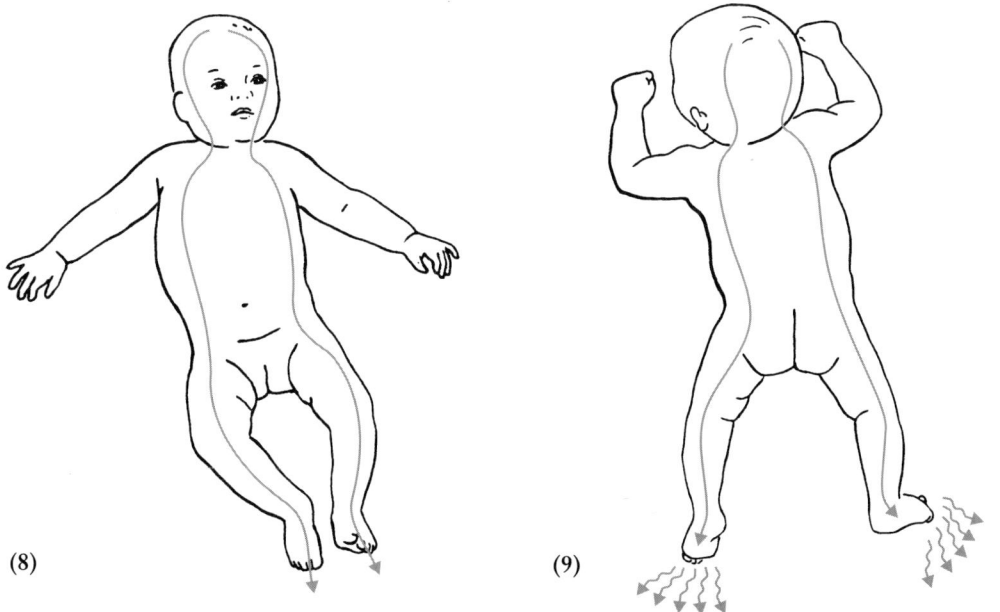

(8)

(9)

der Leistenbeuge bis zu den Zehenspitzen, und die einzelnen Zehen vibrierend ausstreichen (7). Jetzt das zweite Bein.

Zum Abschluss noch einige Male vom Scheitel bis zu den Zehenspitzen ausstreichen (8).

Wenn es dem Kind gefällt, dann lege es auf den Bauch und streiche seine Rückseite vom Scheitel bis zu den Zehen, die einzelnen Zehen vibrierend ausstreichen (9).

Wenn dein Kind wach bei dir liegt, so kannst du spielerisch seine *Gelenke lockern*. Lass es deine Daumen in die kleinen Fäuste nehmen, und umschließe dann seine Hände oder umfasse seine Unterarme. Hebe die Ärmchen von der Unterlage ab, und strecke sie behutsam in alle möglichen Richtungen. Folge dabei den Bewegungsimpulsen deines Kindes. Mache dann schwingende Bewegungen mit den Ärmchen, damit sie ganz passiv und locker werden können. Wenn du die Arme wieder abgelegt hast, bewege auch die Gelenke der Beinchen in alle möglichen Richtungen und folge dabei wieder den Impulsen deines Kindes. Willst du noch den unteren Rücken des Babys lockern, umfasst du beide Unterschenkel und hebst mit den angewinkelten Beinchen das Becken von der Unterlage (10): hoch und runter, so dass ein Wippen entsteht. Schwinge zum Abschluss beide Beine mit kleinen Bewegungen, damit dein Kind einmal seine ganze Länge entfalten kann.

Die Gesichtsmassage, das Ausstreichen des Körpers und das Gelenkelockern können auch kombiniert werden, sobald das Kind sich an das Massageritual gewöhnt hat, sich vertrauensvoll den Berührungen hingibt und sie genießen kann. Die Gesichtsmassage (1 bis 3) steht dann am Anfang, wobei du mit beiden Händen die rechte und linke Gesichtshälfte gleichzeitig ausstreichen kannst, wenn das Baby vor dir liegt.

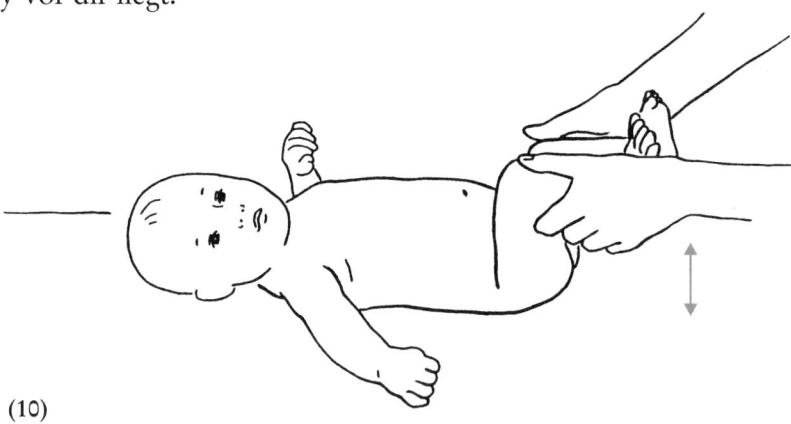

(10)

Mehr Unterstützung, das A und O eines schönen Anfangs

Eine lebenslange, liebevolle Beziehung zu eurem Kind bildet einen dicken Strang ihrer Wurzeln bereits in der Schwangerschaft, und diese Wurzel wird in den ersten Lebenstagen und -wochen in eurer Familie eingepflanzt. Wenn ihr es schafft, in dieser Zeit erfinderisch zu sein, im Austausch zu bleiben und immer wieder neue Ideen auszuprobieren, um die Wurzeln »saftig einzuschlämmen«, wird sie sich fest verankern.

Mit dem Bewusstsein der weitreichenden Bedeutung dieses Beginns fällt es auch leichter, das Wochenbett ganz fürstlich zu gestalten. Vielleicht wird dieses Kind euer einziges bleiben! Und was für ein großartiges Geschenk, euer Baby in den Armen zu halten! Warum also solltet ihr so bald wieder zur Tagesordnung übergehen und euch nicht eine Zeit gönnen, die unvergesslich bleibt? Warum sollte die Ankunft eures Kindes in der Familie nicht gebührend gefeiert werden und auch ruhig etwas kosten? Was geben wir alles für Urlaub, Feste, Wohnen aus! Und die besten Freunde und nahen Lieblingsverwandten können euch doch unterstützen. Ihr müsst euch keinesfalls allein in euren vier Wänden abkapseln, bis euch die Decke auf den Kopf fällt!

Haushaltshilfe und »Sevadar«

Bei einer Freundin von mir war ich nach der Geburt ihres ersten Kindes als Haushaltshilfe in der Wohnung einquartiert. Ihr Mann hatte sich frei genommen, und beide hatten die Geburt ihrer Tochter zusammen durchlebt. Ich wollte mir schon kräftig die Ärmel hochkrempeln, als ich feststellte, dass sie noch weitere gute Geister engagiert hatten: Zweimal in der Woche kam die Putzhilfe, die sich durch vorherigen wöchentlichen Einsatz schon gut im Haushalt auskannte; das Mittagessen brachte fertig gekocht eine Freundin, die selbst schon die Wochenbettzeit erlebt hatte und daher wusste, welche Speisen für Mutter und Kind (Milch bildend, kräftigend, nicht blähend oder wund machend – s.a.S. 192 ff.) angemessen sind. So blieb es meine Aufgabe, immer frischen Kräutertee am Bett der Mutter bereitzuhalten, die Picknicktischdecke neben ihrem Bett zu den Mahlzeiten zu decken und abzuräumen, ihr Bett aufzuschütteln oder frisch zu beziehen, die Calendula-Lösung zum Spülen der Dammnaht vorzubereiten und das Zimmer zu lüften, wenn meine Freundin gerade im Bad war oder einen kleinen Gang durch die Wohnung unternahm. Ich war zu Hause, wenn der Mann bei einem morgendlichen Dauerlauf um einen nahen See sein Vaterglück auslebte, nahm das Baby in mein Zimmer, wenn das Paar mal ganz für sich Zeit zum Schmusen, Weinen, Reden brauchte, holte Brötchen am Morgen oder machte kleine Erledigungen, während die Familie mal allein zu Hause blieb. Kurz gesagt: Ich spielte die gute Fee. (Nebenher konnte ich in der wundersamen Stimmung eines Neuanfangs baden und hatte darüber hinaus Ruhe und Zeit für mich, wodurch ich bei bester Laune blieb und nicht ständig um die neugeborene Familie herumwirbelte.) Der Mann war auf diese Weise auch freier, seine Geburt zum Vater zu erleben, seine Gefühle wahrzunehmen und mit seiner Frau zu teilen, und er musste sich nach dem großen Erlebnis Geburt nicht durch Alltäglichkeiten wieder zur Tagesordnung zurückrufen und hauptsächlich funktionieren.

In einigen Familien in Hamburg, die einer yogischen Gemeinschaft angehören, erlebte ich das Ritual, dass 40 Tage lang (also die ganze Wochenbettzeit hindurch!) täglich eine »Sevadar« (jemand, der selbstlos anderen dient) zu ihnen kam oder auch bei der Familie wohnte. Eine Sevadar ist meist eine Frau, die noch keine Kinder hat und durch ihre Hilfe die besondere Chance erhält zu erfahren, wie das Leben mit einem Neugeborenen aussehen kann. Die Sevadar ist dafür da, den Raum für Mutter und Kind so schön, gepflegt und aufgeräumt zu halten, als wäre eine Königin zu Besuch. Sie sorgt für Yogi-Tee und Zwischenmahlzeiten am Bett, für schöne Musik, positive Gedanken, Massagen und meditative Stimmung. Sie hat die Bedürfnisse der Mutter im Blick, kocht spezielle Gerichte, führt den Haushalt und kümmert sich um die schon größeren Geschwisterkinder. Durch die Sevadar kann die Familie das Neugeborene in Ruhe kennen lernen, und das Baby hat die Möglichkeit, in friedvoller Umgebung sein Grundvertrauen in die Welt zu entwickeln. – »Nach fünf königlichen Wochen mit der Sevadar begann bei mir allmählich die Freude darauf, meinen Haushalt wieder allein zu übernehmen, und ich hatte keine Überforderungsgefühle bei dem Gedanken daran.«

Nicht realisierbar? Wenn Freunde und Verwandte euch fragen, was ihr euch noch für das Kind wünscht, habt ihr die Möglichkeit, statt schnell zu klein gewordener Strampelhöschen euch Geld für eine Sevadar zum langen Bemuttern der ganzen Familie zu wünschen. Früher (und manchmal auch heute noch) waren es die frisch gebackenen, glücklichen Großmütter, die für etwa zwei Wochen zum Helfen kamen.

Gute Geister oder Feen, egal ob mit euch verwandt, befreundet oder von euch angestellt, müssen es schaffen, wie die Heinzelmännchen zu Köln, relativ unsichtbar zu wirken. Sie sollen euren Schonraum respektieren und eure Intimität beschützen. Denn wie das Liebesband eines frisch verliebten Paares auf einer rosaroten Wolke entsteht, beide wie nicht ganz von dieser Welt erscheinen und für nichts anderes mehr Augen und Ohren haben als füreinander, so rückt euch das Erlebnis der Geburt auch auf einen anderen Stern. Die Welt erscheint laut, hektisch, schnell und dreht sich einfach weiter, als wäre nichts geschehen! Unfassbar, dass nicht alles Leben eine Weile die Luft anhält und angesichts des Wunders erschauert! Der Raum um das Neugeborene und euch Eltern aber ist fühlbar erfüllt davon, stiller, langsamer, voller.

Freunde und Verwandte

In den ersten zwei Tagen nach der Geburt ist die günstigste Gelegenheit, das Band zum Kind auch zu den besten Freunden und nahe stehenden Verwandten zu knüpfen. Meist ist die Stimmung da noch sehr euphorisch und hoch. – »Ich hätte am liebsten mit Trompeten und Fanfaren aus dem Fenster heraus der Welt verkündet, dass unser Anton geboren ist.« – »Ich wollte, dass alle kommen und uns bestätigen, dass Max ein ganz besonders hübsches Kind ist!« – Selbstverständlich sollte der Besuch eher die Bewirtung übernehmen oder etwas mitbringen, als Versorgung zu erwarten, und sich auch bald wieder zurückziehen. Das Stillen in einem stillen (!) Zimmer ohne Besuch klappt am Anfang besser.

Um den dritten Tag herum kippt dann häufig die Euphorie, und es ist angenehmer, für ein paar Tage ohne Besuch zu sein. – »Wir haben auf den Anrufbeantworter gesprochen, dass wir in den Baby-Flitterwochen sind und uns danach wieder melden. Denn wer kommt schon auf die Idee, ein Paar in den Flitterwochen zu besuchen und zu stören!«

Tipps für die Unterstützung

- Hilfe im Haushalt für mindestens zwei, besser noch sechs Wochen, auch wenn der Mann sich frei nimmt!
- Kein Besuch am dritten und an den darauf folgenden Tagen (bis ca. siebten Tag)
- Mindestens in den ersten 14 Tagen andere einkaufen und sich bekochen lassen
- Vorrat einkaufen, vorkochen und einfrieren schon vor der Geburt
- Programm für die älteren Geschwister ausdenken
- Ein spezielles Ritual nur für Vater und Kind entwickeln und es sich angewöhnen

Haushaltshilfen gibt es auch über Institutionen wie ambulante Pflege, häusliche Krankenpflege, Sozialstationen etc. oder über Kleinanzeigen in Tageszeitungen oder Regionalblättern. Angenehm ist es natürlich, die betreffende Person vorher kennen lernen zu können.

Bisher übernehmen die meisten Krankenkassen die Kosten für eine Haushaltshilfe in den ersten sechs Tagen nach der Geburt (nur wenn der Partner weiter zur Arbeit geht), da ein Krankenhausaufenthalt dadurch vermieden werden kann. Eine Bescheinigung über die Notwendigkeit und den Zeitraum der Hilfe muss von Arzt oder Hebamme ausgestellt und dem Antrag beigelegt werden.

Die Mehrzahl meiner Leserinnen und Leser wird den Kopf schütteln, die Stirn runzeln und aufstöhnen. – »Das bisschen Hausarbeit schaffen wir doch alleine!« – »Ich könnte das nicht aushalten, wenn dauernd eine fremde Person in unserer ohnehin engen Wohnung herumwerkeln würde!« – »So ein Theater! Wir wollen doch nur ein Kind kriegen und sind dann nicht gleich schwer behindert!« – Meine dringende Bitte: Organisiert euch – auch wenn die Notwendigkeit euch schwer vorstellbar erscheint und trotz massiven Widerstands – ein Netz von Personen, die ihr im Bedarfsfall ohne Zögern anrufen könnt und die dann sicher nicht im Urlaub sind oder bis über beide Ohren in beruflichem Stress stecken! Falls ihr später tatsächlich niemanden braucht, fein.

Wenn das Knüpfen des Liebes- bandes erschwert wird

Bei allen im Folgenden beschriebenen schweren Zeiten sind neben menschlicher Begleitung die *Rescue*-Tropfen (Notfall-Tropfen aus der Bach-Blütentherapie)[11] hilfreich, die viermal täglich eingenommen werden, in akuten Bedarfssituationen auch halbstündlich. Erwachsene nehmen vier Tropfen unter die Zunge, Neugeborene bekommen zwei Tropfen auf die Fontanelle.

Trennung von Mutter und Kind

Durch Komplikationen nach der Geburt oder Krankheiten von Mutter oder Kind lässt es sich manchmal nicht verhindern, dass beide voneinander getrennt werden. Wenn das Baby in der Kinderklinik liegt und seine Mutter nicht zu ihm kann, so ist für beide das Aufrechterhalten einer »imaginären Nabelschnur« von großer Bedeutung.

Dabei kann der Vater oder eine andere vertraute Person als Vermittler dienen. Es geht dann nicht nur um den Transport von abgepumpter Muttermilch zwischen Wochenstation und Kinderklinik, sondern auch darum, der Mutter Fotos des Babys zu zeigen und ihr lebhaft über sein Aussehen, Verhalten und seinen Gesundheitszustand zu berichten. Auch dem Kind über die Gefühle und das Befinden der Mutter zu erzählen ist wichtig; die Bedeutung wird mit Sicherheit von ihm aufgenommen. Viel beim Baby zu sein, es zu berühren, mit ihm zu sprechen verbindet es wieder mit Vertrautem und lockt es nach dem Schock der Trennung wieder hinaus in die Welt.

Bei einer verstärkten Gelbsucht in den ersten Tagen muss das Kind ins Wärmebettchen und wird mit blauem Licht bestrahlt (Phototherapie). Es ist schmerzlich, wenn das Baby noch vor Ablauf der ersten Woche aus dem Zimmer der Mutter ins Kinderzimmer entführt wird oder, nachdem es schon zu Hause war, es wieder in die Klinik muss. Dann liegt es ein paar Tage lang für einige Stunden nur mit einer Windel bekleidet und mit einer Augenbinde zum Schutz gegen das intensive Licht versehen in einem warmen, durchsichtigen Kasten, anstatt im Arm seiner Mutter in ihrem Bett. Schon diese relativ harmlose Trennung ist schwer zu ertragen und lässt viele Muttertränen fließen. Immerhin kann die junge Mutter neben dem Wärmebettchen sitzen,

ihr Baby beruhigen, indem sie in den Kasten greift, und es zum Stillen heraus-
nehmen.

Sind Mutter und Kind endlich wieder beisammen, ist Nachholen ange-
sagt, ob nun die Trennung lang oder kurz war! Am besten kuscheln sich die
beiden einige Tage lang ins Bett, beschnuppern sich ausführlich, lassen sich
versorgen und holen ausgiebig das unterbrochene Kennenlernen nach. Dem
Vater wird die leere Wohnung und die auseinander gerissene Familie ein hei-
matloses Gefühl gegeben haben, und er wird genauso Zeit brauchen, um sich
in das neue Familiengefüge zu Hause einzuleben.

Belastungsproben

Überall ist zu hören, dass Eltern ihr Kind sofort nach der Geburt ins Herz
schließen und es hübscher als jedes andere finden. Die inneren Bilder während der Schwangerschaft oder die Vorstellungen vom erwarteten Kind können aber auch derart von der Realität abweichen, dass Fremdheit oder Enttäuschung sich breit machen und, gepaart mit einem schlechten Gewissen,
sich immer weiter aufblähen.

Ein anderes Geschlecht als gewünscht oder erwartet sollte schließlich keine Rolle spielen, denn »Hauptsache, das Kind ist gesund«. Nun spielt es aber
plötzlich doch eine unangenehm große Rolle! Oder das Baby sieht nicht gerade hübsch aus mit seinen roten Flecken im Gesicht, den geschwollenen Augen oder der Beule am Kopf. Solche Äußerlichkeiten, zumal vorübergehend,
dürften doch das Glück nicht trüben! Aber sie tun es! Scham über solche Gedanken können die beginnende Liebe zum Kind behindern. Alles wäre leichter und könnte sich mit Humor paaren, wenn diese Gedanken einer vertrauten Person mitgeteilt würden.

Oder ein erst friedliches, »liebes« Baby entwickelt sich nach ein paar Wochen zum »Schreihals«. Ob die Ursache Blähungen sind oder nicht, spielt
nach einer Weile keine große Rolle mehr, und die Liebe ist fast zeitgleich mit
den Nerven auf eine große Zerreißprobe gestellt.

Manche Frauen nehmen auch in der verborgensten Ecke ihres Herzens dem
Kind übel, dass sie ein traumatisches Geburtserlebnis oder einen Kaiserschnitt
zu bewältigen haben oder dass sie ohne Partner die Verantwortung für dieses
neue Leben tragen müssen. Die latent vorhandene Wut auf das Baby raubt Energie, die andernfalls ungehindert ins Liebesband-Knüpfen fließen könnte.

Bei einem vertrauten Menschen oder auch hinter verschlossener Tür ganz allein mit sich selbst müssen all diese störenden Gedanken und Gefühle Platz haben dürfen. Wenn sie nicht so recht heraus wollen, hilft anfangs Übertreiben und Hineinsteigern in alle Rabenmutter- bzw. Rabenvateranteile. Mit kindlichen Worten oder primitiven Geräuschen statt formulierter Sprache, evtl. in ein dickes Kissen geschrien, wenn die Ohren der Nachbarn geschont werden sollen, lässt sich die Scham über das angebliche eigene Unvermögen leichter überwinden!

Behinderung

Es ist nicht ausschlaggebend für das entstehende Liebesband, ob ein Kind gesund oder mit einer Behinderung geboren wird. In jedem Fall gibt es Eltern, die sich sofort in ihr Baby verlieben, und jene, die eine gewisse Zeit brauchen, um ihr Kind ganz ins Herz zu schließen. Unsere Herzen sind eben unberechenbar!

Natürlich sind wir erschüttert, wenn unsere Erwartungen und Hoffnungen auf ein gesundes Kind enttäuscht werden, wenn das Schicksal uns mit einer anderen Aufgabe konfrontiert! Unsere Welt ist so sehr mit dem Verhindern von Mühsal und Leid beschäftigt. Infolgedessen wird die Frage nach der Schuld gestellt, wenn trotz gründlicher Bemühungen alles anders kommt als gewünscht. Obgleich es so um vieles schwerer zu tragen ist, gesellt sich zum Schicksalsschlag noch die Schuld des Menschen hinzu. Die Behinderung allein fordert schon eine ungeheure Menge an Kraft von den Eltern! Um alle Krisen zu bewältigen, brauchen sie ein Umfeld, in dem ein ganz starkes Liebesband zu ihrem Kind wachsen kann, eingebettet in ein tragendes Unterstützungsnetz aus Familienmitgliedern, Freunden und Fachleuten. Oft brauchen die Eltern auch als Paar Hilfe, damit ihre Beziehung nicht an den großen Anforderungen zerbricht.

Durch überstandene Krankenhausaufenthalte, Durchhalten eines Krankengymnastikprogramms oder anderer Therapien, Organisieren eines funktionierenden Tagesablaufs, gute Freunde, einen verlässlichen Ehepartner und den Blick auf ein in seinem Rahmen sich gut entwickelndes Kind kann Stolz auf dieses Kind und das Elternsein wachsen!

Tod

Auch ein Kind, das nie oder nur ganz kurz lebend in den Armen seiner Eltern lag, hinterlässt ein lebenslanges Band zu ihnen. Die Verbindung zu ihrem gestorbenen Baby und die Trauer und die unvorstellbar tiefe Verletzung, die der Verlust an gemeinsamem Leben mit diesem Kind für die Eltern bedeutet, wird sie ein Leben lang begleiten. Zur Bewältigung des Schmerzes brauchen Eltern Zeit, um »fassen« zu können, was passiert ist.

Die Möglichkeit, ihr Baby zu sehen, anzufassen, ihm einen Namen zu geben und es zu beerdigen, muss mit den Eltern besprochen und ihnen ermöglicht werden. Dann können sie zu gegebener Zeit das Band zu ihrem nicht mehr lebenden Kind und die Trauer darüber in das zukünftige Leben integrieren, das (wenn auch vorher unvorstellbar) wieder sinnvolle Aufgaben, Glück und Freude bereithalten wird.[12]

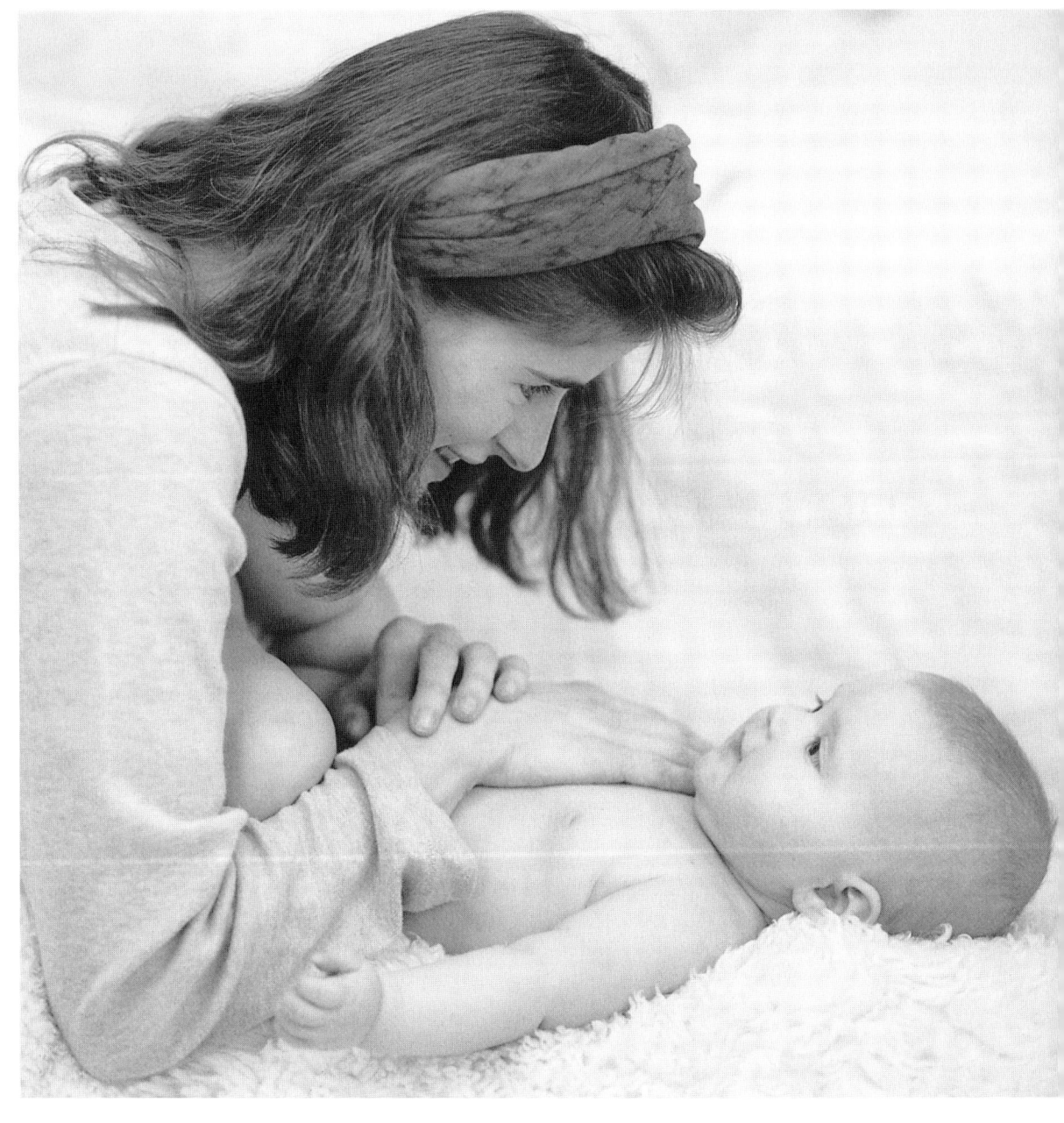

2

Die vorläufige, lebensnot-wendige Abhängigkeit des Neugeborenen annehmen

Abhängigkeit von Liebe, Nahrung und Pflege rund um die Uhr

Von der Abhängigkeit zur Selbstständigkeit

Wir Menschen werden derart früh in unserer Entwicklung geboren, dass wir weder aufstehen noch gehen können und folglich auch nicht fähig sind, uns die Nahrung zu besorgen, die die Natur für uns bereithält. Wir können uns auch nicht in die Nähe von unseren Geschwistern oder Eltern begeben, um die eigene Körpertemperatur aufrechtzuerhalten oder um uns sicherer zu fühlen. Wir können auch nicht sofort unsere Ausscheidung an einem anderen Ort erledigen als dem, an dem wir ruhen wollen. Wir sind so lange, bis wir die motorischen Fähigkeiten zu mehr Selbst-ständig-keit entwickelt haben, von anderen, weiter entwickelten Menschen abhängig. Gleichzeitig haben wir weit vorauseilende geistige Fähigkeiten, die uns die eigene Hilflosigkeit bewusst machen, uns frustrieren und mit ein Antrieb sind, zu lernen und uns weiterzuentwickeln. Erst mit etwa einem Jahr können wir laufen, nur wenig vorher immerhin schon krabbelnd etwas erreichen. Kontrolle über unsere Ausscheidung erlangen wir meist erst im Alter von ca. zweieinhalb Jahren. Und wir alle erinnern uns an die vielen später noch nötigen Entwicklungsschritte von unserem Elternhaus weg in die Selbst-ständig-keit![1]

Umgang mit Vorbildern und Pläne werdender Eltern

Für die Menschen, die uns »in die Welt setzen«, bedeutet das vom ersten Moment an eine Bindung und Verantwortung, die gerade in unserer Zeit der groß geschriebenen Unabhängigkeit eine schwierige Herausforderung bedeutet. Die Pläne und Gedanken von Paaren, die damit beschäftigt sind, ein Kind zu bekommen, orientieren sich an den vorhandenen Vorbildern meist in kritischer Form. – »Also, wir werden uns nicht von unseren Kindern tyrannisieren lassen!« – »Die beiden können ja kein normales Gespräch mehr mit einem führen. Es geht nur noch um Zahnen, Stillen, Wickeln! Und dazu noch diese ständigen Unterbrechungen! Kann so ein kleines Monster nicht auch mal ein paar Minuten warten!?« – »Ich werde nicht den ganzen Tag zwischen Kochtopf, Wickeltisch und Spielplatz hin und her hetzen, da wird man ja wahnsinnig!« – Folglich reichen die Planungen bereits weiter in die Zukunft, hin zu Babysitter, Tagesmutter, Kindergarten, Wiederaufnahme der möglichst kurz unterbrochenen Berufstätigkeit und möglichen Freizeitaktivitäten. Der Partner wird in der Vorausschau selbstverständlich gleichberechtigt beteiligt sein an der Kinderversorgung, am Haushalt und am Geldverdienen. Aber der Weg von der Geburt des Babys bis zu einer befriedigenden Rollenverteilung und wieder mehr Raum für sich allein oder die Paarbeziehung ist weit. Es wird von Außenstehenden oft ahnungslos übersehen, wie viel Zeit der Einsatz für die Familie beansprucht und wie viel Arbeit an sich selbst und an der Beziehung nötig ist, bis ein Lebensstil erreicht werden kann, der dem von kinderlosen Paaren ein wenig ähnelt. Ich selbst habe das Leben mit meinen Kindern als reich und unvergleichlich wertvoll erlebt und finde, dass das Glück mit und an Kindern unendlich viel größer ist als die Schattenseiten des Mutterseins! Die Schatten werden nur dann unangenehm groß, wenn die Sonne nicht von allen Seiten scheint, d.h. wenn das Umfeld auf die Familie nicht mit Unterstützung, Achtung und Wertschätzung für die Aufgaben einer Mutter und eines Vaters einstrahlt.

Anpassung an den Rhythmus des Kindes

Aber nun zurück zum Wochenbett: Das ist noch eine Zeit, in der diese weit gefassten Pläne und Vorstellungen vom Leben mit Kind stark in den Hintergrund treten und ganz anderen Gefühlen Platz machen. Das Baby erobert die Herzen seiner Eltern und öffnet ihnen die Augen für ihre neue Aufgabe, die vorerst nicht einmal für eine Nacht oder gar ein Wochenende abzugeben ist. Du wirst als Mutter mit deinen biologischen Wurzeln verbunden, und all dein Wissen muss einem neuen Lernen weichen, vor allem, wenn es dein erstes Kind ist. Du wirst deinen Tag an den Wach- und Schlafrhythmus des Babys anpassen, ihm für die Befriedigung seiner Bedürfnisse zur Verfügung stehen und seine Sprache verstehen lernen, um seine Bedürfnisse überhaupt zu erkennen. Für deine eigenen Bedürfnisse wirst du sehr wenig Zeit haben, und du wirst auf Hilfe angewiesen sein. Der Vater wird staunend die biologischen Vorgänge bei seiner Frau wahrnehmen, seine eigenen Bedürfnisse einschrän-

ken müssen und eine möglichst starke Verbindung anknüpfen zu seinem Be-
schützerinstinkt gegenüber diesen beiden, ihm lieben Menschen. Ihr drei
werdet euch brauchen, ja richtig existentiell brauchen! Je größer die Liebe,
desto leichter wird es sein, diese Situation anzunehmen.

Damit seid ihr mittendrin in dem, was ihr als so abschreckend bei anderen
Eltern wahrgenommen habt: Das neugeborene Kind bestimmt ab sofort euer
ganzes Leben! »Na, nun mal halb lang«, werdet ihr ausrufen, »das ist doch
bloß für 'ne Woche oder so!« Die Abhängigkeit ist jedoch von der Natur
noch weit über das Wochenbett hinaus angelegt und wird z.B. durch das Stillen für die Frau zu einer entscheidend längeren Phase.

Das Abstillen, das Abgeben des Kindes z.B. an eine Kinderfrau und andere Unabhängigkeitsbestrebungen finden heutzutage in sehr individuellem
Tempo statt. In jedem Fall ist es aber eine Ent-wicklung, die nur über einen
gewissen Zeitraum des sich Ein-wickelns, des sich Einlassens auf die Hingabe
an das Kind, stattfindet. Es ist unumgänglich, dass im Wochenbett die Mutter
und das Kind noch in einer an die Schwangerschaft anknüpfenden, der
Schwangerschaft ähnlichen Symbiose leben und der Mann nach gemeinsamer
Entscheidung für das Baby fairerweise sein ganzes Augenmerk auf Schutz
und Unterstützung für die beiden legen sollte.

Es ist merkwürdig, dass wir uns nicht an den »Expertinnen« und »Exper-
ten«, den anderen Eltern, orientieren wollen und meinen, es alles besser und
anders machen zu können! Stattdessen könnten wir Fragen stellen wie: »Habt
ihr auch vorher gedacht, ihr würdet alles ganz anders machen und euch nicht
so auffressen lassen? Wie kommt es, und wie haltet ihr das aus, so völlig ver-
einnahmt zu sein von der Verantwortung und Versorgung eures Kindes? Was
hilft dabei? Wie sieht euer Alltag aus? Warum macht ihr das so und nicht anders? Darf ich mal einen Tag lang dabei sein, damit ich mich schon ein wenig
darauf einstimmen kann? Wie kommt es, dass du dein Baby nicht bei deinem
Mann lassen willst, so dass wir ausgehen und wie früher über unsere gemeinsamen Interessen reden könnten?«

Anstelle einer solchen Suche nach Verstehen gibt es häufig eine strikte
Trennung, oft sogar mit einer Prise Verachtung und reichlich Unverständnis,
zwischen kinderlosen Paaren und Paaren mit Kindern – was auch euren
Freundeskreis verändern wird.

Rund um die Uhr

In den ersten Tagen

Wie sieht der Tagesablauf in den ersten Tagen nach der Geburt aus? Manche Babys müssen sich mit viel Schlaf von den neuen Eindrücken erholen und wachen erst nach zwei, drei Tagen auf, um dann mit großem Nachholbedarf Nahrung zu fordern. Andere verlangen von Anfang an extrem viel Zuwendung und äußern das mit Unruhe und einem großen Nuckelbedürfnis. Die Frustration über das verlorene Paradies, in dem alle Bedürfnisse immer sofort befriedigt werden, kann lauthals in die Welt geschrien werden und bewirkt mit seinem alarmierenden Klang, dass Mutter und/oder Vater bemüht sind, der Not schnell Abhilfe zu schaffen.

Die Zeiten, in denen das Baby wach ist, sind gefüllt mit den ersten, vielleicht noch unbeholfenen Stillversuchen, mit Trösten, Wickeln mit zaghaften Händen, möglichem Protest des Kindes und vielen Fragen: Das Aufstoßen soll doch noch kommen! Wie hält man so ein zartes Menschlein bloß? Ob ihm wohl warm genug ist ... Mit Stillen, Wiegen, Schaukeln, Singen und Gurren sinkt das Baby dann nach vielleicht einer Stunde endlich in den Schlaf, lässt sich aber nicht gleich wieder ins Bett legen, solange der Schlaf noch nicht tief genug ist. Also wird es noch eine Weile gehalten und liebkost, womit die nächste Stunde, die Pause bis zum nächsten Aufwachen und Stillen, bereits angebrochen ist.

Manche Kinder möchten anfänglich alle zwei Stunden gestillt werden, d.h. zwischen dem Beginn einer Mahlzeit und dem Beginn der nächsten liegen lediglich zwei Stunden! Bist du müde von einer unruhigen Nacht oder noch von der Geburt, dann wirst du mit dem Baby einschlafen und kaum fest eingenickt sein, wenn es dich wieder weckt, gierig nach deiner Brust suchend, so als hätte es seit ewigen Zeiten nichts bekommen.

Aber irgendwann am Tag melden sich auch deine Bedürfnisse; du willst duschen, etwas essen oder einfach nur durch die Wohnung gehen. Hast du schon ein Kind oder mehrere, so lassen diese kaum Ruhe aufkommen und wenden sich vermehrt an den Vater. Aber ihr beiden möchtet vielleicht noch einmal miteinander über die Geburt sprechen oder überlegen, wen ihr einladen wollt und was eingekauft werden muss. Darüber hinaus sollen die Großmütter und die besten Freunde alles ganz genau erzählt bekommen. Und immer wieder zwischendurch, nach vielleicht schon einer Stunde: Stillen, Wickeln, Staunen, Kennenlernen des Neugeborenen.

Du wirst als junge Mutter viel Zeit im Bett verbringen und gar nicht mehr genau wissen, wann oder wie oft du dein Kind bereits versorgt hast, welcher Tag oder wieviel Uhr es ist – und du wirst dich wundern, wie die Zeit vergeht. Und dein Mann, wenn er sich von der Arbeit frei genommen hat, wird durch die unterbrochenen Nächte müde und wie im Traum an allem Neuen um das Kind mit beteiligt sein und erst einmal in Ruhe sein neues Aufgabengebiet zu Hause kennen lernen wollen, während um euch herum langsam ein Chaos aus Müll, Wäschebergen und benutztem Geschirr entsteht.

Nun könnte eure gute Fee (s. S. 33 ff.) ihren Auftritt haben und wieder für Frische und Übersichtlichkeit sorgen, Mahlzeiten zubereiten, das Bett glatt ziehen und lüften. Obendrein erscheint täglich die Hebamme und beseitigt in ruhiger Atmosphäre alle eure Fragen und Unsicherheiten im Umgang mit dem Baby.

Die ersten Wochen

Ein paar Tage später, wenn auch der Milcheinschuss (s. S. 159 ff.) hinter dir liegt, wird meist für ein paar Wochen alles etwas ruhiger. Das Kind meldet sich nun nicht mehr gleich nach zwei Stunden wieder, denn jetzt hat es durch sein häufiges Trinken die Milchproduktion so angeregt, dass schon mehr Milch zur Verfügung steht, um länger satt zu sein. In der gesamten Stillzeit können jedoch immer einmal wieder Phasen auftreten, in denen dein Kind fast ununterbrochen gestillt werden will – ein Zeichen für einen Wachstumsschub. Durch das viele Saugen kurbelt es die Milchproduktion an, bis in einigen Tagen die Menge seinem vermehrten Appetit angepasst ist.

Die Abstände zwischen den Stillmahlzeiten haben deswegen eine so große Bedeutung für junge Eltern, weil dadurch – sowohl am Tag als auch in der Nacht – bestimmt wird, wie viel Ruhe und Schlaf sie selber bekommen und wie viel Zeit sie ohne Baby im Arm verbringen können, um sich mal richtig zu bewegen, an einem gedeckten Tisch zu sitzen oder ungestört ein Telefongespräch zu führen. Das alles ist natürlich nur möglich, wenn das Baby sich schlafend hinlegen lässt oder wenigstens vorübergehend bei jemand anderem auf dem Arm zufrieden ist. Viele, meist erste Kinder, haben es lange Zeit nicht gern, gleich nach dem Einschlafen an der Brust zum Schlafen hingelegt zu werden, und einige schlafen auch nicht verlässlich tief bis zur nächsten Stillmahlzeit.

Stell dir einmal vor, du müsstest eine Tätigkeit alle ein bis drei Stunden unterbrechen, um dich um einen hilfsbedürftigen Menschen zu kümmern. Auch in der Nacht schliefe er in deiner Nähe, um schnell und ohne zu leiden umsorgt zu werden. Erstens würdest du bald mehr über diesen Menschen und dein aufopferndes Wirken reden wollen als über deine bisherige Beschäftigung, und zweitens würden die Qualität deiner Arbeit, deine Konzentrationsfähigkeit und Effektivität so stark nachlassen, dass dein Interesse daran abnehmen und deine Frustration steigen würde. In kurzer Zeit wäre dir deine Arbeit nicht mehr möglich, und du müsstest eine Entscheidung treffen, dich entweder voll der Pflege zu widmen oder deiner ursprünglichen Tätigkeit. Und trotzdem wollen wir es nicht verstehen, wenn Kinder ihre Eltern so sehr beschäftigen, dass sie Hauptgesprächsthema werden und fast nichts anderes mehr Platz hat in ihrem Leben!

Nahrung

In Kapitel 5 geht es u.a. um die Entscheidung, zu stillen oder das Fläschchen zu geben. Im Folgenden gehe ich lediglich auf das Stillen ein (Dauer ca. eine Stunde), denn die zeitlichen Abläufe beim Füttern mit der Flasche sind im Grunde dieselben, nur dass man zusätzliche Zeit zum Sterilisieren der Fläschchen und Sauger und zum Zubereiten der Nahrung benötigt. Für die Mahlzeiten hat sich dieser Rhythmus bewährt:

Der Stillablauf

Dein Baby wacht auf und fängt an, sich bemerkbar zu machen. Du nimmst es hoch und gibst ihm eine Brust, bis es offenbar vorerst satt und zufrieden die Brustwarze loslässt (kann ca. 20 Minuten dauern[2]). Dann legst du dein Kind dir ein Weilchen an die Schulter und wartest, ob es aufstößt. Ein wenig aufrecht zu ruhen ist für ein Baby mit vollem Bauch angenehmer, als zu liegen. Anschließend legst du es auf den Wickeltisch unter die Wärmelampe und wechselst seine Windeln. Nachdem es wieder angezogen ist, darf es noch an die andere Brust[3], bis es dort einschläft und die Brustwarze seinen Lippen entgleitet. Die erste Schlafphase ist durch Geräusche oder Bewegung meist noch leicht zu stören, aber nach einigem Warten sinkt das Baby auf deinem Arm in den Tiefschlaf und kann dann ins Bettchen gelegt werden. Durch dieses Vorgehen könnt ihr beide das Stillen mehr genießen, weil:

- dein Kind nicht hungrig auf die Nahrung warten muss, während es z.B. gewickelt wird.
- eine Pause (mit evtl. Aufstoßen) nach der ersten Menge Milch verträglicher ist als eine riesige Menge auf einmal.
- das Baby in einem wohlig gesättigten Zustand gewickelt wird und dies dadurch zu einem immer angenehmeren Miteinander für Eltern und Kind wird.
- die Unterbrechung durch Wickeln und Hochnehmen das Aufnehmen einer größeren Nahrungsmenge erlaubt und dadurch auch eine längere Pause bis zum nächsten Stillen ermöglicht.
- beim Trinken die Verdauung angeregt wird und ein vorher frisch gewickeltes Baby mit großer Wahrscheinlichkeit gleich seine Windel voll machen würde.

Am Anfang ihres Lebens wachen die meisten Kinder weinend auf und sind erst wieder ruhig, wenn sie die Brust bekommen. Hunger ist ein sehr quälendes Gefühl und tritt beim Aufnehmen von ausschließlich flüssiger Nahrung und rapidem Wachstum in ziemlich kurzen Abständen auf. Erst nach und nach lernen Babys, darauf zu vertrauen, dass den Hungergefühlen immer schnell abgeholfen wird, und können dann auch ein bisschen warten. Wenn sie ihre geäußerten Bedürfnisse beantwortet bekommen, lernen sie grundsätzliches Vertrauen in ihre Umwelt und in ihre eigene Wahrnehmung. Je leichter ihr als Eltern die Aufgabe annehmen könnt, die eindringlich geäußerten Bedürfnisse eures Kindes zu befriedigen, desto friedvoller kann euer Miteinander werden.

Die Sprache des Kindes erlernen

Nun ist es natürlich nicht nur Hunger, der quälende Gefühle auslösen kann, und nicht jedes quälende Gefühl kann von den Eltern beseitigt werden.[4] In der frühen Wochenbettzeit ist die Brust aber fast immer das Allheilmittel, da sie Nahrung, Halt, Liebe, Trost, Wärme, Entspannung, Rückverbindung, Lust und vieles, vieles mehr gibt! Meist erst nach ca. einer Woche beginnt deutlicher der »Fremdsprachen-Intensivkurs« mit eurem Kind, bei dem ihr euch an eine lange nicht benutzte Sprache erinnern müsst, die ihr selbst am Anfang eures Lebens gesprochen habt: die Sprache eures Körpers mit Mimik, Gestik und Geräuschen. Die Möglichkeit der »nonverbalen Kommunikation« ist vielen Erwachsenen nicht mehr bewusst und bedarf der Übung wie das Vokabelnlernen.

Üben könnt ihr als Paar miteinander bereits vor der Geburt und besonders während der Geburt. Ihr werdet dabei feststellen, wie beglückend es ist, ohne Worte verstanden zu werden und zu verstehen. Ein Übungsfeld ist auch jeder Ort, an dem Menschen zusammen sind. Achte einmal nicht auf die Worte, sondern mehr auf Ausstrahlung, Gestik, Mimik und den Tonfall der Stimme, um einen anderen zu verstehen. Ein »Wörterbuch« ist auch dein eigener Körper, der Signale vom Gegenüber aufnimmt und an dich weitergibt, wenn ihr nah beieinander seid. Sicher kennst du Situationen in Bus oder Bahn, in denen die Nähe eines fremden Menschen körperlich so spürbar ist, dass es dir unangenehm wird und du aggressiv wirst oder im Gegenteil angenehme Gefühle dich durchfluten und dir ganz warm wird.

Auch das Kind lernt in den ersten Wochen eure Sprache kennen und nutzt dabei seine für die nonverbale Kommunikation vollkommen ausgestatteten Sinne. Es kann Mutter und Vater und fremde Personen unterscheiden, lässt sich lauschend vom Tonfall einer Stimme beeindrucken, von verschiedenen Gerüchen und dem Ausdruck der Gesichter, die in seinem Blickfeld auftauchen. Das Sprechen der Eltern mit ihrem Neugeborenen und das Nähren all seiner Sinne ist ebenso lebensnotwendig wie die Muttermilch. Weitere Sinnesorgane, mit dem ein Kind die Menschen wahrnimmt, sind seine Haut und seine feinen »Antennen« für Unruhe, gereizte Stimmung, Hektik, Ungeduld oder andererseits Glück, Frieden, Gelassenheit, Stille. Alle Stimmungen haben gänzlich unterschiedliche Schwingungen, die die noch hoch sensiblen Antennen des Neugeborenen aufnehmen und verarbeiten.

Beginnt das Baby nach etwa vier Wochen deutlich sein Gegenüber anzulächeln, so ist eine große Brücke der Verständigung geschlagen. Auch das selige Lächeln im Schlaf oder nach dem Stillen, das mit einem Wonnegefühl schon in den ersten Wochen einhergehen kann, berührt das Glück von Mutter oder Vater, weil sie ganz offensichtlich zum Wohlbefinden ihres Kindes beitragen können.

Verzweifelt sind dagegen Eltern mit einem Kind, das hauptsächlich mit der Welt unzufrieden ist und so viel weint, dass sie sich ganz hilflos und unfähig fühlen oder aber auch wütend werden, weil all ihre Mühe nichts nützt. Wenn dieses Baby dann langsam, aber sicher seine Eltern ansteckt, Unglück oder Wut auf die Welt zu empfinden, ist das nachvollziehbarer, als dass die Eltern nach Wochen voller Mühe noch fähig wären, Gelassenheit, Liebe oder Ruhe auszustrahlen!

Vor gar nicht langer Zeit hieß es noch, ein Kind stärke seine Lungen, wenn es schreit, und je kräftiger, desto stolzer könnten die Eltern sein! Heute ist das Pendel in die andere Richtung geschwungen und die Vorstellung weit verbreitet, man könne mit einem Baby so umgehen, dass es gar nicht zu weinen braucht. Eltern mit einem schreienden Kind werden schief angesehen, gemieden und für unfähig erklärt. So hagelt es Kommentare aus allen Altersschichten, wenn ihr Besuch bekommt. Von »Ihr werdet euch einen kleinen Tyrannen heranziehen, wenn ihr bei jedem Mucks gleich hingeht!« bis zu »Nimm ihn doch endlich hoch, der hat bestimmt Hunger!«. Da müsst ihr entscheiden, was euch und eurem Kind gemäß ist, denn ihr seid 24 Stunden am Tag mit ihm zusammen und habt bestimmte Vorstellungen bezüglich der Erfahrungen, die euer Kind mit der Welt machen soll. Mit diesen Erfahrungen wird es in den folgenden Jahren zu einem Menschen heranwachsen, der eine Haltung zu sich und seinen Mitmenschen entwickelt hat, die in eurem Familienklima gewachsen ist.

Schlaf

Ein satt an der Brust eingeschlafenes Kind, das hingegossen im Arm seiner Mutter liegt, ist ein wunderschöner Anblick. Doch es kommt der Tag, an dem die Mutter den richtigen Moment und wirkungsvolle Tricks kennen lernen möchte, um das Baby in die Wiege oder den Stubenwagen zu legen, ohne dabei seinen Schlaf zu stören – eine Kunst, die die meisten Eltern mit ihrem ersten Kind viele Male üben müssen.

Traumphasen

Bevor ein Kind tief und fest schläft, durchläuft es einige Traumphasen[5], in denen es durch Geräusche oder Bewegungen leicht gestört werden kann. Beim Träumen liegt es entspannt da, aber sein Gesicht und die Augen unter den geschlossenen (manchmal auch nur halb geschlossenen) Augenlidern sind in Bewegung. Da huscht ein Lächeln übers Gesicht, die Stirn wird in Falten gezogen oder der Mund schmollt mit vorgeschobener Unterlippe wie vor dem Weinen, der Kopf zuckt zurück wie bei einem Schrecken oder das Baby nuckelt im Traum weiter. Der Atem ist unregelmäßig und geräuschvoll. Wird ein Traumbild zu heftig oder ein Geräusch oder Gefühl erschrickt das Kind, dann schlägt es die Augen auf, und es sieht so aus, als wäre es wieder wach, es wird evtl. unruhig, so als habe es noch nicht genug getrunken, und sucht mit Mund und Armen. In diesem Moment ist

○ hilfreich:

- Das Baby noch einmal nur zum kurzen Nuckeln an deine Brust legen oder ihm deinen kleinen Finger reichen.
- Es fest an deinen Körper halten, seine Ärmchen und Hände bleiben dabei eng am Körper des Kindes.
- Kopf und Po halten und das Baby in die Embryonalhaltung bringen.
- Es wiegen und leise summen.
- Mit deinen Augenlidern das Einschlafen vormachen.
- Die Stirn des Babys sanft streicheln oder sie anpusten.

- Wenn das Aufschrecken aus dem Schlaf in dem Moment passiert, wo das Kind gerade ins Bettchen gelegt wurde, es nicht wieder hochnehmen, sondern ihm erst mit der Decke und deinen Händen festen Halt ringsum geben, es evtl. am kleinen Finger nuckeln lassen, es wiegen, summen ...

○ störend:

- Die Brust ist schon wieder verpackt und muss erst mit viel Umstand und Zeitverzögerung enthüllt werden.
- Bewegungsfreiheit für das Kind, fehlender Halt, keine Begrenzung oder Umhüllung.
- Entspannte Lage mit leicht nach hinten gesunkenem Köpfchen.
- Das Baby ansprechen, als wäre es bereits ganz wach.
- Ihm anregend in die Augen schauen.
- Laute, plötzliche Geräusche oder Berührungen.
- Viel Bewegung, um das Kind in eine andere Lage zu bringen.

Halt beruhigt

Ein leicht schreckhaftes Kind schläft auch ruhiger, wenn es wie ein Indianerbaby fest in eine Decke gehüllt wird. Auch ein Baby, das immerfort schreit und schon ganz »außer sich« ist, kommt wieder »zu sich«, wenn es auf diese

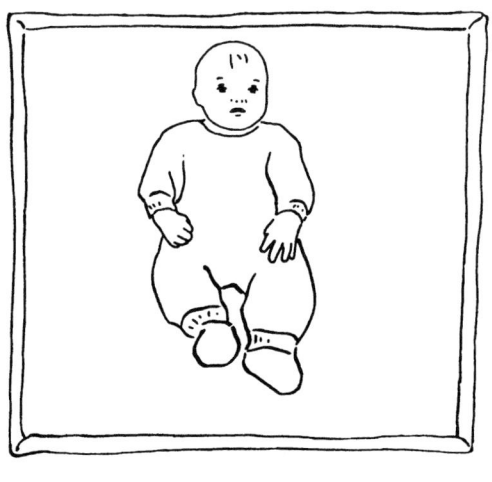

(1)

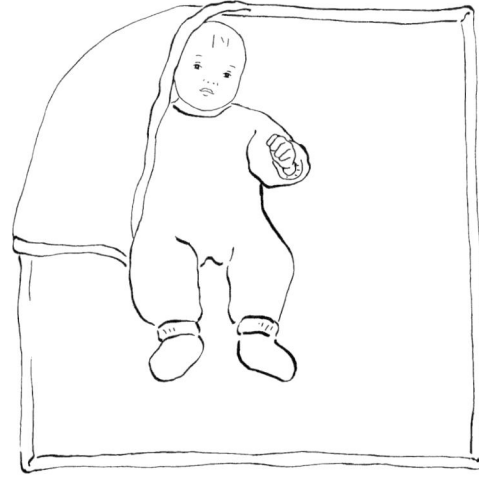

(2)

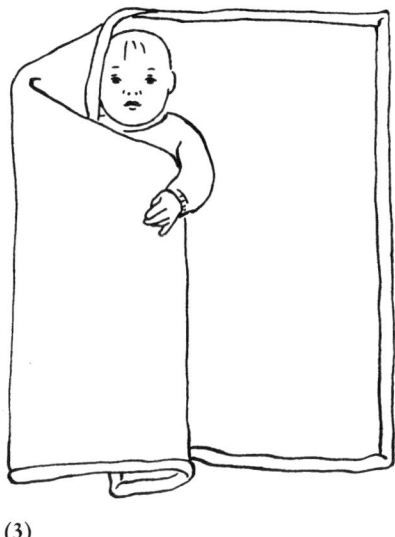

(3)

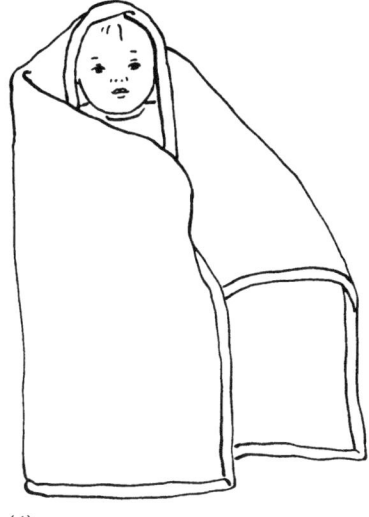

(4)

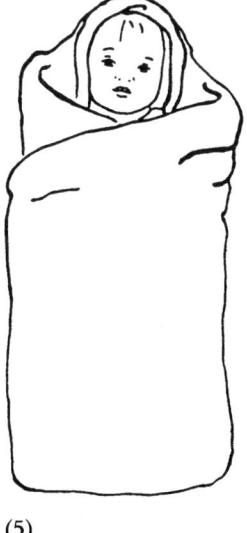

(5)

Weise Halt bekommt. Und entsprechend der Abb. (1)–(5) geht das Ganze vor sich.

Halt gibt auch das Tragetuch.[6] Es kommt nicht nur beim Spazierengehen, sondern ebenfalls in der Wohnung zum Einsatz, wenn das Kunststück nicht gelingt, das Kind zum Schlafen hinzulegen, das Bedürfnis nach freien Händen aber größer und größer wird. Ganz glücklich können sich jene Eltern schätzen, die ihr sattes Baby einfach in sein Bettchen legen, aus dem Zimmer gehen, und wenn sie wieder hingucken, ist es in aller Ruhe eingeschlafen. Manche Babys meckern ein Weilchen und wühlen herum, ohne dass die Eltern meinen, sie müssten etwas tun, und schlafen dann nach kurzer Zeit ein. Andere steigern sich nach kurzem Meckern in immer verzweifeltere Töne, so dass die einzige Rettung das Wieder-auf-den-Arm-genommen-Werden ist.[7]

Auswirkungen auf das Abhängigkeitsgefühl

Wie stark das Abhängigkeitsgefühl der Eltern ist, ist also nicht allein vom Stillrhythmus bestimmt, sondern auch vom Schlafverhalten des Kindes. Es ist natürlich leichter, sich den Bedürfnissen eines Kindes völlig hinzugeben, wenn es seine Eltern durch festen Schlaf und einen Stillabstand von vier Stunden verwöhnt hat. Wenn das Baby dann noch dazu nach vier Wochen in der Nacht eine größere Pause von fünf bis sechs Stunden einlegt, womit es alle anderen Eltern vor Neid erblassen lässt, so kann man sich nur glücklich schätzen.

Aber auch mit einem friedlichen Kind ist eine Umstellung zu vollziehen: von einem Leben mit Verantwortung nur für sich selbst hin zu einer Vollzeitverantwortung für einen anderen Menschen. Diese neue Identität der »Dienerin«, des »Dieners« können die Menschen unterschiedlich leicht oder schwer annehmen, denn jede/r hat in der eigenen Lebensgeschichte und durch das Vorbild der eigenen Eltern positive oder negative Erfahrungen damit gemacht, die seine/ihre Persönlichkeit geformt haben. Oft nehmen wir uns ganz fest vor, etwas sicher nicht wie unsere Mütter oder Väter zu machen und ertappen uns dann doch bei Ähnlichkeiten.

Auch der ständig unterbrochene Schlaf macht sich nach einer Weile bemerkbar. Müdigkeit und Erschöpfung können sehr am Nervenkostüm nagen und einen Schatten auf das Glück mit dem Kind werfen. Wenn dann noch das schlechte Gewissen mitnagt – »Jetzt ist doch endlich unser größter Wunsch in Erfüllung gegangen! Wir müssten strahlen vor Glück von morgens bis abends!« –, zeigt sich das Leben eben nicht nur sonnig.

Je größer die Liebe, desto leichter die Hingabe – das bedeutet umgekehrt aber nicht, dass die Liebe für das Kind kleiner wäre, wenn die Hingabe schwerer fällt! Die Erschwernis hat wesentlich vielschichtigere Hintergründe. Was ihr dann braucht, sind mehr Verständnis und Unterstützung von euch selbst, vom Partner und von den Menschen in eurer Nähe, ihr braucht mehr Sonne statt Schuldgefühle und Bestrafung, die den Schatten nur noch vergrößern.

Pflege

Sicher hattet ihr euch schon vor der Geburt zwischen Stoffwindeln mit Woll-
hosen oder Einmal-Höschenwindeln entschieden und hattet Pflegemittel be-
reitgestellt, worüber ihr Informationen in einem Säuglingspflegekurs, bei der
Geburtsvorbereitung oder Freunden eingeholt hattet, und Hebamme oder
Kinderschwester haben euch bei den ersten Wickelversuchen angeleitet. Im
Windelsektor entwickelt ihr also ziemlich schnell Übung und Sicherheit.
Aber ihr seid ja keine Babysitter, die lediglich vorübergehend ein Kind ver-
sorgen müssen, sondern ihr werdet auch bei der Pflege eure weitreichende
Verantwortung spüren, die euch rund um die Uhr bis in die Träume hinein
mit Fragen beschäftigen wird.

Im Folgenden sind die mir am häufigsten gestellten Fragen beantwortet,
die euch vielleicht eine Hilfe sein können, aber nicht das Gespräch mit Hebamme und Kinderarzt ersetzen wollen.

Fragen in der ersten Woche

○ **Das Baby weint/schläft so viel. Ist das normal?**

Euer Kind trifft mit seinem individuellen Verhalten und Wesen auf die Vorstellungen, die ihr euch von ihm oder von Neugeborenen allgemein bisher gemacht habt. Es kursieren Ideen: Neugeborene schlafen die meiste Zeit, sie
können noch nicht sehen, sie schreien ganz viel, sie trinken alle vier Stunden,
sie stören sich nicht an Krach, sie sind ganz sensibel und, und, und. Ihr lest
und hört lauter widersprüchliche Aussagen und wisst, wenn euer Baby vor
euch liegt, dann gar nicht mehr, was »normal« ist!

Wenn es viel schläft, gut trinkt, die Ausscheidung klappt, es rosig aussieht
und auch sonst ganz zufrieden ist, ist für euer Kind alles in Ordnung. Es darf
sogar in den ersten Tagen bis zu 10% abnehmen und wird nach dem Milcheinschuss bis zum zehnten Tag sein Geburtsgewicht wieder erreicht oder sogar schon überschritten haben.

Wenn es viel weint, ist es über irgendetwas unglücklich. Sofern es häufig
Stuhlgang hat, wird der Grund nicht Hunger sein. Ist aber nach dem ersten
Stuhl, dem Kindspech, noch Tage später kein Stuhl in der Windel, benötigt

das Baby nach dem Stillen zusätzlich etwas Flüssigkeit (abgekochtes Wasser-
auf Körpertemperatur abgekühlt oder ungesüßter Tee aus einer Mischung
aus Fenchel, Kümmel, Anis, Süßholz oder einzelnen Zutaten, kurz gezogen
und stark verdünnt), bis die Milchproduktion stärker angekurbelt und dadurch auch die Verdauung besser in Gang gekommen ist.

Bei Unsicherheiten werdet ihr froh sein, dass jeden Tag die Hebamme
euch mit Rat und Tat zur Seite steht, und zwischen dem dritten und zehnten
Tag könnt ihr auch bei der Vorsorgeuntersuchung (U2) beim Kinderarzt noch
viele Fragen beantwortet bekommen.

❍ Soll ich immer die Brust geben, wenn das Baby weinend aufwacht, oder kann ich es auch anders beruhigen?

In der ersten Woche ist es noch sehr wahrscheinlich, dass immer die Brust die
richtige Antwort auf das Weinen beim Aufwachen ist. Die Milchmenge spielt
sich beim Stillen auf den Bedarf des Kindes ein, und das Baby findet Halt und
Geborgenheit. Kinder machen außerdem immer deutlich, wenn die Brust die
richtige Antwort ist: Sie saugen begierig und werden ruhig. Wenn sie aber an
der Brust zerren, sie weinend loslassen, beim Saugen unzufriedene Laute machen und mit den Beinen oder Armen boxen, dann gefällt ihnen etwas nicht.
In diesem Moment kommt für sie entweder zu viel oder zu wenig Milch aus
der Brust. Die Grundbedürfnisse sind noch ziemlich überschaubar: Nahrung, Halt und Geborgenheit, Wärme, Schlaf, körperliche Befriedigung und
Entspannung.

❍ Das Baby hat noch immer nicht gepinkelt/Stuhlgang gehabt. Kann man da noch warten?

Wenn nach der Geburt am ersten Tag schon einmal die Windel nass war,
funktioniert die Ausscheidung. Tritt danach eine Pinkelpause auf, so liegt das
meist daran, dass das Baby einen großen Flüssigkeitsbedarf hat und alles, was
ihm zu trinken angeboten wird, erst einmal vom Körper gebraucht wird. Diese Kinder haben eine sehr trockene Haut, oft pergamentartig oder sogar rissig
in den Falten, hatten bei der Geburt keine Käseschmiere mehr auf der Haut
und waren meist nach dem errechneten Geburtstermin auf die Welt gekommen. Sie sind ungeheuer gierig und brauchen oft zum Stillen zusätzlich unge-
süßten Tee (aus einer Mischung aus Fenchel, Kümmel, Anis, Süßholz oder

einzelnen Zutaten, kurz gezogen und stark verdünnt) oder abgekochtes Wasser (auf Körpertemperatur abgekühlt), damit dem hohen Flüssigkeitsbedarf entsprochen werden kann und dann auch mal etwas für die Windel übrig bleibt. Nach drei Tagen sieht man deutlich die Haut »aufblühen«, die Gier nimmt ab, die Stillabstände werden größer, der Tee ist nicht mehr nötig, und die Windeln sind öfter nass.

Der erste Stuhlgang, das Kindspech (Mekonium), ist eine zähe, klebrige, schwarz-grüne pastenartige Masse, die in den ersten Tagen von dem Neugeborenen ausgeschieden werden muss. Manche tun das gleich nach der Geburt auf dem Bauch der Mutter, damit sich das erste Bad auch richtig lohnt. Andere brauchen länger und mühen sich mit Drücken und Aufschreien. Anschließend, wenn das Baby genügend zu trinken bekommt, sieht sein Stuhl olivgrünlich aus und verändert seine Farbe nach und nach bis hin zu einem sonnigen Gelb. Auch die Konsistenz ändert sich. Lässt dieser Prozess auf sich warten, so ist, ähnlich wie beim Pinkeln, noch nichts für die Ausscheidung übrig. Ist das Kind dabei zufrieden, könnt ihr einfach warten, bis es so viel Nahrung zu sich genommen hat, dass der Stuhlgang von selbst in Gang kommt. Ist es aber unzufrieden und gierig und kämpft es sichtbar mit den Vorgängen in seinem Bauch, kann mit ungesüßtem Tee oder abgekochtem Wasser nach dem Stillen zugefüttert werden. Zur Not habe ich bei einem Kind, das sich sehr abmühte, nach einer Woche auch einmal mit dem Fieberthermometer nachgeholfen:

Hilfe beim Stuhlgang:

Die Beine des Babys nach oben halten, die Oberschenkel gegen sein Bäuchlein drücken und eine Windel oder Küchenpapier unter den Po legen. Den After mit Druck einige Male mit einem ölgetränkten Wattebausch nach unten hin abwischen (manchmal reicht das schon als Reiz und Hilfe beim Drücken). Ein Fieberthermometer wie zum Temperaturmessen vorsichtig in den eingeölten After einführen und abwechseln zwischen lockerem Stillhalten des Thermometers und leichtem Druck nach unten (Achtung: nicht kippen oder schräg halten, damit die Spitze des Thermometers immer in der Richtung des Darmverlaufs liegen bleibt!). Kommt jetzt Stuhl, das Thermometer herausziehen und mit den angehockten Beinchen dem Kind beim Drücken helfen.

Kommt nicht sofort Stuhl, das Thermometer wieder beiseite legen und erst einmal eine sanfte Bauchmassage mit Öl im Uhrzeigersinn oder mit den angehockten Beinchen Kreisbewegungen machen, so dass die Oberschenkel den Bauch massieren. Danach evtl. nochmals das Thermometer einführen.

Diese Vorgehensweise, die ihr euch am besten von der Hebamme zeigen lasst, darf nicht zur regelmäßigen Einrichtung werden!!

○ Der Stuhl ist ganz klebrig und schwarz, den haben wir gar nicht abgewischt gekriegt!

Der erste Stuhl, das Kindspech (Mekonium), geht am leichtesten abzuwischen, wenn ihr ihn mit einem warmen, klatschnassen Waschlappen einweicht und mit viel warmem Wasser nachwischt. So können auch die Falten des Hodensacks leicht mit gereinigt werden.

○ Der Stuhl war heute ganz flüssig. Hat mein Kind Durchfall?

Muttermilchstuhl ist goldgelb bis grün und kann so flüssig sein wie Wasser mit gelblichen Flocken drin oder cremig oder er kann in Würstchen kommen. Die Windel kann nach den ersten Tagen bei jedem Wickeln randvoll mit flüssigem Stuhl sein oder das Kind hat nur einmal pro Woche etwas in der Windel.

Wieder gilt: Wenn es dem Baby dabei gut geht, ist alles in Ordnung. Weint es aber viel und hat es selten Stuhlgang, so kannst du mit viel Stillen dafür sorgen, dass die Milchproduktion steigt (s.a.S. 168 ff.), damit das Kind wieder mehr im »Überfluss« leben kann. Nur wenn der Stuhl flüssig ist und nach Fäulnis riecht, handelt es sich um Durchfall (sofort Kinderarzt benachrichtigen). Bei gestillten Kindern ist Durchfall aber eine Rarität.

○ Das Baby hat eigenartige Flecken auf der Haut und kommt mir heute so rot vor!

Manche Kinder bekommen in den ersten Tagen harmlose kleine, weißliche Pickel, die mit einem roten Hof umgeben sind (Erythem)[8]. Sie wandern über den Körper, erscheinen mal hier, mal dort, hauptsächlich an Stellen, wo es besonders warm ist. Bei Kindern, die Neugeborenengelbsucht haben, treten vermehrt diese roten Flecken auf. Die Flecken bedürfen jedoch keiner Behandlung.

Wegen einer möglichen Gelbsucht sollte vor allem nach einer ambulanten Geburt euer Baby täglich von der Hebamme beobachtet werden (im Krankenhaus geschieht dies meist durch die Säuglingsschwestern). Euch würde das Kind vielleicht nur etwas roter erscheinen und nach ein paar Tagen so »gesund« aussehen, als wäre es schon im Skiurlaub gewesen. Es ist wichtig, das Ausmaß der Gelbsucht und den Zeitpunkt ihres Beginns festzustellen, weil sie nicht immer vom Baby allein bewältigt werden kann. Förderlich beim Abbau der Gelbsucht ist viel Wärme und Licht und ausreichende Flüssigkeitszufuhr.

○ Es kommt ein wenig Blut/Schleim aus der Scheide unseres Töchterchens!

Da die Gebärmutter eurer Tochter vor der Geburt durch die mütterlichen Hormone vergrößert ist, kann es durch das Fehlen der mütterlichen Hormone nach der Geburt zu einer Verkleinerung und dadurch auch zu einer kleinen Blutung oder zu vermehrter Schleimabsonderung kommen.

○ Die Hoden/Schamlippen sind so dick und rot!

Beim neugeborenen Jungen sieht der Hodensack unproportional groß aus und ist auch etwas roter als die restliche Haut, und beim Mädchen sind manchmal die Schamlippen sehr rot und dick. Das ist durch die mütterlichen Hormone in der Schwangerschaft verursacht und normalisiert sich bald.

○ Wie reinigt man die kleine Scham?/Muss man die Vorhaut zurückschieben?

Mädchen werden beim Windelwechsel mit einem weichen feucht-warmen Waschlappen vom Schamhügel zum After hin gereinigt. Die Falten zwischen den großen und kleinen Schamlippen enthalten eine weißliche, fetthaltige Creme, die der Körper zur Selbstreinigung produziert und die nicht ständig abgewischt werden muss. Sind aber Stuhlreste in die Falten geraten, so lassen sich diese am leichtesten beim Baden mit reichlich warmem Wasser entfernen. Gelegentlich ist auch ein ölgetränkter Wattebausch ratsam, denn die fetthaltige Creme mit Stuhl gemischt lässt das Wasser nicht so gut an sich heran. Auf keinen Fall solltet ihr Wattestäbchen benutzen, bei denen die Verletzungsgefahr durch plötzliche Bewegungen zu groß ist!

Jungen werden meist mit einer Vorhautverengung geboren, die sich im Laufe der ersten vier Lebensjahre fast immer von alleine gibt. Beim Neugeborenen befindet sich an der Vorhaut eine weißliche Creme, die wie beim Mädchen behutsam beim Baden oder mit einem ölgetränkten Wattebausch abgewischt werden kann. Die Vorhaut wird dabei nicht ganz zurückgeschoben.

⃝ Das Baby zerkratzt sich mit seinen langen Fingernägeln sein Gesicht. Sollen wir die Nägel schneiden?

Vor allem Kinder, die nach dem errechneten Geburtstermin geboren sind, haben sehr lange Fingernägel. Sie greifen sich manchmal ins Gesicht und fügen sich blutige Kratzer zu. Ihr könnt die überstehenden Ränder der noch sehr weichen Fingernägel vorsichtig zur Seite hin abziehen oder abknabbern. Manche Eltern ziehen die Ärmel des Hemdchens einfach so weit nach vorn über die Hände, dass sie wie Handschuhe die Finger verstecken.

Besorgt euch bald eine sehr gute Kindernagelschere, die ganz feine Scherblätter hat. Sobald die Fingernägel über die Fingerkuppen gewachsen sind und die Haut der Fingerkuppen nicht mehr hoch zum Rand der Nägel wächst, könnt ihr sie auch schneiden. Das testet ihr, indem ihr, die Handinnenfläche des Babys zeigt zu euch, jede Fingerkuppe einzeln etwas nach unten dehnt. Lässt die Haut der Fingerkuppe den Nagel frei und schimmert das Licht durch den Nagel, könnt ihr mit der Maniküre beginnen. Die kleinen Fingernägel werden dabei gerade geschnitten. Am Anfang geht dies am einfachsten, während das Kind schläft. Dann lassen sich die Finger leichter entfalten und sind nicht zu einer kleinen Faust geballt. Später lieben Kinder beim Nägelschneiden ein Ritual mit Fingerreimen[9]:

Dies ist der Daumen,
der schüttelt die Pflaumen,
der hebt sie auf,
der bringt sie nach Haus.
Und der kleine Schlingel? Der isst sie alle auf!

Fünf Männlein sind in den Wald gegangen,
die wollten einen Hasen fangen.
Der erste war so dick wie ein Fass.
Der brummte immer: »Wo ist denn der Has'?«

Der zweite rief: »Da,
da läuft er ja!«
Der dritte war der längste,
aber auch der bängste,
der fing an zu weinen:
»Ich sehe keinen!«
Der vierte sagt: »Mir ist die Sach' zu dumm,
ich kehre wieder um!«
Und der Kleinste, wer hätte das gedacht,
der hat den Hasen mit nach Haus gebracht!
Da haben alle Leute laut gelacht.

Die Fußnägel sind noch lange wie in einer kleinen Kuhle eingewachsen und haben es gar nicht eilig, mit der Schere Bekanntschaft zu machen.

○ **In den Hautfalten ist noch Käseschmiere. Soll die dranbleiben?**

Die Käseschmiere ist eine kostbare Creme und schützt die Haut des Babys im Mutterleib vor dem Austrocknen im Fruchtwasser. Nach der Geburt zieht sie innerhalb weniger Stunden in die Haut ein. Die Reste, die man noch nach Tagen in den Leistenbeugen, Halsfalten, hinter den Ohren und in den Achseln finden kann, beginnen allmählich käsig zu riechen und machen die Haut wund, wenn man sie nicht entfernt. Da diese natürliche Creme sehr fetthaltig ist, löst sie sich nicht leicht mit Wasser ab. Auch scheinen die Neugeborenen nur mit größtem Widerwillen ihre kleinen Verstecke preiszugeben, vor allem in den Achseln und am Hals. Das Reinigen geht protestloser, wenn ihr eure Hände vor dem Baden des Kindes mit etwas Öl einreibt und dann mit den Fingern die Falten auswischt; hinterher noch mit einem weichen, trockenen Tuch (Molton, Watte, Stofftaschentuch) das überschüssige Öl entfernen – auch von euren Händen, damit ihr beim Baden einen sicheren Griff habt – und nach dem Bad alle Falten gut trockentupfen.

○ **Die Haut des Babys pellt sich und sieht ganz trocken aus. Sollen wir Öl oder Creme verwenden?**

Die Haut schuppt sich nach ein paar Tagen vor allem an den Hand- und Fußgelenken, in den Leistenbeugen und auf dem Bauch. Bei Kindern, die nach dem errechneten Geburtstermin geboren sind, ist diese Hautabsonderung besonders stark. Die Haut an den Hand- und Fußgelenken reißt oft sogar ein und wird schorfig. All das lässt keine Rückschlüsse auf die späteren Eigenschaften der Haut eures Kindes zu, sondern ist ein vorübergehender Zustand und Folge einer gewissen Austrocknung, die mit dem Lebensbeginn vor allem nach einer Übertragung einhergeht.

Den größten Erfolg für eine schöne Haut bringt das Stillen, die reichliche Flüssigkeitsaufnahme von innen. Man kann förmlich zusehen, wie die Polster unter der Haut sich füllen. Bei den meisten Kindern ist also gar kein Cremen oder Ölen notwendig. Die zarte Haut, die unter den Hautschuppen zum Vorschein kommt, sieht rosiger und glänzender aus und wird vor allem in den Leistenbeugen oft irrtümlich für Wundsein gehalten.

Rissige, schorfige Haut jedoch braucht etwas Hilfe von außen mit Fett (z.B. Linola-Fettsalbe, *Weleda* Calendula-Kinderöl, reines Mandelöl, *Demeter* »Tautropfen«-Öl oder -Creme).[10]

○ Was sind das für weiße Punkte auf der Nase?

Die winzigen »Fliegenpilz-Stippse« (Milien) auf der Nase entstehen durch zurückgehaltenen Talg unter der Haut. Auch sie werden durch die mütterlichen Hormone in der Schwangerschaft verursacht und verschwinden von allein in den ersten Wochen.

○ Ist der rote Fleck auf der Stirn ein Muttermal, oder geht der wieder weg?

Ein roter Fleck zwischen den Augenbrauen, am Haaransatz am Hinterkopf, auf den Augenlidern (seltener auch auf der Nase oder Oberlippe) ist bei fast der Hälfte aller Neugeborenen zu sehen. Diese Erscheinung wird »Storchenbiss« genannt und verschwindet im Laufe einiger Monate. Bei manchen Erwachsenen flammt der Fleck noch auf der Stirn bei Erregung wieder auf.

○ Die Brust des Babys ist ganz dick und rot! Tut ihm das weh?

Eine kleine Brustdrüsenschwellung tritt bei Mädchen und Jungen zuweilen in der ersten Woche auf. Manchmal tritt sogar ein bisschen Milch (»Hexenmilch«) aus. Die Schwellung wird nicht behandelt, aber vor Druck bewahrt, indem man z.B. ein Wattepolster in das Hemdchen legt. Vermutlich ist die Schwellung nicht schmerzhaft, sofern man Druck vermeidet.

○ In der nassen Windel war ein Fleck wie helles Blut. Was ist das?

Das ist eine Ablagerung im Urin von Neugeborenen, das man »Ziegelmehl« nennt. Es hat keine Bedeutung, erschreckt aber manche Eltern, weil sie es für Blut halten.

○ Der Nabelrest ist mir unheimlich. Wie müssen wir ihn behandeln?

Der Rest der Nabelschnur fällt nach ca. fünf bis zehn Tagen ab. Dieser Prozess wird beschleunigt, wenn der Nabelstumpf nicht ständig feucht wird. Am besten legt ihr die Windel vorne so weit um, dass der Nabelrest nicht mit eingepackt ist, und badet nach dem ersten Bad euer Baby nicht mehr, bis der Stumpf abgefallen ist. Entsteht um den Nabelring Feuchtigkeit, die manchmal auch unangenehm riecht, wischt ihr die Haut dort mit abgekochtem Wasser sauber (evtl. etwas *Calendula-Essenz* von *Weleda,* ein bis zwei Teelöffel auf ¼ l Wasser, zusetzen) und tupft, pustet oder föhnt sie wieder trocken. Geeignet bei wundem Nabelring ist auch *verdünntes Melaleuka-Öl* (Teebaumöl): ein Tropfen auf einen Teelöffel Mandelöl.[11] Einige Fachleute empfehlen Alkohol zum Reinigen. Ich finde, er verflüchtigt sich zu schnell, um Krusten zu lösen, und reizt die empfindliche Haut unnötig. Manche umwickeln den Rest mit einem sterilen Tupfer oder wenden Puder an. Bei viel und riechender Feuchtigkeit benutze ich *Wecesin-Puder* von *Weleda.*

Wenn der Nabelrest jedoch ziemlich trocken bleibt, kann man ihn ganz in Ruhe lassen. Am besten haltet ihr euch an den Vorschlag eurer Nachsorge-Hebamme, die ja auch jeden Tag auf den Nabel schaut und ihn reinigen kann, wenn ihr euch nicht traut.

Ist der Stumpf dann abgefallen, können im Badewasser alle Spuren, die sich um den Nabel herum auf der Haut angesammelt haben, und evtl. Puderkrümel aufgeweicht und sanft abgewischt werden. Manchmal ist im Nabelgrund noch eine glänzende, rosa Erhebung zu sehen, die aber im Laufe der nächsten Woche abheilen wird. Dauert diese Heilung zu lange, weil die Erhebung noch sehr groß ist, so beschleunigt der schärfere *Silberpuder* (von *Fissan*) oder schmerzloses Ätzen mit dem Höllensteinstift durch den Kinderarzt den Verlauf.

Die endgültige Form des Nabels ist erst zu sehen, wenn der Heilungsprozess vollständig abgeschlossen ist. Auch kleine Nabelbrüche, die den Nabel stärker hervorstehen lassen, schließen sich in den ersten Lebensjahren oft noch von allein und werden nicht mehr gewickelt oder gepflastert.

◯ Das Baby niest immer. Hat es Schnupfen?

Mit dem Niesen reinigen Babys ihre Nase und reagieren auf Reize. Oft fliegt ein Popel dadurch heraus oder weiter nach vorn, so dass man ihn mit dem Zipfel eines Taschentuchs erwischen kann oder ihn mit den Fingern von der Nasenwurzel zum Nasenloch streichend hinausbefördert. Niesen ist noch kein Zeichen für einen Schnupfen.

Es ist aber durchaus möglich (auch für ein gestilltes Kind), dass sich das Neugeborene bei Geschwistern, Eltern und Besuchern mit einem Schnupfen angesteckt hat. Durch eine verstopfte Nase wird das Trinken mühsam und unangenehm, denn das Baby kann nicht wie sonst dabei weiteratmen, sondern muss zum Luftholen immer wieder die Brust loslassen. Das in den Rachen ablaufende Schnupfensekret bewirkt außerdem einen Würgereiz, so dass das Kind häufiger als sonst spucken muss.

Bei einer verstopften Nase schaffen Abhilfe:
- *Muttermilch* als Nasentropfen,
- *physiologische Kochsalzlösung* (NaCl) als Nasentropfen (in Pipettenflasche abgefüllt),
- *Majoranbutter* vor die Nasenlöcher gecremt,
- das homöopathische Mittel *Sambucus nigra* D4 oder D6 von *Weleda* (alle zwei bis drei Stunden zwei Globuli unter die Zunge gelegt),
- in ganz mühsamen Zeiten ein *Nasenball*[12], mit dem man das Nasensekret vorsichtig absaugen kann.

◯ Geht die Beule am Kopf wieder weg?

Durch die Geburt kann der kindliche Kopf lang gezogen oder asymmetrisch aussehen. Die Schädelknochen sind beim Neugeborenen noch wesentlich beweglicher als beim Erwachsenen und schieben sich bei der Geburt sogar oft übereinander oder dachförmig zusammen, um sich dem mütterlichen Becken anzupassen. Sie nehmen dabei keinen Schaden, und die Kopfform normalisiert sich innerhalb weniger Stunden nach der Geburt.

An der Stelle des Kopfes, die auf den Muttermund gedrückt hat, entsteht manchmal ein blauer Fleck und eine weiche Schwellung (Geburtsgeschwulst), die aber in ein bis zwei Tagen zurückgeht. Selten, insbesondere bei einer Geburt mit Saugglocke, kommt es zu einem größeren Bluterguss (Kephalhämatom), der ebenfalls nicht behandelt werden muss und innerhalb einiger Wochen immer kleiner wird.

Manche Eltern wenden gerne *Bachblüten*[13] an und geben ihrem Kind nach der Geburt zwei Tropfen *Rescue* (Notfall-Tropfen) auf die Fontanelle oder auf die entstandenen Schwellungen. Auch ein Neugeborenes, das von den Ereignissen überwältigt ist und nach der Geburt immerfort schreit, beruhigt sich augenblicklich, wenn es Rescue-Tropfen auf die Fontanelle gestrichen bekommt.

Wenn ihr in eurer Nähe einen guten *Cranio-Sacral-Therapeuten* kennt, so kann er oder sie eurem Baby eine sanfte Behandlung geben, wenn es aufgrund einer schweren Geburt viel weinen muss. Die Verschiebungen der Schädelknochen durch die Geburt können manchmal das Wohlbefinden des Kindes länger anhaltend derart beeinträchtigen, dass eine Regulierung an den Schädelknochen wie Wunder wirkt.

○ Mein Kind hat 37,5 °C Temperatur!

Der Temperaturhaushalt des Neugeborenen schwankt sehr leicht durch äußere Einflüsse oder durch seine Trinkmenge. Zwischen 36,5 °C und 37,5 °C liegen die normalen Werte. Bei einem Grenzwert kann nach dem Stillen noch einmal gemessen werden.

○ Das eine Auge tränt immer und ist oft verklebt. Müssen wir zum Arzt?

Einige Kinder entwickeln eine Bindehautentzündung. Dann ist ein Augenlid oder sind sogar beide Augenlider beim Aufwachen ganz verklebt, und das betroffene Auge tränt und schliert. Zuweilen schwellen auch die Augenlider an und sind gerötet. Ursache kann sowohl eine Reizung durch die verabreichten

Augentropfen nach der Geburt sein als auch eine Infektion, die bei jenen Kindern vorkommen kann, die keine Tropfen erhalten haben.

Die Reizung durch Silbernitrat-Tropfen klingt nach einigen Tagen von selbst wieder ab. Eine Infektion lässt sich durch einen Abstrich beim Kinderarzt feststellen und wird dann mit entsprechenden Augentropfen behandelt. Die Rötung der Lider und der umgebenden Haut kann in jedem Fall gemildert werden, wenn die Augen mit einem mit warmem Wasser getränkten Wattepad vom Außenrand zur Nase hin regelmäßig ausgewischt werden. Mit Wattepads, die zum Abschminken gedacht sind, könnt ihr vor dem Auswischen auch eine Kompresse machen, die dann für ein Weilchen auf dem Auge liegt und die Verklebungen aufweicht, so dass diese sich besser lösen. Für die Kompresse und zum Auswischen eignen sich warmes Wasser oder *Tee aus Augentrost* (Euphrasia); beides lindert die Rötung, Kamille reizt eher.

Bis geklärt ist, wodurch die Reizung entstanden ist, könnt ihr auch mehrmals täglich *Muttermilch* oder *Euphrasia-Augensalbe* von *Weleda* in das Auge geben, indem ihr ein paar Tropfen zuvor ausgestrichener Muttermilch bzw. einen kleinen Salbenstrang auf das heruntergezogene untere Augenlid gebt.

Häufig entsteht ein verklebtes Auge, weil der Tränengang nicht durchlässig ist und somit die Tränenflüssigkeit nicht abfließen kann. Eine *kreisende Punktmassage* am Auge nahe der Nasenwurzel löst die Verstopfung, und das Auge ist schnell wieder in Ordnung. Diese Massage lässt sich am besten machen, wenn das Baby satt und zufrieden ist.

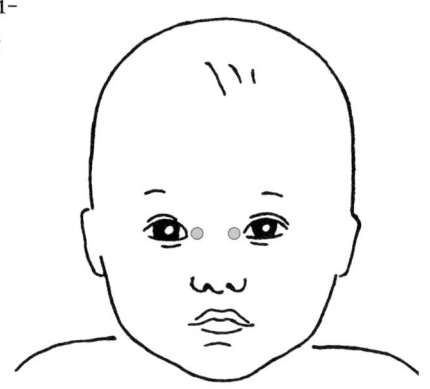

Zum Kinderarzt müsst ihr, wenn sich die Verklebung durch die beschriebene Behandlung nach ein paar Tagen nicht bessert oder wenn die Bindehaut und das Weiße des Auges sehr gerötet sind.

○ Welche Pflegemittel für den Po benötigt man?

Früher wurden Babys bei jedem Wickeln dick mit Creme eingeschmiert, die dann beim nächsten Mal mit Öl entfernt wurde. Man hat aber festgestellt, dass diese Vorsorge gegen Wundsein gar nicht bei allen Kindern nötig ist. Ihr könnt erst einmal beobachten, wie die Haut eures Babys die Windeln verträgt, und es nur mit warmem Wasser ohne Zusätze und einem Waschlappen reinigen und hinterher trockentupfen.

Manche Kinder haben eine sehr empfindlich reagierende Haut, auch wenn die Mutter auf alle sauren und scharfen Speisen, die Wundsein fördern könnten, verzichtet. In diesem Fall ist das Cremen bei jedem Wickeln wichtig. Manchmal hilft aber auch, lediglich eine neue Art von Windeln zu benutzen (Einmalwindeln statt Stoffwindeln oder umgekehrt).

Es ist sinnvoll, immer eine zinkhaltige Wundcreme (z.B. *Lavera* Babycreme Mandel, *Weleda* Calendula-Babycreme, *Demeter* Babycreme »Tautropfen«, *Pasta Zinci mollis* aus der Apotheke)[14] und Öl (z.B. *Weleda* Calendula-Kinderöl, *Demeter* Baby-Öl »Tautropfen«, reines Mandelöl)[14], um diese zu entfernen, vorrätig zu haben, damit man, wenn Rötungen auftreten, diese gleich behandeln kann. Unter der Wärmelampe ein Weilchen ohne Windel an der Luft zu liegen heilt auch schnell einen wunden Po. Sobald die Rötungen verschwunden sind, geht es wieder mit klarem Wasser ohne Creme weiter.

○ **Wie funktioniert das Baden? Und wie oft sollte man ein Baby baden?**

Das erste Bad kann ein besonderes Ereignis werden, an dem viele Eltern die großen Geschwister teilhaben lassen und den Fotoapparat dazuholen. Viel warmes Wasser (37 °C), ein vorgeheizter Raum, eine ausreichend große Babywanne, sichere und langsame Behandlung von warmen Händen, mildes Licht und Ruhe sind Dinge, die euer Kind, weder hungrig noch pappsatt, dabei lieben wird. Die Hebamme bzw. die Kinderschwester im Krankenhaus wird euch einen Griff zeigen, mit dem ihr euer Baby beim Baden sicher halten könnt.

Wenn für das Baby der Zeitpunkt und die Umgebung stimmen, kann es sich im Wasser hingebungsvoll entspannen und

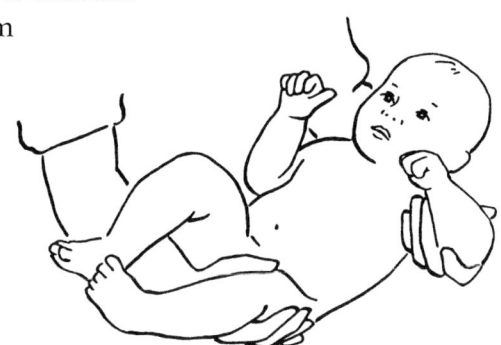

sich an den schwerelosen, geborgenen Zustand im Fruchtwasser erinnern. Mit deiner rechten Hand kannst du immer etwas Wasser schöpfen und über seinen Bauch laufen lassen, der meist ein wenig aus dem Wasser guckt, und auch über das Köpfchen streichen. Ist die Babywanne ausreichend groß, stoßen der Kopf oder die Füße nicht dauernd an und der Körper kann sogar sanft hin und her schwingen.

Ich benutze lieber meine Hände als einen Waschlappen, um das Gesicht, den Nabel und alle Falten zu waschen, weil ich mir den Hautkontakt fürs Kind angenehmer vorstelle und selbst dabei mehr Gefühl habe. Badezusätze, Seife oder Shampoo sind erst einmal unnötig und bei dem heute so häufigen Allergierisiko besser zu meiden. Der Zeitpunkt für den Einsatz von Shampoo hängt später davon ab, wie leicht das Haar fettig wird.

Das Umdrehen des Kindes in die Bauchlage, um seinen Rücken zu waschen, halte ich in den ersten Monaten für überflüssig. Solange euer Baby sein Köpfchen noch nicht so gut halten kann, passiert es einem dabei viel zu leicht, dass das Gesicht untertaucht und alle einen großen Schreck bekommen. An den Rücken kommt man auch in Rückenlage heran. Außerdem: Euer Kind hat ja nicht in der Sandkiste gespielt – das Bad sollte eher ein Vergnügen als ein Großreinemachen sein!

Die Empfehlung für die Häufigkeit des Badens ist der Haut zuliebe auf zweimal pro Woche reduziert worden. Einem unruhigen Kind, das abends oft untröstlich weint, ununterbrochen an die Brust will und keinen Schlaf findet, kann aber ein Bad so gut tun, dass ihr euch entscheidet, es täglich zur Entspannung zu nutzen, weil das Baby hinterher wie ein Murmeltier schläft.

Manch ein Vater badet gern mit seinem Neugeborenen zusammen in der großen Wanne. Dann hält er das Baby auf dem Arm und setzt sich mit ihm langsam ins Wasser. So hat das Kind Halt und Körperkontakt und fühlt sich nicht verloren, was besonders bei schreckhaften Kindern, die die Rückenlage als beängstigend erleben, ein wahres Zaubermittel ist. Die Badetemperatur von 37 °C ist nicht gerade sehr warm für einen Erwachsenen, und es ist herrlich, wenn noch heißes Wasser für deinen Mann nachlaufen kann, nachdem du ihm das Kind mit vorgewärmtem Badetuch abgenommen hast.

Das Herausgehobenwerden aus dem Wasser ist für die meisten Kinder das Unangenehmste beim Baden. Die plötzliche Körperschwere und die Abkühlung auf der nassen Haut lässt sie erschrecken. Da hilft nur Zeitlupentempo beim Herausheben, dann das Baby aber zügig in ein warmes Badetuch hüllen.

Meine Freundin Helen bereitete auf dem Wickeltisch immer ein mehrlagiges Wickelpaket vor: eine Wolldecke, darüber das Badetuch und obenauf eine Stoffwindel. Dann landete das gebadete Baby dort, bekam die Windel zwischen die Beine und Badetuch und Wolldecke fest um sich gehüllt und wurde so erst mal schnell an die Brust gelegt. In diesem warmen Paket verschwindet die Nässe, das Kind wird warm, satt und zufrieden, und danach ist das Trocknen der Hautfalten und das Anziehen unter der Wärmelampe ein entspanntes Pflegevergnügen.

○ **Das Baby atmet manchmal so flach, dass man es kaum sieht, und manchmal röchelt es oder macht Atempausen!**

Neugeborene haben eine vergleichsweise hohe Atemfrequenz: in der Ruhe 40 bis 50 Atemzüge pro Minute – viel schneller als wir Erwachsenen. Wenn sie fest schlafen, ist ihr Atem manchmal so flach, dass viele Eltern ihr Kind schon mal vor Schreck geschüttelt haben oder es einfach berührten, um eine Reaktion zu erhalten.

In den Traumphasen kann man eine Vielfalt von Atemmustern und Geräuschen beobachten: von noch schnellerem Atem, der fast einem Hecheln gleicht, über Stöhnen, Wimmern, Juchzen bis hin zum Schnarchen. Dabei entstehen auch mal Pausen, als wäre etwas Erschreckendes im Traum passiert oder als ob das Baby innehalten wollte, bevor sein Atem dann wieder heftiger zu hören ist.

Mit einem gerade geborenen Kind im Arm, das ihr fasziniert beim Schlafen beobachtet, wird euch diese Lebendigkeit im Schlaf verwundern und euch manchmal sogar beunruhigen. Wenn ihr unsicher seid und in euren Augen das Schlafverhalten eures Babys nicht normal erscheint, so sprecht immer Arzt oder Hebamme an, damit ihr wieder ruhiger werden könnt. Nach ein paar Tagen sind euch das Verhalten und die Geräusche vertraut und ihr könnt entspannt neben eurem Kind schlafen, bis es euch wieder weckt. Manche Kinder schlafen aber derart geräuschvoll, dass sie den Schlaf der Eltern stören und diese dann das Bettchen aus dem Schlafzimmer ausquartieren.

○ **Was macht der Kinderarzt, und warum müssen wir schon am fünften Tag zu ihm?**

Auch für die Kinder gibt es ein Vorsorgeprogramm, das mit der ersten Untersuchung (U1) im Kreißsaal beginnt und im Vorschulalter (U9) endet. Mit diesen Untersuchungen soll die körperliche, motorische und soziale Entwicklung der Kinder begleitet werden, um rechtzeitig Störungen zu erkennen und zu behandeln.

Nach der Geburt wird von der Hebamme oder vom bei der Geburt anwesenden Gynäkologen das Kind einmal gründlich untersucht (U1), denn es hat enorme Umstellungsprozesse von seinem Leben in der Gebärmutter zu seinem Leben an der Luft zu bewältigen. Es werden Reflexe geprüft, die äußerliche Erscheinung und die lebenswichtigen Funktionen. Das Baby bekommt seine erste »Zensur«, den sog. Apgar-score[15], und alle Untersuchungsergebnisse und ggf. nötigen Medikamente werden in ein gelbes Heft (Vorsorgeheft) eingetragen.

Die zweite Untersuchung (U2) nimmt dann der Kinderarzt vor und soll zwischen dem dritten und zehnten Lebenstag stattfinden. Da aber ein Stoffwechseltest, der Guthrie-Test[16], am fünften Tag eine Blutentnahme aus der Ferse des Babys erfordert, legen Kinderärzte die U2 gerne auf diesen Tag. Übernimmt eure Hebamme diese Blutabnahme bei euch zu Hause, so könnt ihr den Besuch beim Kinderarzt bis zum zehnten Tag hinausschieben, um nicht so früh mit dem Kind aus dem Haus zu müssen. Manche Kinderärzte machen für die U2 auch noch Hausbesuche.

Der erste Kinderarztbesuch umfasst ein Gespräch mit euch Eltern über die Geburt und über das bisherige Verhalten und Gedeihen eures Kindes. Das Baby wird gründlich untersucht und muss schon einige seiner Fähigkeiten beweisen, die der Arzt durch bestimmte Handgriffe als Reflexe hervorlockt. Es wird über Impfungen (z.B. die BCG-Impfung gegen Tbc, die nicht mehr generell empfohlen wird) und Prophylaxen (Vitamin K, Vitamin D, Fluor) gesprochen, über die ihr euch besser schon vorher z.B. in der Geburtsvorbereitung, in Gesprächen mit anderen Eltern oder über Bücher informiert.[17]

Fragen nach der ersten Woche

○ Unser Kind sieht aus wie ein Streuselkuchen: lauter dicke Pickel im Gesicht wie in der Pubertät!

Nach etwa zwei bis drei Wochen entwickeln viele Kinder eine »Neugeborenen-Akne« im Gesicht und verlieren ihre anfängliche, engelsgleiche Zartheit. Die zunehmenden Pausbacken und ein Doppelkinn tragen ebenfalls dazu bei, dass sie irdischer wirken. Die Pickel sind mit Talg gefüllt, oft auch entzündlich gerötet und verführen zum Ausdrücken, was aber bei der zarten Haut tunlichst unterlassen werden sollte. Sie verschwinden ganz von allein wieder, hinterlassen erst Unebenheiten, aber nach ein paar Wochen ist die Haut eures Kindes ohne Zutun wieder makellos zart und rosig. Benutzt in dieser Zeit täglich (ob mit oder ohne Pickel) einen feucht-warmen Waschlappen fürs Gesicht, um Milchreste, Tränen und andere organische Stoffe zu entfernen, die auf der Haut zu Reizungen und Rötungen führen und bei Kratzern und Pickeln leicht entzündliche Reaktionen hervorrufen können.

○ **Das Baby tut sich immer so schwer beim Verdauen, schreit auf und krümmt sich. Hat es diese Drei-Monats-Koliken?**

Die Drei-Monats-Koliken, das Schreckgespenst der heutigen Zeit! Wenn es doch dafür die Wunderlösung gäbe!

Meist kurz nach der Nahrungsaufnahme beginnt die Arbeit mit der Verdauung. Da werden die Beinchen angewinkelt, da wird getreten, das Gesicht zusammengezogen, geräuschvoll gedrückt und auch einmal aufgeschrien. In der Windel knattert und gurgelt es. Ein elementarer, geräuschvoller Vorgang! Dazu noch evtl. kräftiges Aufstoßen und auch mal das Öffnen des Überlaufventils mit Spucken von Milch. So sieht das bei vielen Kindern aus und ist ganz normal.

Die Gesten und Bewegungen eines Babys, das sich mit der Verdauung schwer tut, sind ähnlich wie die Gesten bei Hunger, denn beides verursacht unangenehme Gefühle im Bauch. Es ist also immer auch wichtig, diesen Unterschied ggf. mit einer Stillberaterin (vom Bund deutscher Laktationsberaterinnen, der LLL oder AFS, Adressen s. Anhang) oder mit der Hebamme abzuklären, denn bei Hunger lässt sich leicht Abhilfe schaffen, und es wäre ein Unglück, damit ein viertel Jahr zu warten.

Von Drei-Monats-Koliken (s.S. 173 ff.) spricht man, wenn das Kind nach etwa zwei Wochen nach jedem Trinken mit heftigem Bauchweh reagiert, schreit und schreit und nur schwer bis gar nicht zu beruhigen ist. Auch nach der Nahrungsaufnahme wachen diese Kinder heftig weinend nach einem kurzen Schlaf auf. Die Koliken kommen wie Wehen in Abständen immer wieder und stören Schlaf und Entspannung beim Baby und somit auch bei seinen Eltern.

Vom Kinderarzt verschriebene Medikamente wie *Lefax*® (zwei Pumpstöße in etwas Flüssigkeit) oder *sab simplex*® (15 Tropfen in etwas Flüssigkeit) bringen manchmal Erleichterung, und auch die Alternativmedizin mit den pflanzlichen Blähungstropfen *Carminativum-Hetterich* (dreimal täglich fünf Tropfen in etwas Süßholztee) oder dem homöopathischen Mittel *Chamomilla* D6 (zweimal täglich fünf Globuli unter die Zunge), mit *Windsalbe*[18] zur Bauchmassage oder mit *Kümmeltee* (auch von der stillenden Mutter getrunken) kann nur lindern. Gestillten Kindern wird die Flüssigkeit mit einem Löffel gegeben, nicht gestillten mit dem Fläschchen. Manchmal kehrt mehr Ruhe ein, wenn das Stillverhalten geändert wird, entweder zu jeder Mahlzeit nur eine Brust angelegt wird oder ein fester Stillrhythmus das Nach-Bedarf-Stillen ablöst. Viele dieser Kinder werden nur mit heftigsten Schaukel- und Wippbewegungen ruhig oder beim Geräusch des Föhns, des Staubsaugers, der Waschmaschine ... Am liebsten werden sie im »*Fliegergriff*« (s.S. 175) getragen oder liegen bäuchlings auf einer *Wärmflasche* oder dem warmen Körper eines Menschen.

Wenn den Eltern bei sich selbst oder bei ihren Eltern eine Allergie (Neurodermitis, Asthma, Heuschnupfen) bekannt ist, endet oft das Leid eines gestillten Babys, sobald die Mutter entsprechende Nahrungsmittel aus ihrem Speiseplan streicht (s.S. 198 ff.).[19] Manche Mütter sind der Verzweiflung nahe, weil sie schon gar nicht mehr wissen, was sie noch essen dürfen – alles macht kaum einen Unterschied beim Kind. Was auch immer ihr ausprobiert: Ein Zaubermittel, das immer hilft, sind Freunde, die nicht Reißaus nehmen, sondern mit dem Baby, auch wenn es schreit, liebevoll bleiben und es auf lange Spaziergänge entführen, so dass die Eltern es eine Weile nicht mehr hören müssen!

Die Koliken geben sich tatsächlich nach Ablauf von zwölf Wochen oft schlagartig, was auf das Ausreifen der Darmflora zurückgeführt wird.

○ Abends hat das Baby immer seine Schreistunden. Wir sind schon ganz erschöpft und haben alles ausprobiert!

Auch ein zunächst friedliches Kind kann nach ein paar Wochen sein Verhalten ändern. Und die Zeit, in der die meisten Babys ihre Eltern auf die Probe stellen, ist das Ende des Tages, wenn die Kräfte von Mutter und Vater nachlassen. Diese Schreistunden können vielerlei Zusammenhänge haben, und es ist nicht immer leicht, herauszufinden, was dem Kind fehlt.

Es kann sein, dass die Mutter gegen Abend weniger Milch hat und daher das Baby öfter trinken möchte. Es kann sein, dass das Kind die gesammelten

Eindrücke des ganzen Tages nicht mehr verarbeiten kann und sich durch Schreien entlastet[20], bis es die Spannung wieder los ist und erschöpft einschlafen kann. Es kann sein, dass es auf Vorrat trinken will und danach eine längere Nachtpause einlegt. Es kann sein, dass es seine Unruhe durch Nuckeln beheben will, aber gerade gar keinen Hunger hat. Es kann sein, dass es müde ist, aber nicht entspannt genug, um einschlafen zu können. Es kann sein, dass ihm körperlich unwohl ist oder es Schmerzen hat.

Betrachtet man die obigen Möglichkeiten genauer, so lassen sie sich auf Hunger oder Unruhe reduzieren. Ob das Kind Entspannung durch Nuckeln oder durch Sättigung sucht, ist ein großer Unterschied und macht sich an seinem Verhalten an der Brust deutlich. Leichter ist es also, herauszufinden, was ihm bei seinem Unwohlsein hilft, als was die Ursache ist.

Ein Baby, das an der Brust zufrieden wird, hat das, was ihm gut tut, bekommen. Ein Kind, das an der Brust zerrt, sie loslässt, nörgelt, aufschreit, ist sichtbar unzufrieden über die angebotene Lösung, weil entweder zu viel oder zu wenig Milch aus der Brust kommt. Ob man viel Milch hat, hört man am ständigen Schlucken des Babys, bei weniger Milch sieht man etliche Nuckelbewegungen, bis das Kind wieder einmal schluckt. Wenn du unsicher bist, ob viel oder wenig Milch fließt, lass deine Hebamme oder eine Stillberaterin in der Schreiphase des Babys dabei sein, um deine Wahrnehmung zu stärken.

Wenn du weißt, dass im Augenblick die Brust nicht die Lösung ist, geht es darum, einen Weg zu finden, mit den heftigen Äußerungen deines Kindes umzugehen. Manche Menschen können gelassen neben einem schreienden Baby bleiben, nachdem sie alles in ihrer Macht Stehende getan haben, und lassen ihm den Raum, sich zu beschweren und durch das Schreien zur Entspannung zu gelangen. Andere können »das Geschrei« kaum ertragen und werden schnell wütend, wieder andere verzweifeln vor »Mit-leid«. Die letzteren beiden werden natürlich alles versuchen, um wieder Ruhe herzustellen. Dabei übernehmen sie in der Regel die Unruhe des Kindes, indem sie es singend durch die Wohnung tragen, es wippend hin und her schaukeln, auf dem Pezziball hüpfen, tanzen, das Föhngebrumm anstellen oder sogar mit dem Auto um den Block fahren, bis das Baby durch all die Bewegungen und Geräusche endlich in den entspannten Schlaf sinkt und seine erschöpften Eltern ebenfalls.

Welche Haltung die bessere ist, kann man nicht sagen, weil man nur begrenzt fähig ist, nach Rezept zu handeln, wenn einem etwas so nahe geht wie das Leid seines Kindes. Die Botschaft, die euer Baby aus eurem Verhalten erhält, ist meiner Meinung nach prägender als das, was ihr macht. Es lernt euch dabei mit all euren Fähigkeiten und Schwächen kennen und wird einen Weg suchen, damit zu leben, da es euch liebt.

○ Der Windelbereich hat lauter kleine Pickel und Rötungen. Was kann man da machen?

Im Windelbereich kann entweder Wundsein oder Soor auftreten, zwei unterschiedlich zu behandelnde Hautprobleme.

Das *Wundsein* geht einher mit Rötungen der Haut, manchmal auch vereinzelten Pickeln oder Bläschen und kann bis zu Flecken mit wund aussehender Haut führen. Das Kind weint mehr, weil die Haut brennt, wenn die Windel voll ist, und auch das Berühren der wunden Stellen kann unangenehm sein. Besonders gefährdet sind die Poritze zum Rücken hin, der After und Umgebung, die Schamlippen, der untere Bereich des Hodensacks und des Penis, die Penisspitze und die Leistenfalten. Regelmäßige, gründliche Reinigung mit einem feucht-warmen Waschlappen und sanftes Trockentupfen der Stellen, wo Haut auf Haut liegt, beugt vor ebenso wie das Achten auf die Nahrung: Isst die Mutter viel saures Obst oder Scharfes, so ist die Ausscheidung des Kindes aggressiv und belastet seine Haut. Die meisten Frauen können ohne Folgen süße Äpfel, Bananen und reife Birnen essen, nicht aber Weintrauben und Zitrusfrüchte (auch nicht als Saft in der Salatsauce); sie testen vorsichtig mit kleinen Mengen pro Tag nach und nach andere Obstsorten aus.

Ist das Wundsein einmal passiert, wird der gesäuberte Windelbereich abdeckend mit *Zinkpaste* eingecremt (z.B. *Lavera* Babycreme Mandel, *Weleda* Calendula-Babycreme, *Demeter* Babycreme »Tautropfen«, *Pasta Zinci mollis* aus der Apotheke)[21]. Das Reinigen erfolgt mit Öl (z.B. *Weleda* Calendula-Kinderöl, *Demeter* Baby-Öl »Tautropfen«, reines Mandelöl)[21], um die alte Creme sowie Stuhl- und Urinreste zu entfernen. Ein anschließendes *Luftbad*, ein *Sitzbad* mit Eichenrinde (*Tannolact®*)[22] oder zwischendurch eine Behandlung mit einer *Heilsalbe* ohne abdeckenden Zinkanteil (z.B. *Bepanthen®*, *Traumeel®*, *Demeter* Baby-Creme »Tautropfen«) fördern die Heilung.

Ganz feine, rote Pünktchen, die nah beieinander liegen, evtl. mit kleinen Ringen aus abgeschälter Haut umgeben, und sich allmählich vermehren, bis eine gerötete, unebene, begrenzte Fläche entstanden ist, umgeben von einem schuppenden Rand, wo auch alles Cremen nicht hilft, deuten meist auf eine Pilzerkrankung, den *Soor*, hin. Er tritt vermehrt um den After auf, auch am Hodensack und am Penis, aber auch an den Windelrändern am Bein, an den

Oberschenkelinnenseiten und in der Schambeingegend. Das Kind weint nicht beim Reinigen dieser Bereiche, sondern scheint eher das Wischen zu genießen. Wenn das Baby oder die Mutter eine Antibiotika-Therapie nötig hatte, ist eine Pilzerkrankung häufig die Folge. Aber auch aus anscheinend heiterem Himmel kann Soor auftauchen. Im Zweifel reibst du schon bei den ersten Pünktchen die befallenen Hautpartien mit *verdünntem Melaleuka-Öl* (Teebaumöl; ein Tropfen auf einen Teelöffel Mandelöl) ein oder mit *Gentiana Violett Lösung 0,5%*, die dir der Apotheker in der richtigen Verdünnung (0,5%) abfüllt. Wenn aber die Haut eher noch weiter ausschlägt oder einfach nicht besser werden will, ist ein Gang zum Kinderarzt nicht mehr zu vermeiden.

Führt dann die Behandlung entsprechend dem ärztlichen Rat korrekt durch, auch noch lange genug nach Verschwinden der sichtbaren Hautsymptome. Achtet auf Hygiene und wascht alles, was mit dem Windelbereich in Berührung kommt, mindestens mit 60 °C. Sonst plagt man sich ewig mit immer wiederkehrenden Infektionen.

○ Das Baby hat weiße Stippse im Mund. Ist das von der Milch?

Ein weißer Belag auf der Zunge kann nach dem Trinken ganz normal sein. Sind aber weiße Flecken auf den Schleimhäuten im Mund (vor allem sichtbar auf der rosigen Haut der Wangen oder der Unterlippe), die sich nicht abwischen lassen, so hat das Kind Mundsoor und bekommt vom Kinderarzt Medizin (meist ein *Nystatin*®-Präparat) verschrieben, die ihr immer nach der Mahlzeit in den Mund gebt. Wie beim Windelsoor müsst ihr nach dem Abklingen der Symptome noch weiter behandeln. Bei Mundsoor können auch die Brustwarzen der Mutter betroffen sein und müssen dann mitbehandelt werden, damit sich Mutter und Kind nicht immer wieder gegenseitig anstecken.

○ Nach dem Stillen zittert immer das Kinn des Babys, und es verdreht die Augen so komisch. Sind das Krämpfe?

Kinder brauchen sehr viel Kraft beim Stillen und Saugen und strengen vor allem ihre Unterkiefermuskulatur an, um ja nicht die selig machende Brust zu verlieren. Wenn sie dann satt und zufrieden sind, löst sich allmählich die

Spannung, mit der sie die Brust im Mund gehalten haben, und das Saugen wird weniger kräftig. Tust du dann so, als wolltest du deinem Baby die Brust entziehen, wird es noch mal für kurze Zeit vehement weitersaugen. Wenn du einfach abwartest, kannst du an deiner Brust spüren, wie das leichter gewordene Saugen in ein kleines Flattern übergeht, bevor ihm die Brust aus dem Mund rutscht.

Große Erregung oder der Übergang von Spannung zu Entspannung gehen mit unwillkürlichem Zittern einher. Gerade der Unterkiefer zittert manchmal, auch wenn du dein Kind im Arm hältst oder du es auf den Wickeltisch legst, was nicht bedeutet, dass euer Kind friert. Zittern kann ein lustvoller Zustand energetischer Ladung vor der Entspannung sein. Auch die Augen, die unter den halb geschlossenen Lidern nach oben hin wegrollen, sind ein Zeichen von Lust und Seligkeit – so fühlt sich euer Baby direkt nach dem Stillen, bevor es satt und beglückt in den Schlaf sinkt. Stört es in diesem Zustand nicht und wartet mit dem Hochnehmen!

○ Muss das Baby immer ein Mützchen aufhaben? Auch im Zimmer? Und wann können wir mit ihm an die frische Luft?

Da die Fontanelle viel Wärme abgibt, haben viele Babys in den ersten sechs Wochen auch im Zimmer ein feines Baumwoll- oder Seidenmützchen auf. Für Ausflüge braucht es aber Wärmeres, wenn die Außentemperatur niedriger ist als die Zimmertemperatur. Manche Familien jedoch bleiben mit ihren Kindern in den ersten sechs Wochen grundsätzlich weitgehend zu Hause, um sie vor zu vielen Eindrücken zu schützen und das Ankommen in dieser Welt ruhig zu gestalten.

Auch bei dieser Entscheidung werdet ihr eure individuelle Lösung finden, wenn ihr euer Baby beobachtet: Wie gut kann es seine Wärme halten? Friert es leicht? Ist es schon zu Hause durch Besuch oder andere Ereignisse leicht in Unruhe zu versetzen? Ist es durch Geschwister bereits an einiges gewöhnt und schläft in wildem Trubel ohne Schwierigkeiten? Sucht es im Schlaf mit dem Köpfchen eine Begrenzung? Aber auch eure Bedingungen müssen mit bedacht sein: Ein zweites Kind muss meist früher hinaus in die Welt, weil die Mutter größere Geschwister in den Kindergarten bringen muss oder ihr Muttersein noch andere Anforderungen an sie stellt, als sich ganz auf das Baby einzustellen. Auch allein erziehende Mütter haben oft einen knapperen Schonraum.

⭕ **Woran merke ich, ob es dem Baby zu warm oder zu kalt ist?**

Hände und Füße sind bei Neugeborenen oft kalt und reagieren auch nicht auf noch so dickes Einpacken, trotzdem fühlt sich ein Kind damit wohler. Es gibt Hemdchen und Jäckchen aus ganz fein gestrickter Wolle oder Seide, die wunderbar warm halten. Neugeborene sind an 37 °C gewöhnt und müssen sich erst mit unseren Temperaturen anfreunden. Am wärmsten und rosigsten bis in die Fingerspitzen sind Babys nach dem Stillen oder bei engem Körperkontakt, wodurch Mutter/Vater und Kind sich mit Wärme und Energie auftanken. Ist eure Wohnung relativ kühl, so tut dem Baby ein Mützchen und beim Herumtragen eine Wolldecke gut und vor allem eine Wärmelampe über dem Wickelplatz. Es gibt aber auch »Warmblüter«, die in Wolle eher schwitzen und dadurch unruhig werden.

Zu viel Wärme fühlt ihr im Nacken des Babys. Dort soll es nicht feucht und verschwitzt sein. Ist es zu kühl, seht ihr das am besten an der Hautfarbe des Kindes. Ein frierendes Baby ist wächsern bis käsig blass, hat evtl. bläuliche Hände und Füße oder eine fleckige, »marmorierte« Haut. Besonders im Schlaf ist eine wärmende Hülle für alle Kinder wichtig.

⭕ **Ich weiß immer nicht, ob das Schreien nun schon wieder Hunger sein kann oder ob das Baby einfach nur auf den Arm genommen werden will und ich ihm die Brust geradezu aufdränge.**

Ein Baby, das zufrieden (ohne Zerren und Nörgeln) an der Brust saugt und dessen Weinen sich dadurch beruhigt, ist immer am richtigen Platz, solange die Mutter bereit ist, ihm ihre Brust zur Verfügung zu stellen.

⭕ **Das Baby hat raue Stellen an der Haut. Ist das Neurodermitis?**

Ein weiteres Schreckgespenst der heutigen Zeit sind Allergien und vor allem die Neurodermitis. Wer selbst betroffen ist oder schon völlig zerkratzte Kinder gesehen hat, will sein Baby davor möglichst bewahren. Wenn du, dein Partner oder ein nahes Familienmitglied eine Allergie wie Heuschnupfen, Asthma oder Neurodermitis hat, solltest du dich so bald wie möglich über Allergieprävention informieren.[23] Im Laufe meiner Arbeit habe ich einige Eltern erlebt, die über Ernährung oder alternative Therapien großen Erfolg hatten, so dass kaum mehr etwas an der Haut ihrer Kinder zu sehen war.

Leichte Formen oder den Beginn von Neurodermitis habe ich bei voll ge-stillten Kindern schon sehr früh, im Alter von zwei bis drei Wochen beobach-ten können. Alle dafür anfälligen Babys vertrugen keine Wolle, »blühten« bei Hitze mehr, brauchten viel frische Luft und mochten nichts Feuchtes auf der Haut, also auch selten baden. In der Nähe solcher Kinder sollte auf keinen Fall geraucht werden. Bei der Ernährung sind säuerliche Früchte und Kuh-milch die Hauptübeltäter, die auch indirekt über die Muttermilch dem Kind Probleme bereiten können. Wenn die stillende Mutter eine Besserung der Haut des Babys feststellen kann, nachdem sie einige Wochen auf Saures und auf Kuhmilchprodukte in ihrer Ernährung verzichtet hat (s.a. Kap. 5, S. 192 ff.), sollte sie diese Nahrungsmittel weiter meiden (die einzelnen Nahrungs-mittel können im Abstand von fünf Tagen getestet werden, um genauer he-rauszufinden, worauf das Kind reagiert). Wenn das Baby dadurch auch noch weniger Blähungen hat und nach dem Trinken nicht mehr weint, ist eine Kuh-milchunverträglichkeit sehr wahrscheinlich.

Bei einer Kuhmilchunverträglichkeit ist es empfehlenswert, noch über das erste Halbjahr hinaus zu stillen und bezüglich der Ernährung der Mutter während der Stillzeit und des späteren Zufütterns beim Baby eine Ernäh-rungsberatung aufzusuchen, denn es setzt ein umfangreiches Wissen über die Zusammensetzung der Nahrungsmittel voraus, wenn die Vielfalt einge-schränkt werden muss.

Es gibt verschiedene Verbände in Deutschland, die Informationen über Neurodermitis und ihre Behandlungsmethoden weitergeben (Adressen im Anhang).

○ Unser Kind schläft am besten bei uns im Bett. Verwöhnen wir es? Mein Mann hat auch Angst, er könnte sich im Schlaf auf das Baby legen!

Meiner Erfahrung nach sind Kinder im Ehebett eher die Regel als die Ausnahme. (Manchmal schlafen nach einer Weile sogar die Männer in einem anderen Zim-mer und nicht die Kinder.) Ob ihr ein großes Familienbett einrichten oder das Baby in seinem eigenen Bettchen schlafen lassen wollt, ist eine sehr persönliche Entscheidung, in die euch keiner reinreden sollte. Das will mit dem Partner aus-diskutiert und mit dem Kind vielleicht auch ausprobiert sein.

Ich fand das nächtliche Stillen am Anfang sehr viel angenehmer und kräf-tesparender, wenn das Baby direkt neben mir lag und ich morgens oft nicht mehr wusste, wie oft oder wann es die Brust bekommen hatte. Nach einer Weile schlief ich aber besser, wenn das Kind neben mir in seinem eigenen Bett lag. Der Zeitpunkt des späteren Ausquartierens ins Kinderbett oder ins Kinderzimmer hängt vom Schlafverhalten des Babys ab, vom daraus resultierenden Schlaferfolg seiner Eltern und dem Bedürfnis von Mann und Frau, wieder miteinander ungestört zu sein.

Es gibt Erwachsene, die sich im Bett gern an den warmen Körper eines lieben Menschen schmiegen, aber auch jene, die auf getrennte Schlafzimmer schwören. Auch Neugeborene äußern unterschiedliche Bedürfnisse, sind zufrieden im eigenen Bett oder aber nur, wenn sie Mutter oder Vater nah bei sich fühlen. Wir verwöhnen ein Baby nicht, wenn wir seine Bedürfnisse erfüllen, aber wir gewöhnen es an etwas, was wir ihm dann evtl. eines Tages wieder abgewöhnen müssen. Alle Umgewöhnungsprozesse mit meinen Kindern habe ich in ganz besonderer Erinnerung, weil sie meist mit einer schwierigen Reifungsphase eingeleitet wurden und dann eine erleichternd gute Lösung fanden. Je älter die Kinder sind, desto besser können sie auch nachvollziehen, was die Umgewöhnung erfordert, und müssen nicht an etwas Altem festhalten und gegen das Neue protestieren. Eine Lösung für eure ganz pesönliche Schlafsituation, die sich frei machen kann von irgendwelchen Normen, wird euch sicher zufrieden machen!

Selbst im Schlaf haben wir noch Antennen für andere, die bei uns schlafen. (Beobachte mal, wie du im Bett schläfst, wie Raum greifend, wenn du allein im Doppelbett liegst, oder wo du liegst, wenn dein Partner bei dir ist.) Wir werden uns daher auch nicht auf ein schlafendes Baby legen. Die Angst aber, dass es doch passieren könnte, kann tiefen Schlaf verhindern und uns steif und unerholt aufwachen lassen. Wenn der Mann ängstlich ist, die Frau aber nicht, kann das Kind auf ihrer Seite liegen.

Fragen nach vier Wochen

○ Ich trau mich kaum, es zu sagen, aber mir geht es langsam auf den Geist, die Zeit immer allein zu Hause mit dem Baby zu verbringen! Ich brauche wieder mehr Kontakt und neue Eindrücke!

Suche dir eine Gruppe mit anderen Müttern wie z.B. Rückbildungsgruppen, Mutter-Kind-Gruppen, PEKiP-Gruppen[24], Babymassage-Kurse oder nimm Kontakt zu Frauen aus deiner Geburtsvorbereitungsgruppe auf. Experimentiere mit Abpumpen oder Ausstreichen deiner Milch und friere Vorrat ein. Mit Kleinanzeigen für Babysitter oder einem gründlichen Blick, wer dafür im Freundes- oder Verwandtenkreis in Frage käme, bereitest du eine Möglichkeit vor, dir mal Zeiten ohne Kind zu gönnen. Vielleicht ist es wieder nötig, den »Vertrag« (s.S. 213 ff.) zur Rollenverteilung zwischen dir und deinem Mann zu überarbeiten? Vielleicht ist es aber auch nur an der Zeit, einmal deine Unzufriedenheit auszudrücken, Verständnis dafür zu bekommen, zu hören, dass es ein vorübergehender Zustand ist, und weiter in der starken Symbiose mit deinem Baby zu bleiben.

Jede Frau hat ein anderes Tempo mit dem Bedürfnis, mal wieder ohne ihr Kind zu sein. Und jede Mutter hat innere Stimmen, geprägt von Idealen, die sie unter Druck setzen, anders zu sein, als es ihren Bedürfnissen entspricht. Dann plagt sie das schlechte Gewissen und macht sie unzufrieden und handlungsunfähig. Beim Gespräch mit anderen Müttern über diesen Druck und die Ideale könnt ihr euch gegenseitig entlasten, statt zu werten und Konkurrenzkämpfe aufzunehmen, wer die beste Mutter ist und wer die Rabenmutter.

○ Ich hab Angst um unsere Beziehung! Mein Mann geht ganz in seiner Arbeit auf, und ich bin abends, wenn er nach Hause kommt, todmüde, will ihm höchstens noch die wunderbaren, neuesten Entwicklungen unseres Kindes erzählen und hab aber kein Ohr mehr für seine Erlebnisse. Ich verspüre auch überhaupt kein körperliches Begehren mehr und will nur noch meine Ruhe im Bett.

Dies alles ist ganz normal in dieser Zeit und bei vielen, vielen anderen Paaren ganz genauso! Ihr braucht Geduld und Verständnis füreinander, ihr müsst euch immer wieder versichern, dass dies nur eine kurze Phase im Leben mit eurem Kind ist, die sich mit seinem Älterwerden verändert, und dass euer Verhalten, das geprägt ist von Unlust, Gereiztheit und Abgrenzung, nichts mit eurer Liebe zu tun hat, sondern mit Erschöpfung und Krisenbewältigung (s.a. Kap. 6, S. 223 f.)!

○ Mir gehen Unmengen meiner Haare aus. Hoffentlich
   wachsen die wieder nach!

Ja, sie wachsen wieder nach! Der Haarausfall in der Stillzeit ist eines der Phä-
nomene, an denen du deine grundlegende Wandlung und Erneuerung erkennen kannst. Tu dir und deinem Haar Gutes mit sanften Kopfhautmassagen
und mit von innen aufbauenden Substanzen wie *Kieselerde* oder *Aufbaukalk
1* und *2* von *Weleda* (morgens eine Messerspitze Nr. 1, abends eine Messerspitze Nr. 2). Du gibst viel von dir durch das Stillen und brauchst auch Quel-
len der Regeneration für dich. Vertraue darauf, dass alles im Wandel ist.

○ Ich werde langsam darüber sauer, dass ich permanent
   meine Tätigkeiten unterbrechen muss, auch wenn es nur
   das Abwaschen ist. Man schafft überhaupt nichts mehr mit
   diesem ständigen Stillen und Umhertragen!

Ich erinnere noch gut, wie ich einmal (da waren meine Söhne allerdings schon
in der Schule!) wegen einer Unterbrechung durch die Kinder den Besen wütend in die Ecke stellte – als ob Fegen meine Erfüllung wäre! Insgeheim musste ich lachen, weil ich mit Sicherheit wusste, wie viel wichtiger mir der Kontakt mit meinen Söhnen war. Mit zunehmendem Alter der Kinder ist es natürlich eine immer wieder neu zu treffende Entscheidung, ob ich in einer bestimmten Situation mir oder meinem Kind eine vorübergehende Frustration
zumute. Besteht der Alltag auf beiden Seiten oder auch nur auf einer Seite aus
zu vielen Frustrationen, ist dies eine Überforderung im Familiensystem, die
nach Veränderung ruft.

Viele Mütter wollen oft auf allen Gebieten perfekt sein, überfordern sich
leicht mit ihren Ansprüchen und können erst Hilfe annehmen, wenn sie
krank sind (manchmal nicht mal dann!). Das Los von Menschen, die sich der
Begleitung von Kindern hingeben, ist es, ständig mit ihren Grenzen Erfahrungen zu machen. Phantasie ist gefragt, um sich Modelle der Unterstützung
und der Bewältigung oder Organisation von Aufgaben auszudenken, und es
ist eine Herausforderung, neue Ideen zu realisieren. Alleine vor sich hin
strampelnd erschöpft bald den Einfallsreichtum, und es wird nötig, einen
Schritt auf andere Strampelnde zuzugehen.

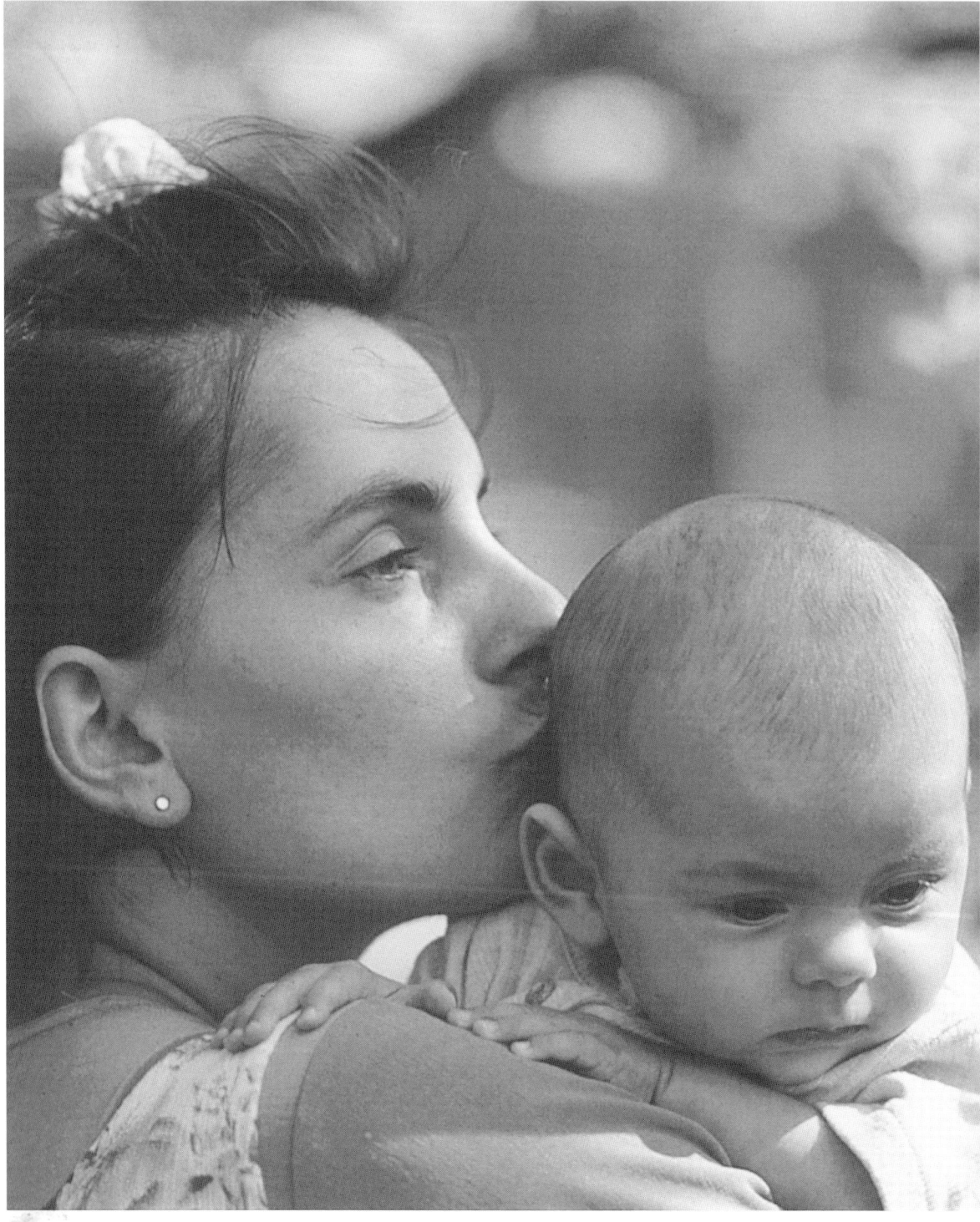

3

Das Geburtserlebnis verarbeiten und integrieren

Die Geburt – Grenzerfahrung in größter Offenheit

Im Augenblick der Befruchtung wird in deinem Körper ein biologischer Vorgang eingeleitet, der mit seiner eigenen Gesetzmäßigkeit abläuft. Ganz allmählich, während der neun Monate der Schwangerschaft, geschieht eine ungeheure Ausdehnung in deinem Körper. Von deiner Gebärmutter aus baut sich eine wachsende Energieladung auf, die sich auf einen besonderen Tag hin entwickelt. An diesem für dich unbekannten Tag musst du dich dann für die Entladung eines Naturereignisses öffnen, weiter als du vorher ahntest. Du wirst ergriffen, musst dich mit Leib und Seele hingeben, ungefragt folgen, bis an deine Grenzen, und ermöglichen, dass sich ein neues Leben aus dir befreit.

Von wilder, animalischer Körperlichkeit bis hin zu wundersam heiligen Schauern vereint die Geburt ein weites Spektrum von Gefühlen, das alle Beteiligten ergreift. Die steigende Spannung, das Weiter-und-immer-weiter-Werden und die Auflösung beim Höhepunkt finden bei dir nicht nur körperlich, sondern auch seelisch statt. Und auch dein Mann, der sein Vaterwerden mit dir gemeinsam erlebt, wird emotional durch den Prozess des Spannungsaufbaus, der Öffnung und Entladung gehen – und kann dabei ganz schön »aus dem Konzept« geraten! Beide werdet ihr aus eurer alltäglichen Begrenztheit herausgehoben und seid für eine Weile jenseits eurer bisherigen Möglichkeiten. Das Erlebnis einer Geburt wird von manchen Menschen als höchste Ekstase empfunden, andere werden dabei von schier unerträglichen Gefühlen überschwemmt.

Ob nun euer erstes oder euer fünftes Kind geboren werden soll, es wird euch immer in ein Reich über eure bisherigen Grenzen hinaustragen. Natürlich ist die erste Geburt ein weitaus verwandelnderes Geschehen als jede folgende, denn danach verfügt ihr bereits über Erfahrungen als Eltern, die in eine nächste Geburt mit einfließen. Jedoch lässt sich die Natur auch hier keine Regeln auferlegen. Ob nun die Geburt die Erfüllung eurer tiefsten Wünsche wird oder eine schwierig zu meisternde Herausforderung, ihr werdet in einem Zustand der für euch in diesem Moment größtmöglichen Weite und Offenheit das Kind begrüßen. Mit dieser Sensibilität und aus euren vertrauten Bahnen geworfen beginnt ihr eure Reise durch die Wochenbettzeit.

Die ersten Tage

Geburtserlebnisse beschreiben

Die erlebten Gefühle sind aufwühlend und drängen nach Mitteilung, und ihr werdet wieder und wieder miteinander über die Geburt sprechen wollen oder sie vor dem inneren Auge ablaufen lassen. Nach wiederholten telefonischen Berichten an die Verwandtschaft und die besten Freunde wird die Geschichte immer sachlicher. Die Intensität der Gefühle lässt sich nicht festhalten und auch schwer vermitteln. Versucht deshalb bald, das innere Erleben und nicht nur die beeindruckenden Fakten noch einmal einzufangen, und schreibt für euch selbst oder an euer Kind gerichtet einen lebendigen Erfahrungsbericht. Selbst Stichworte sind später stark genug, das Geschehene wieder in euch wachzurufen!

Beschreibt auch, wie ihr euren Partner/eure Partnerin erlebt habt beim Elternwerden. Mit der Achtung und Liebe, die ihr während der Geburt füreinander gespürt habt, könnt ihr die vielen Veränderungen, die euch jetzt erwarten, leichter annehmen. Vielleicht habt ihr auch gestaunt über eine bestimmte Qualität des anderen, die ihr so noch gar nicht kanntet, und habt dadurch ein viel tieferes Verständnis füreinander entwickelt.

Oder du bemerkst beim Schreiben, dass du bei der intensiven Wehenarbeit so mit dir selbst beschäftigt warst und nur den Kontakt zu Frauen, deiner Freundin vielleicht und der Hebamme, gesucht hast, dass du gar nicht weißt, wie es deinem Mann gegangen ist. Ob er müde wurde, weil er eifersüchtig war, sich völlig überfordert oder überflüssig fühlte? Er kann so weit ins Abseits geraten sein, dass du enttäuscht von ihm bist und seine Nähe vermisst.

Nehmt euch Zeit, miteinander zu sprechen oder Geschriebenes auszutauschen. Enttäuschungen sind Liebeserklärungen und keine Vorwürfe. Und Wünsche an den anderen sind keine Forderungen, sondern Sehnsüchte. Rückzug kann Ausdruck unterschiedlichster Gefühle sein und entspricht nicht unbedingt einer Ablehnung. Nutzt die Erfahrung der Geburt, die Erweiterung eurer Grenzen, füreinander und geht aufeinander zu. Diese Ausnahmezeit ist flüchtig, und ihr werdet euch, eh ihr euch verseht, in euren unterschiedlichen Aufgaben wieder finden und jeder davon ganz absorbiert sein.

Empfindsamkeit bei Mann und Frau

Die Empfindsamkeit bleibt unterschiedlich lange bestehen, meist aber bei Frauen verständlicherweise länger als bei Männern. Das Stillen und Versorgen eines Neugeborenen erfordert viel Sanftheit und großes Einfühlungsvermögen von der Frau. Der Mann hingegen rückt bald etwas weiter ab, so als müsste er – ähnlich wie im Tierreich – die Sinne wieder schärfen und nach außen richten, um seine Familie vor Bedrohungen zu schützen. Zum Glück kann er als Mensch, wenn er will, immer wieder zurück in die liebevolle Atmosphäre bei Frau und Kind tauchen und darin baden, nachdem er draußen nach dem Rechten gesehen hat. Dabei ist es eine Kunst, zwischen dem Öffnen für Frau und Kind und dem Festerwerden für die Welt draußen hin und her zu wechseln und nicht so schnell wieder in die Begrenztheit des Alltags zurückzufallen. Leicht geht dabei auch die Verbindung zu Frau und Kind verloren, so dass der Mann sich ausgeschlossen fühlt. Mit seinem Baby auf dem Arm oder indem er sich Zeit lässt, dir und dem Neugeborenen zuzuschauen, kann er am leichtesten wieder schmelzen und dazugehören.

Die Vorbereitung aufs Stillen

Da die Brüste mit die sensibelsten und verletzlichsten Körperteile einer jungen Mutter sind und nach der Geburt eine große Veränderung mit ihnen geschieht, schlagen sich dort Anspannungen, verletzte Gefühle und Unausgesprochenes nieder. Deshalb ist es so wichtig, das Geburtserlebnis durchzusprechen, bis es ruhen kann. Deine Brüste bereiten sich darauf vor, ganz aus Fließen, Geben und Liebe zu bestehen. Das verlangt von dir, all dein Glück und all deinen Kummer in die Welt hinaus zu schicken, statt sie in dir zu verschließen. Die Weichheit und Fülle deines Gemüts drückt sich in deinen Brüsten aus, Enge und Enttäuschung jedoch ebenso.

○ Ein paar Worte an den Mann

Für die ersten Erfahrungen mit dem Stillen braucht deine Frau ganz viel mütterliche Unterstützung. Alle Fürsorge, die sie eurem Kind geben möchte, braucht sie auch für sich von einer liebevollen Person. Wenn sie zusätzlich die standhafte Bewunderung ihres Mannes erfährt, wird die Milch reichlich fließen. Kannst du ihr zu spüren geben, dass du glücklich darüber bist, dass sie die Mutter deines Kindes ist, gibst du ihr eine gute Basis für den Umgang mit eurem Baby.

Wenn du innerlich auf dem Rückzug bist, dir bestimmte Erfahrungen bei der Geburt noch zu schaffen machen und du deine Frau aber damit nicht belasten willst, so musst du für dich sorgen, indem du dich einmal *richtig* zurückziehst, während deine Frau in guten Händen ist. Sprich mit einem Freund, fluche, benutze dein Auto zum Schreien, wo dich niemand hört, verausgabe dich in einem Dauerlauf oder bei einer anderen Sportart, bis du ins Schwitzen und Schnaufen gekommen bist und dich wieder freier fühlst. So steht dir deine Kraft wieder zur Verfügung.

Das Geben deiner Frau beim Stillen und das Versorgen eures Kindes rund um die Uhr nach der großen Verausgabung bei der Geburt macht sie abhängig von einer Kraftquelle, die du ihr sein kannst – durch Achtung und Bewunderung ihrer mütterlichen Aufgaben. Forderungen und Erwartungen an sie erhöhen ihren inneren Druck und stören ihre Weichheit. Je mehr du sie lassen kannst, desto mehr kann sie fließen. Das bedeutet für dich, dass du für deine Kraft sorgen musst, um sie zur Verfügung stellen zu können.

Enttäuschte Erwartungen

Heute gibt es viel gedanklichen Überbau und weit reichende Informationen zum Gebären, wodurch du dich orientieren und Sicherheit gewinnen kannst. Dabei besteht jedoch die Gefahr, dass du positive Bilder überhöhst und andere Möglichkeiten weit von dir weist. Schlichtheit und Vertrauen geraten in Vergessenheit. Nach dem Entstehen einer Wunschvorstellung gehört unbedingt der Satz: »Was immer geschehe!« dazu, um offen zu bleiben und sich dem Geschehen hingeben zu können.

Wir erfahren weniger Enttäuschungen, wenn wir nicht an Vorstellungen haften. Andererseits heißt es, dass wir mit unseren Gedanken und unserer inneren Haltung unsere Wirklichkeit erschaffen können. Eine schwierige Aufgabe, beides zu vereinen in der Vorbereitung auf eine Geburt!

»Ich wollte mein Kind zu Hause und ganz ohne Schmerzmittel bekommen. Nach vielen mühsamen Stunden mussten wir dann doch in die Klinik umziehen, und ich bekam dort eine Spritze in den Rücken. Das war das Allerletzte, was ich je hatte haben wollen! Warum ging denn bloß der Muttermund

vorher nicht auf?« – »Bei den Erzählungen anderer Mütter blendete ich die
Mühsal immer als deren persönliches Problem aus. Ich wusste, ich würde
leicht und schnell mein Kind hinausschieben! Ich bin ehrlich geschockt, wie
falsch ich mich eingeschätzt habe!« – »Mir hatte jeder gesagt, dass das zweite
Kind viel leichter käme als das erste. Jetzt liege ich hier mit einem Kaiserschnitt!« – »Meine Frau hatte mir mit ihrer Zuversicht und ihrer unkompli-
zierten Schwangerschaft das Gefühl vermittelt, Kinderkriegen sei ein Kinder-
spiel! Nach der Geburt hielt sie das Kind im Arm und strahlte so, als wäre
nichts gewesen. Aber mir saß noch der Schreck in den Gliedern über ihre un-
glaublich lauten Töne und die Gewalt dieses Naturereignisses!«

Durch eine Dogmatisierung wird das vollständige Bild der Möglichkeiten
begrenzt und eine zu hohe (oder erschreckende) Erwartung genährt:

- Einer Geburt werden Schlagworte beigefügt: sanft, programmiert, natürlich, schmerzhaft, aktiv, aufrecht, klinisch, schmerzlos, riskant.
- Der Geburtsort wird zum Dogma: im Geburtshaus, zu Hause, in der Klinik, ambulant.
- Es gibt Programme wie Wassergeburt, Hockergeburt.
- Eine Geburt soll sein: ein sexueller Höhepunkt, eine spirituelle Erfahrung, einer der gefährlichsten Momente im Leben eines Menschen.
- Eine Geburt soll für eine Frau zur größten Erfüllung im Leben werden
  und dem Mann Ehrfurcht vor dem Leben und Respekt für seine Frau ermöglichen.

Wir müssen heute darauf achten, dass eine positive Entwicklung in der
Geburtshilfe sich nicht ins Gegenteil verkehrt. Seit etwa Mitte der
70er-Jahre findet eine wunderbare Veränderung statt, die Geburt aus den
Griffen der Autorität der medizinischen Wissenschaft wieder in die Hände
der Frauen zurückzuholen und somit die geburtshilflichen Erkenntnisse in
den Dienst der Natur, nicht über sie zu stellen. Den Frauen wird zunehmend mehr Zutrauen in ihre Wahrnehmung und Kraft ermöglicht und den
Kindern ein respektvoller Lebensanfang.

Mit ihren Büchern haben Sheila Kitzinger und Janet Balaskas aus England, Gerlinde Wilberg und Hannah Lothrop aus Deutschland, Frédérick Leboyer und Michel Odent aus Frankreich[1] und noch viele andere ihren Er-
kenntnissen aus ihrer Arbeit zu weiter Verbreitung verholfen. Viele Kreißsäle
haben sich verändert und – noch viel wichtiger! – die innere Haltung vieler
Hebammen und Ärzte. Die wissenschaftliche Forschung entwickelt sich

gleichzeitig weiter und die Möglichkeiten der Überwachung und der medizinischen Eingriffe ebenfalls. Auf beiden Seiten gibt es extreme Verfechter, und dabei schlägt oftmals das Pendel zwischen medizinischer Sicherheit und Würde des Menschen in beide Richtungen heftig aus. Von diesem Kampf zwischen »Gut und Böse« werden die Schwangeren richtiggehend angesteckt. Enttäuschte Erwartungen können sich dann wie ein Schatten über den Beginn der Wochenbettzeit hängen oder aber sich schnell in ein Gefühl von Demut wandeln.

Die ersten Wochen

Ein positives Geburtserlebnis schwingt nach

So viel Neues, so wenig Schlaf, so große Verantwortung – da rückt das Geburtserlebnis langsam in den Hintergrund, bildet aber eine grundlegende Schwingung beim Hineinwachsen in die Familiensituation.

Eine als glücklich erlebte Geburt trägt lange, und ihr könnt stolz und selbstbewusst eure neuen Rollen annehmen. Glücklich sind meist Frauen, die Kraft und Vertrauen in ihren Körper und ihre Wahrnehmung erlebt haben, die menschlich einfühlsam begleitet wurden und die Entwicklungen während der Geburt nachvollziehen konnten. Oft ist auch das Glück über das Kind so unbeschreiblich groß, dass alles Erleben während der Geburt wie im Nebel versinkt und unbedeutsam wird.

Glücklich ist ein Mann nach dem großen Erlebnis, wenn seine Frau ihn spüren lässt, wie wichtig seine Anwesenheit für sie war und wie verbunden sie sich durch das Kind mit ihm fühlt. Auch eine Atmosphäre, in der er von Hebammen und Ärzten wahrgenommen und mit einbezogen wurde und nicht mit seinen Ängsten und Gefühlen allein war, stärkt ihn in seiner neuen Rolle.

Erschütternde Erlebnisse

Manche Eltern sind tief erschüttert, wie gnadenlos der Geburtsprozess über alle »angezogenen Handbremsen« und Fluchttendenzen hinweggerollt ist. Am Ende lag plötzlich das Kind auf dem Bauch der Frau und war so präsent mit seinen Bedürfnissen, dass sie gleich »auf den nächsten Zug springen« musste. Ohne noch einmal zurückzublicken oder innezuhalten, ging es weiter vorwärts. Die Freude am Kind, die alles fordernde Umstellung und die Zeit heilen zwar die oberflächlichen Wunden und helfen, über die Erschütterung hinwegzukommen, aber die tieferen Wunden melden sich sicher wieder, wenn der Zeitpunkt gekommen ist, sie zu verkraften.

Wenn du von der Geburt völlig überwältigt bist, dann nimm *Rescue*-Tropfen (Notfall-Tropfen aus der Bach-Blütentherapie), viermal vier Tropfen täglich, ein bis zwei Wochen lang.

Das Gefühl, als Frau versagt zu haben, als Resultat einer schwierigen Geburt, ist ebenfalls eine schwerwiegende Erschütterung. Dieses Gefühl kann sich beim Stillen fortsetzen, wenn auch da Hürden zu überwinden sind.

Was für ein mächtiges Urteil, nachdem ein Menschenleben in deinem Körper herangewachsen ist, für das du jetzt ein Leben lang verantwortlich bist! Versagt zu haben macht dich klein. Du hast den Anforderungen nicht genügt? Du hast dein Ziel nicht erreicht? Du kannst aber nur Ziele erreichen, die in deiner Macht stehen! Versage dir lieber zu hohe Ziele, als dich selbst zur Versagerin zu machen. Sei nur da für dein Kind, mehr brauchst du nicht zu leisten. Da ist deine Kraft, deine Macht. Mütter werden für so vieles, was auf der Welt passiert, verantwortlich gemacht. Wenn wir diese Verantwortung auf uns nehmen, erkennen wir auch unsere Macht an und können die Stärke entwickeln, unser Bestes zu geben. Dabei werden wir aber auch immer wieder unsere Grenzen erleben und können daran wachsen.

Wir Menschen sind gar nicht so mächtig, dass wir solch schicksalhafte Ereignisse wie die Geburt eines Kindes mit unserem Willen, Wissen oder Können in der Hand hätten. So viele Kräfte wirken darauf ein, so viele Personen sind daran beteiligt, so viele Umstände sind maßgeblich! Da nach einer Schuld, einem Versagen oder einem Grund zu suchen für das, was geschehen ist, wird nie ein vollständiges und befriedigendes Bild ergeben.

Wenn wir die Ursache für ein Leid nicht finden können, so müssen wir unsere Suche in eine andere Richtung wenden. Bei der Frage: »Was hilft?« können wir erfolgreich sein und Mittel und Wege finden, mit dem Leid umzugehen und es dadurch zu lindern. Dabei werden wir tatkräftig und sind nicht hilflos. Im Umgang mit eurem Kind wird es noch viele Situationen geben, in denen ihr euch bei der lähmenden Suche nach dem »Warum?« ertappt. – »Warum weint es nur? Sind es die Zähnchen, hat es Blähungen oder Hunger, ist es müde, war ihm etwas zu anstrengend?« – Mit gewechselter Blickrichtung auf das »Was hilft?« beginnt ihr umgehend, alles auszuprobieren, was helfen kann.

Seelische Verarbeitung

Hat die Frau Enttäuschungen, Missachtung und Verletzungen erlebt, so bahnen diese sich ihren Weg nach draußen in einer Tränenflut, z.B. wenn durch den veränderten Hormonspiegel und die zunehmende Erschöpfung um den dritten Tag die Stabilität verloren geht.[2] Beim Besuch der Nachsorge-Hebamme könnt ihr noch einmal alle Einzelheiten der Geburt durchgehen. Mit ihrer Hilfe werdet ihr unerklärliche Vorgehensweisen oder Eingriffe besser verstehen oder du kannst der ohnmächtigen Wut Ausdruck verleihen, wenn dir ein Unrecht widerfahren ist oder du dich allein gelassen und ohne angemessene Unterstützung gefühlt hast. Menschliche Unachtsamkeit oder Launen anderer als Gebärende erleben zu müssen ist oftmals schwerwiegender als medizinische Eingriffe. Hinter deinen Tränen ist der Zorn darüber unsagbar groß! Indem du deinem Zorn Ausdruck verleihst, stärkt er dich beim Integrieren des Erlebten und hat die Kraft, dass du den Stolz über deine Leistung als Frau wieder gewinnst!

Nimm *Rescue*-Tropfen (Notfall-Tropfen aus der Bach-Blütentherapie), viermal vier Tropfen täglich, und, wenn du viel weinen musst, auch öfter, bis du dich besser fühlst.

Körperliche Spuren und aufbauende Mittel

Ein wundes Gefühl am Damm oder eine Kaiserschnittnaht[3] können z.B. körperliche Spuren sein, die das Geburtserlebnis hinterlassen hat. Die Beschäftigung mit der Heilung auf dieser Ebene geht Hand in Hand mit der gefühlsmäßigen Heilung. Gerade nach einer schwer zu verdauenden Erfahrung ist die Rückeroberung der Beziehung zu deinen weiblichen Organen ein Prozess von großer Bedeutung für dein weiteres Leben als Frau. So kurz nach der Geburt kannst du dir ein innerliches Schutzschild um deinen Unterleib vorstellen, das jegliche Berührung verbietet, aber sperr dich dabei nicht selber aus!

Denn wenn du endgültige innerliche Beschlüsse fasst (»Nie wieder!«), verwehrst du dir ein großes Stück Erfüllung im Leben. Die Entscheidung, nie wieder ein Kind zu bekommen, kann den Nebeneffekt haben, dass du dich in deiner Weiblichkeit und Sexualität verschließt. Falls du ein »Nie wieder!« in dir spürst, lass dir einfach noch Zeit zum Heilen innerhalb deines eigenen, vorübergehend von dir aufgebauten Schonraumes. Teile deinem Partner mit, was du beschließt und wie du dich fühlst.

Wie viele Kinder du haben möchtest ist im Augenblick nicht entscheidend. Bist du noch sehr schlapp und blass und hast evtl. viel Blut verloren, so muss dein Körper sich erst einmal regenerieren und darüber hinaus durch die Milchbildung auch noch dein Baby ernähren. Gib ihm Nachhilfe mit *Senecion*®-Tropfen (von *Klein*; Kräuter in alkoholischer Lösung, dreimal täglich zehn bis 20 Tropfen in etwas Flüssigkeit) oder dem homöopathischen Mittel *Aqua maris comp.* (dreimal täglich 15 Tropfen in Wasser), lass dir eine Kraftbrühe kochen (Rezept s.S. 193 f.), nimm *Kräuterblutsaft* oder *Rotbäckchen-Saft* aus dem Reformhaus, trink *Ingwertee* mit Milch und Honig.

Ingwertee:
Schäle ein Stückchen Ingwerwurzel (ca. 30 g Ingwer auf eine Tasse Wasser), und schneide sie in Scheiben. Koche sie 20 Minuten lang im Wasser, ergänze Milch und Honig nach deinem Geschmack. Gieße das Ganze durch ein Sieb und trinke den Tee heiß.

Bei niedrigem Blutdruck, wenn dir beim Aufstehen leicht schwarz vor Augen wird, kannst du *Korodin*® (pflanzliche Herz-Kreislauf-Tropfen; dreimal täglich zehn Tropfen auf ein Stück Zucker) in der Apotheke bekommen. Und ein täglicher Mittagsschlaf ist Verordnung deiner Hebamme!

Nach sechs Wochen und später

Blick zurück

Das Leben in eurer neuen Familie hat sich eingespielt, du bist sicherer geworden in der Versorgung des Kindes, dein Körper hat sich erholt, und du fühlst
dich wieder kräftiger. Welche Gefühle hast du, wenn du zurückdenkst?

»Manchmal gucke ich Mara auf dem Arm meines Mannes an und bin gerührt über unser Glück. Dann schwappt die Erinnerung an unseren wunder-
vollen Start im Geburtshaus wieder hoch und ich bin voller Dankbarkeit und
Liebe!« – »Seitdem ich den Sturm der Geburt durchlebt habe, geh ich mit einem ganz anderen Selbstbewusstsein durch die Welt. So leicht wird mich
nichts umpusten!« – »Meine Dammnaht spüre ich immer noch als Erinnerung an die schöne Geburt von Sven. Beides braucht wohl noch etwas Aufmerksamkeit.« – »Guck mal, wie gut meine Kaiserschnittnaht verheilt ist. Ich
bin aber auch so froh, diesen gesunden kleinen Kerl im Arm zu halten!«

»Immer wenn ich an die Geburt denke, kommen mir wieder die Tränen.
Ich kann einfach nicht verwinden, was mit mir geschehen ist!« – »Manchmal
möchte ich mit meinem Mann schmusen, aber sobald er in mir sein möchte,
zieht sich bei mir vor Angst alles zusammen!« – »Ich habe seit dem Kaiserschnitt das Gefühl, aus zwei unzusammenhängenden Teilen zu bestehen.
Mein Bauch ist taub[4], und ich mag keine Berührung.« – »Ich habe immer noch
nicht verstanden, weshalb ich auf einmal eine Vollnarkose bekam, und grüble
und forsche an diesem ›Filmriss‹.« – »Mit meiner riesigen Angst und den heftigen Wehen so allein gelassen worden zu sein lässt mich nicht wieder los. Ich
muss immer nur weinen und weinen!«

Wenn du noch unglücklich bist oder mit deinem Schicksal haderst, dann
such dir eine Möglichkeit, daran zu arbeiten. Sprich noch einmal, auch wenn
du dich zum x-ten Mal wiederholst, mit deiner Nachsorge-Hebamme. Gib
ihr ggf. eine Vollmacht, im Krankenhaus deine Akte einzusehen, damit sie
dir erklären kann, was du nicht verstehst. Oder sprich mit deinem Gynäkologen. Frag noch einmal deinen Mann oder die Freundin, die evtl. bei der
Geburt bei dir war, ob sich deine Erinnerungen mit ihren decken. Und wenn
das »Warum?« nicht zu einer Lösung führen kann, dann suche nach »Was
hilft?«.

Es gibt viele Angebote – (und wenn nicht gleich um die Ecke, so doch mit Sicherheit in der nächsten größeren Stadt) – an Energie- und Körperarbeit: von einer guten Massage über einige Sitzungen mit Polarity, Shiatsu, Reiki, Qi-Gong u.v.m. bis hin zu einer länger dauernden Therapie. Bachblüten, Akupunktur oder Homöopathie können die Verarbeitung der Geburt ebenfalls unterstützen. Such dir aus den Möglichkeiten das dir gemäße. Für manche kann das Mittel auch Ablenkung sein: Sport, eine Reise, neue, wohltuende Eindrücke, die dich wieder auf andere Gedanken bringen und aufbauen. Möglicherweise musst du aber auch einen Brief an jene Menschen schreiben, die dir Unrecht zugefügt haben oder dir gegenüber unachtsam waren, und deinen Zorn an ihre Adresse wenden. Ob du deinen Brief abschickst, bleibt dir überlassen.

Qi-Gong – »Der kleine Kreislauf«

Ohne großen Aufwand kannst du eine wunderbare Übung aus dem Qi-Gong[5] machen: »Der kleine Kreislauf«. Damit bringst du deine Energie zum Fließen und verteilst sie im ganzen Körper, wo sie heilend wirksam werden kann. Stauungen lösen sich, Leere füllt sich, und du sammelst neue Kräfte. (Diese innere Reise darfst du allerdings erst machen, wenn du aufgehört hast zu bluten!) Übe täglich etwa 20 Minuten lang während der Mittagszeit.

○ »Der kleine Kreislauf«

Du »malst« in der Vorstellung eine Kreisbahn (»kleiner Kreislauf«) innerhalb deines Körpers direkt unter der Haut, die an deiner Vorderseite abwärts verläuft und am Rücken wieder nach oben. Auf dieser Kreisbahn lenkst du deine Aufmerksamkeit wie mit einem hellen Licht entlang und verbindest neun Körperregionen oder »Punkte«, auf denen du verweilst und dich in deine Empfindungen hinein entspannst. Spüre auch, wo du auf deiner Kreisbahn schwer vorwärts kommst oder mühelos entlanggleitest und wie sich das Licht deiner Aufmerksamkeit verändert. Wenn du dabei abschweifst oder unterbrochen wirst, führe dich liebevoll zu deinem Kreis zurück. Falls du deine Meditation abbrechen musst, sammelst du dich noch einmal im »unteren Dantian«, bevor du aufstehst.

Setze dich bequem und aufrecht auf einen Stuhl und schließe die Augen. Entspanne die Stirn zwischen deinen Augenbrauen, lausche in dich hinein und lass ein Lächeln sich in deinem Körper ausbreiten. Schicke das Licht deiner Aufmerksamkeit nun zum »unteren Dantian«, sammle dort deine Energie und sende sie entlang des »kleinen Kreislaufs« um deinen Körper. Sei langsam, finde dein Tempo. Mache die Übung mindestens dreimal hintereinander.

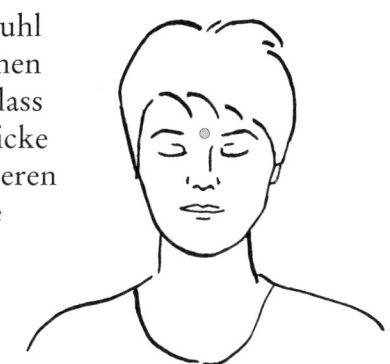

Verbinde dabei folgende Punkte:

1. *»unteres Dantian«*   Bereich zwischen Nabel und Schambein, dem Schambein etwas näher

2. *Damm*   der Mittelpunkt auf dem Damm

3. *Steißbein*   Punkt unter der äußersten Steißbeinspitze, »Wachstum und Stärke«

4. *»Tor des Lebens«*   Bereich der Lendenwirbelsäule gegenüber dem Nabel

5. *»Großer Wirbelpunkt«*   kurz unter dem hervorstehendsten Halswirbel, vor dem ersten Brustwirbel

6. *»Jadekissen«*   Fläche am unteren Rand des Hinterhauptes

7. *»Himmelstor«*   Scheitelpunkt auf der Mitte des Kopfes in der Linie der Ohren

8. *»oberes Dantian«*   Drittes Auge, Nasenwurzel zwischen den Augenbrauen

9. *»mittleres Dantian«*   Brustbeinmitte, Herzhöhe

10. *»unteres Dantian«*

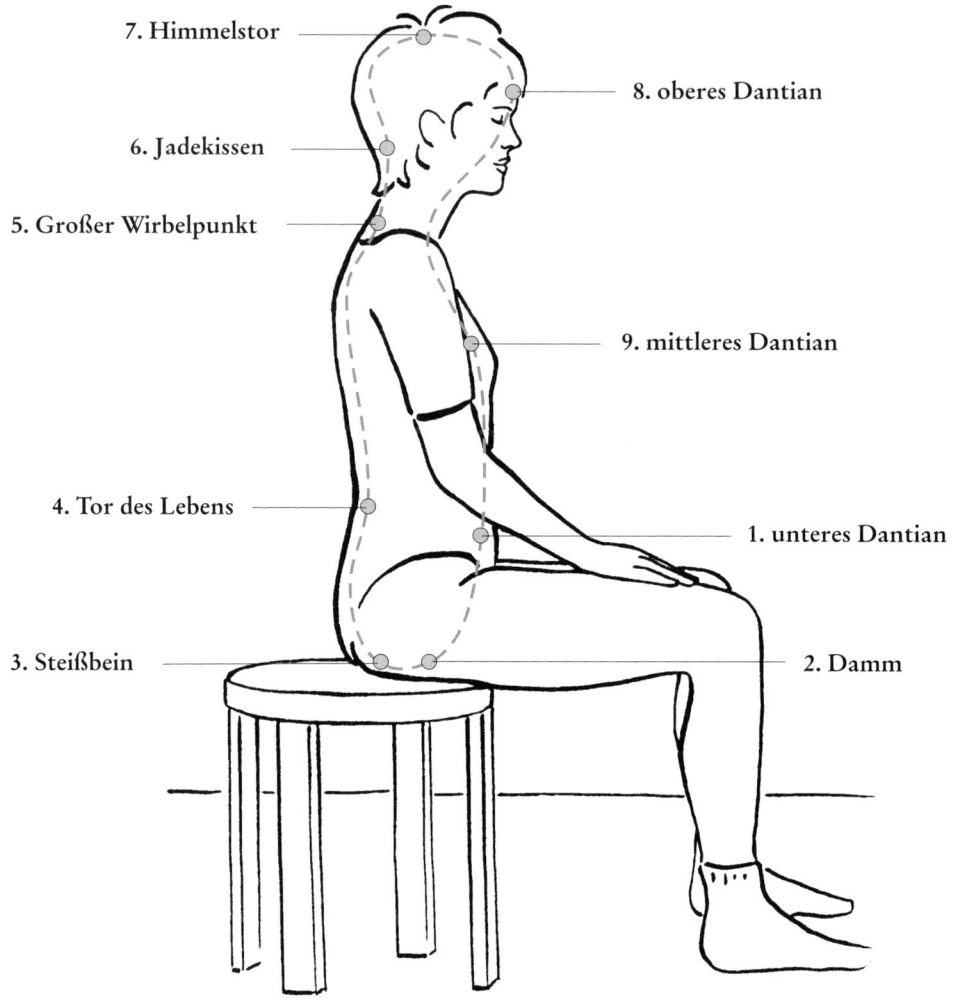

7. Himmelstor

8. oberes Dantian

6. Jadekissen

5. Großer Wirbelpunkt

9. mittleres Dantian

4. Tor des Lebens

1. unteres Dantian

3. Steißbein

2. Damm

Nachdem du diese Punkte in der vorgegebenen Reihenfolge dreimal verbunden hast, verweilst du im unteren Dantian und sammelst die Energie (das Qi). Reibe nun langsam und aufmerksam deine Handflächen und mit beiden Händen dann dein Gesicht – beim Einatmen nach oben, beim Ausatmen nach unten. Massiere anschließend mit den Fingerkuppen

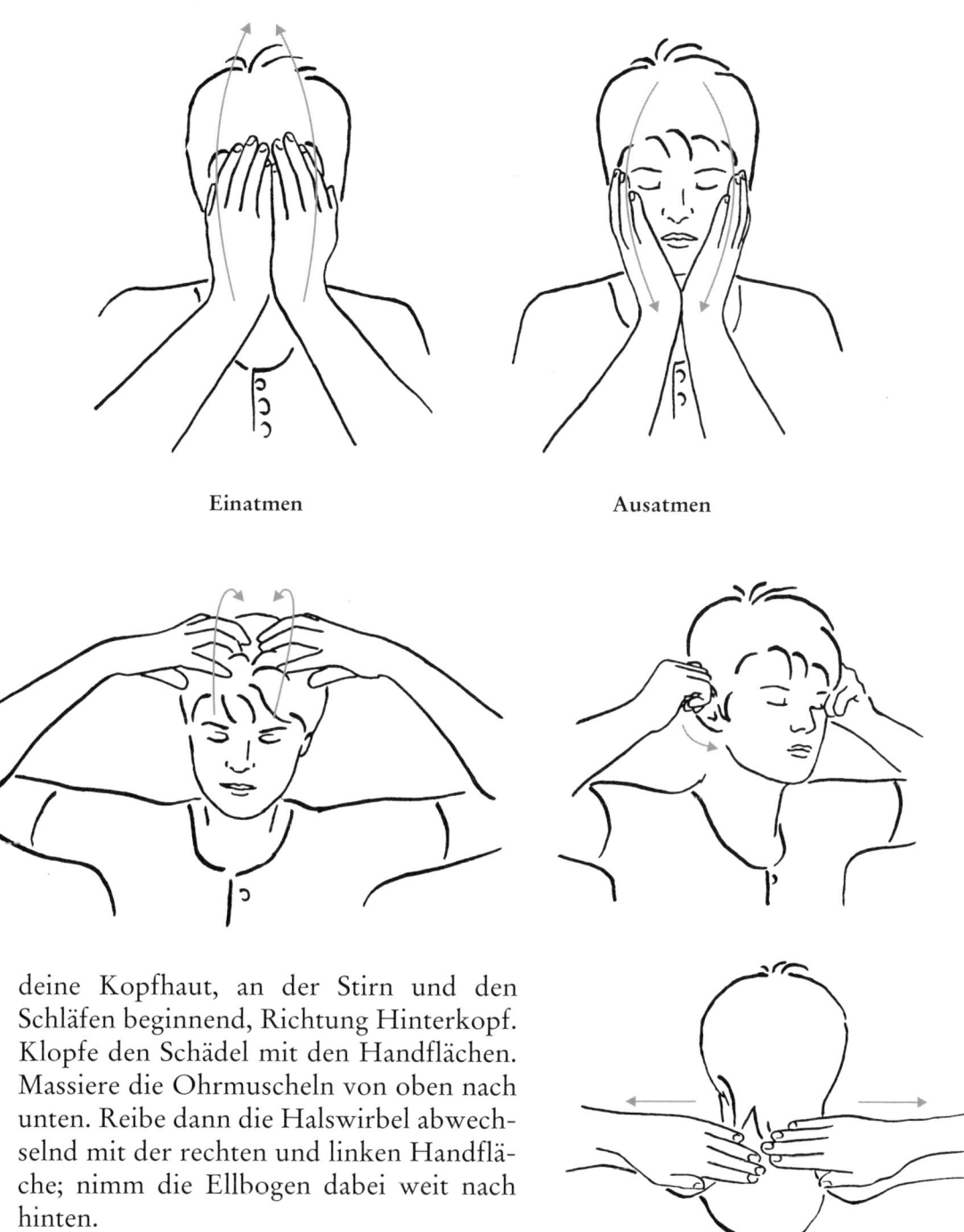

Einatmen   Ausatmen

deine Kopfhaut, an der Stirn und den Schläfen beginnend, Richtung Hinterkopf. Klopfe den Schädel mit den Handflächen. Massiere die Ohrmuscheln von oben nach unten. Reibe dann die Halswirbel abwechselnd mit der rechten und linken Handfläche; nimm die Ellbogen dabei weit nach hinten.

Schließe die Übung »**Der Kranich trinkt Wasser**« an:
Das Kinn (der Kopf des Kranichs) wird fest an den Hals herangezogen, beschreibt dann eine Kreisbahn nach oben, vorn und wieder nach unten zum Hals, dann wieder nach oben usw. Mache dies mehrere Male.

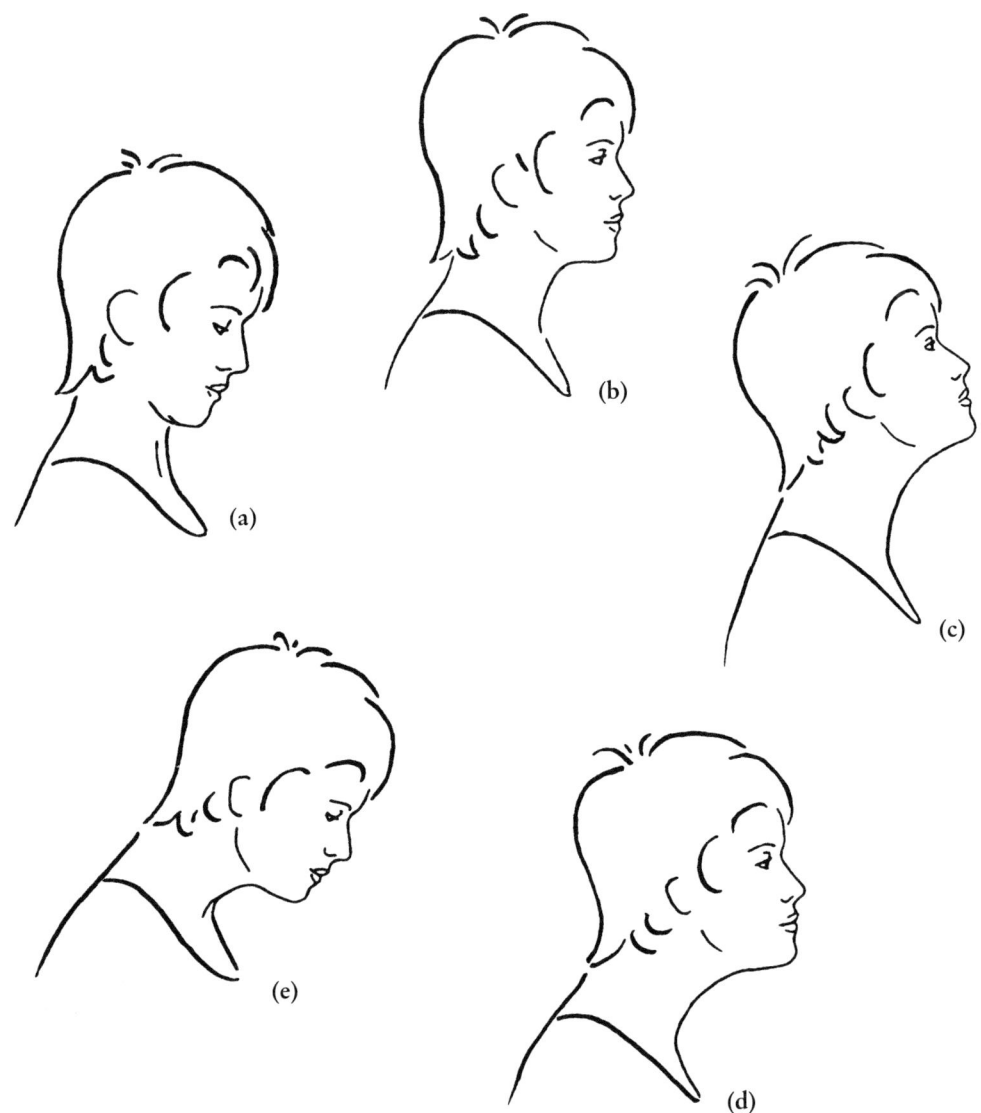

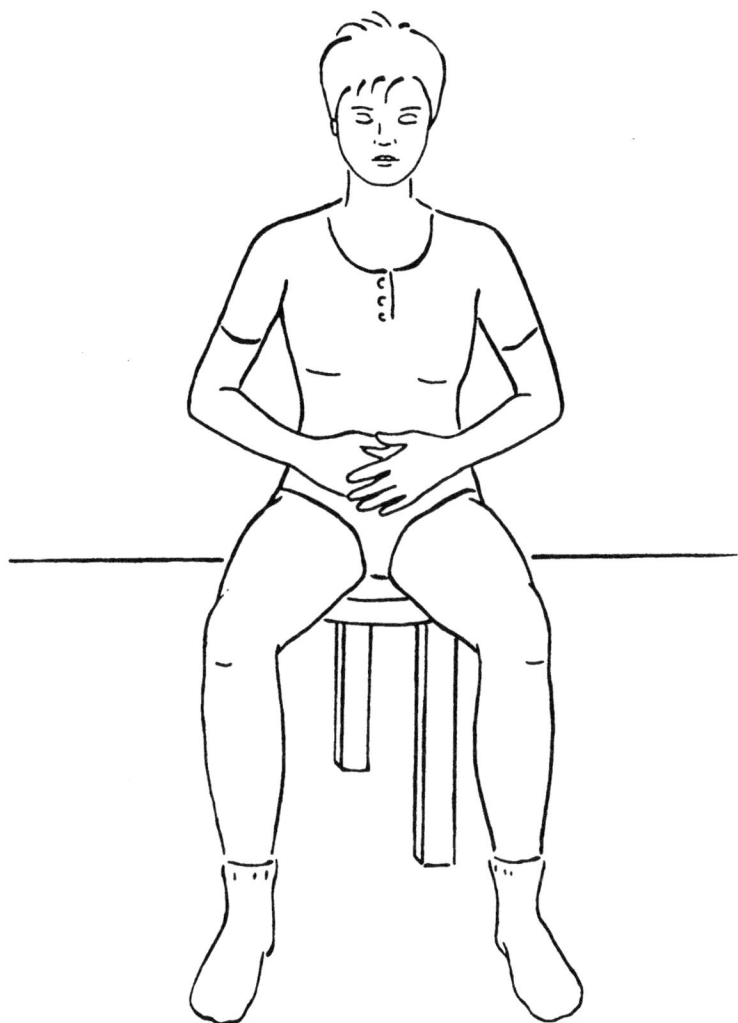

Anschließend lässt du deine Handflächen übereinander einige Minuten auf
dem »unteren Dantian« ruhen (Frauen: links über rechts, Männer: rechts
über links) und sammelst dort deine gestärkte Energie, damit sie dir zur Verfügung steht.

Sexualität

Die Geburt hat Einfluss auf deine Sexualität. Neben der gefühlsmäßigen Verarbeitung musst du auch körperlich erst wieder heilen, bevor du Lust auf die körperliche Liebe bekommst. Auch dein Mann hat die Geburtseindrücke zu bewältigen und hat mit ziemlicher Sicherheit ein anderes Tempo und eine andere Vorgehensweise als du.

Natürlich hat ein traumatisches Geburtserlebnis heftigere Folgen und kann den Beginn der Lust auf körperliche Liebe weit hinauszögern. Wenn du mit großen Schwierigkeiten ringst und auch Angst um eure Beziehung bekommst, dann sei mutig und suche nach Hilfe: Spreche mit deinem Mann, einer guten Freundin, deiner Hebamme oder dem Gynäkologen, frage nach Beratungsstellen oder Körpertherapeuten, damit du dich wieder lustvoll erleben kannst. Bevor ihr beide wieder ausprobiert, ob »das« noch geht, mach dir deine Befürchtungen bewusst und respektiere sie.

»Mir war klar, dass das Stillen keine sichere Verhütungsmethode ist. Und obwohl die Wahrscheinlichkeit, gleich nach der Geburt wieder schwanger zu werden, minimal war, war mir die Vorstellung ein Graus und sicher beteiligt an meiner Verweigerung.« – »Den ganzen Tag die weiche Wärme und Zartheit meines Babys reichte mir völlig aus; ich brauchte keine zusätzlichen Kuscheleinheiten. Mein Mann war mir viel zu derb.« – »Ich war abends so erschöpft, dass ich nur noch meine Ruhe wollte. Keiner sollte mehr irgendwas von mir erwarten!« – »Ich hab ziemliche Angst vor möglichen Schmerzen dabei, denn meine Dammnaht braucht ganz schön lang, bis sie heilt.« – »Ob meine Scheide wohl jetzt viel zu weit geworden ist und mein Mann dadurch beim Geschlechtsverkehr kaum mehr was fühlt?« – »Wenn ich nicht bald mal wieder ja sage, nimmt er sich womöglich eine Freundin.«

Und was geht wohl deinem Mann durch den Kopf? Was steckt ihm noch in den Gliedern an Geburtseindrücken? Wie hat sich sein Gefühl zu dir verändert? Was wünscht er sich sehnlichst? Wie kriegt er das Verständnis für dich und seine eigenen Bedürfnisse unter einen Hut? Wie sorgt er für sich?

Es ist doch hochinteressant, das alles voneinander zu wissen! Wenn euch das Reden nicht möglich ist, wie wär's mal mit einem Liebesbrief wie in alten Tagen?

»La Loba« ist ein Märchen, das ich sehr liebe. Es erzählt von einer alten Frau namens La Loba, der Wolfsfrau. Sie sammelt in der Wüste verstreute Knochen von toten Wölfen. Sobald sie ein Skelett vollständig beisammenhat, breitet sie es vor sich im Wüstensand aus, bringt alle Knochen an die richtige Stelle und beginnt ein spezielles Lied zu singen. Ganz allmählich bilden sich während ihres Gesangs wieder Fleisch, Haut und Fell, und Leben kehrt zurück in die Glieder. Sie singt immer leidenschaftlicher und lauter, bis das Wesen anfängt zu atmen, seine Wolfsaugen aufschlägt, aufspringt und davonrennt. Am Horizont ahnt man seine Verwandlung zur Frau, die ihr Haar schüttelt und lachend hinterm Horizont verschwindet.[6]

Für dich ist dies eine Geschichte zum Mutmachen bei deiner »Wüstenwanderung«, aber auch als Symbol für eure Partnerschaft anwendbar: Ihr werdet die einzelnen, verstaubten Knöchelchen eurer Beziehung auch wieder finden können. Geduld und Liebe müsst ihr aufbringen, bis ihr wieder erneuert aufsteht und »laut auflachend« loslaufen könnt. Ihr braucht Vertrauen, dass ihr alle Teile wieder finden werdet und dass die Weisheit der alten Loba in euch ist!

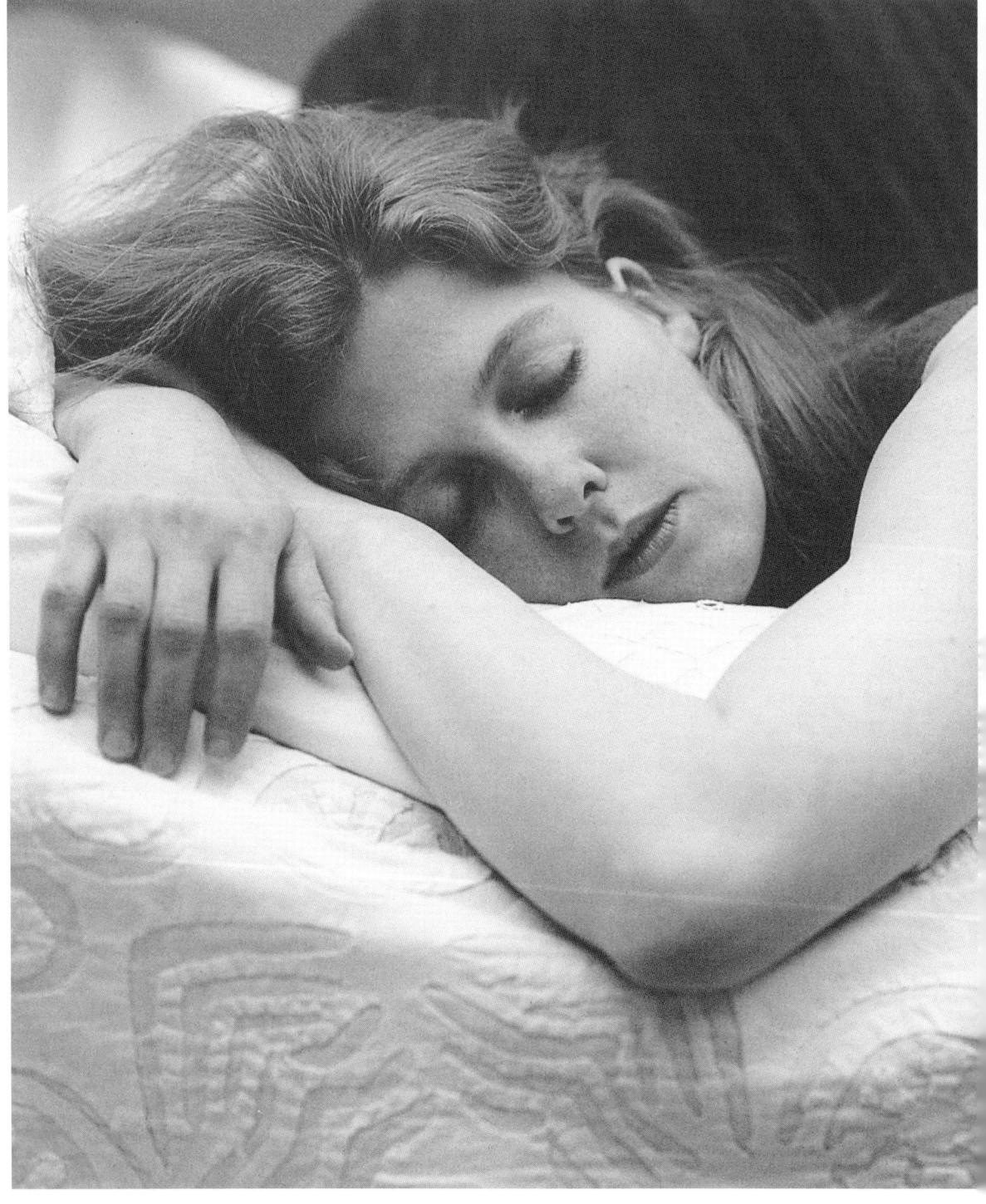

4

Körperliche Umstellungs- und Heilungsprozesse nach der Geburt

Auch deine körperlichen Umstellungs- und Heilungsprozesse begleitet in den ersten zehn Tagen (bei Schwierigkeiten auch länger) deine Nachsorge-Hebamme mit dir, so dass du immer bei Unsicherheiten eine Ansprechpartnerin hast. Sie gibt dir Pflege- und Behandlungstipps und nimmt, wenn nötig, Kontakt mit deinem Frauenarzt auf, den du aber, wenn alles normal verläuft, erst sechs Wochen nach der Geburt zur Abschlussuntersuchung besuchen musst. Dabei wird dann eine Spekulumeinstellung[1], eine Tastuntersuchung der Gebärmutter und der Eierstöcke und eine Kontrolle des Urins und des Bluteisengehaltes (Hb) vorgenommen. Der Arzt berät dich auch, wenn du Fragen zur Verhütung hast.

Der Bauch

Das leere Gefühl, das Aussehen

Gleich, wenn das Kind auf die Welt gekommen ist, ist dein vorher großer, gefüllter Bauch sichtbar leerer. Im Liegen sinkt er weich nach innen und in aufrechter Haltung fällt er noch mehr oder weniger nach außen, etwa wie im sechsten Schwangerschaftsmonat. Durch das leere Gefühl ist beim ersten Aufstehen das Atmen ungewohnt, und viele Frauen halten die Hände auf ihren Bauch unterhalb des Nabels, um ihm etwas Halt zu geben. Vor dem ersten Aufstehen ein Weilchen auf der Bettkante zu sitzen, dem Atem bewusst Platz zu geben und den Bauch zu fühlen erleichtert dir das Hochkommen.

Auch die Bauchhaut fühlt sich so anders an und sieht enorm verändert aus! Wenn durch die große Dehnung in den letzten Monaten Schwangerschaftsstreifen (Striae) entstanden sind, ist die Haut etwas schrumpelig und besonders liebebedürftig und zart besaitet. Auch sieht der Bauch viel stärker pigmentiert, dunkler als die restliche Haut aus und hat noch die braune Linie (Linea fusca) vom Schambein startend mitten über den Bauch. All diese Erscheinungen verändern sich im Laufe der folgenden Wochen. Die Schwangerschaftsstreifen sind zwar eine bleibende Erinnerung, werden aber blasser, und die umgebende Haut wird wieder fester. Die Pigmentierung geht ganz zurück und taucht nur in erneuten Schwangerschaften wieder auf.

In den nächsten Tagen müssen sich in deinem leeren Bauch alle Organe wieder neu sortieren und gleichzeitig ihre Arbeit weiter tun. Der Darm hat auf einmal wieder viel mehr Platz, und offenbar macht er es sich erst einmal bequem. Keine Sorge, er hat seine Aufgabe nicht vergessen, er braucht nur ein bisschen Ermunterung und Zeit! Eine tägliche Bauchmassage für die erste Woche von deinem Partner oder einer Freundin ist für den Darm eine dieser Ermunterungen (nach einem Kaiserschnitt erst ca. 14 Tage nach der Geburt vorsichtig beginnen, wenn die Naht weitgehend verheilt ist). Bauchmassage ist aber auch wohltuend für die weiche, manchmal runzelige Haut und für das Wiederfinden des Gefühls für deinen Bauch, der nun nicht mehr für ein anderes Wesen zur Verfügung steht und zurückerobert werden will. Gleichzeitig regt die Massage auch deine Gebärmutter an, sich zusammenzuziehen und wieder kleiner zu werden.

Bauchmassage

Bereitet euch eine wohlige, entspannte Atmosphäre vor: Wärme, evtl. schöne Musik, Tür geschlossen mit »Bitte nicht stören«-Schild, Telefon abgestellt, Baby im Hintergrund in guten Händen und satt ... Falls du nicht im Bett massiert werden möchtest, sondern z.B. lieber im Wohnzimmer, in dem die Musikanlage oder ein wärmender Kamin steht, brauchst du eine weiche Unterlage, eine Decke und genug Kissen, um dir ein gemütliches Lager zu bauen. Für die Massage ist ein gutes, wohlriechendes Öl[2] angenehm (z.B. das Öl, mit dem du deinen Bauch in der Schwangerschaft eingerieben hast oder Wildrosenöl von *Weleda* oder Mandelöl mit Zusätzen ätherischer Öle deiner Wahl). Dann legst du dich – über die Seite abrollend! – mit dem Rücken auf die Unterlage bzw. so ins Bett, dass dein Partner (oder eine Freundin) neben dir auf deiner rechten Körperseite (Linkshänder sitzen auf deiner linken Körperseite) noch ausreichend Platz hat.

Die Massage hat die Form eines musikalischen Rondos: Die erste Bewegung (A) kehrt nach jeder neu eingeführten Bewegung (B, C, D, E, F) immer wieder und schließt auch die Massage ab:

A - B - A - C - A - D - A - E - A - F - A

Alle Bewegungen sind langsam und rhythmisch und werden von der massierenden Person meist mit vollständiger Berührung durch die beiden Handflächen ausgeführt. Am Anfang und auch immer wieder zwischendurch könnt ihr euch austauschen, wie viel Druck dir angenehm ist. Viele Frauen genießen es, während der Massage nur das Nötigste zu sprechen und mit geschlossenen Augen ihren Gefühlen und Gedanken in Stille zu folgen.

A »Das Kreisen«:
Am Anfang legt die massierende Person ihre warmen, eingeölten Hände unter- und oberhalb deines Nabels auf. Beide Hände beginnen nun, im Uhrzeigersinn langsam über deinen Bauch zu kreisen: in großen Kreisen um den Nabel herum, in dem weichen Bereich, der oben von den Rippen und nach unten hin von Hüftknochen und Schambein begrenzt ist, ohne diese umliegenden Knochen zu berühren. Die rechte Hand behält ununterbrochen Hautkontakt, während die linke immer über den rechten, kreisenden Arm hinweggehoben wird (bei Linkshändern umgekehrt).

B »Die untergehende Sonne«:
Die Hände zeichnen abwechselnd Sonnenstrahlen vom äußeren weichen Bauchbereich zum Mittelpunkt, dem Nabel, hin (im Uhrzeigersinn).

C »Die aufgehende Sonne«:
Die Hände zeichnen abwechselnd Sonnenstrahlen vom Mittelpunkt, dem Nabel, ausgehend zum äußeren weichen Bauchbereich hin (im Uhrzeigersinn).

D »Das Teigkneten«:
Die massierende Person kniet neben deiner Unterlage bzw. dem Bett im rechten Winkel zu dir; die deinen Füßen nähere Hand liegt auf deiner dem Betrachter abgewandten Körperseite etwas unterhalb des Nabels; deinem Kopf nähere Hand liegt auf deiner dem Betrachter zugewandten Körperseite etwas oberhalb des Nabels. Die beiden Hände gleiten nun abwechselnd sanft über deinen Bauch auf die jeweils andere Körperseite hinüber und herüber und verziehen dabei die Bauchmuskulatur um den Nabel herum s-förmig wie beim Kneten eines Kuchenteiges.

E »Das Schwappenlassen«:
Wieder im rechten Winkel neben dir kniend legt die massierende Person ihre beiden Hände auf deine ihr abgewandte Körperseite, eine oberhalb, die ande-

re unterhalb deines Nabels. Mit festem Druck der Fingerspitzen wird die Haut Richtung Körpermitte gezogen und dort losgelassen – der weiche Bauch »schwappt«. Beide Hände liegen dann auf deiner anderen Körperseite parallel zueinander, und die Handballen schieben mit kräftigem Druck die Haut Richtung Körpermitte, um beim Loslassen wieder ein lockeres Schwappen zu bewirken. So einige Male hin und her im Wechsel.

F »Die Raute«:
Entweder kniet sich die massierende Person neben die Unterlage oder stellt sich neben das Bett mit Blick zum Kopfende, oder sie hockt über deinen Beinen (oder sitzt auf ihnen), ebenfalls mit Blick zum Kopfende. Sie legt nun beide Daumen auf die Magengegend und zieht sie unterhalb des Rippenbogens entlang nach außen zu den Körperseiten. Die Handflächen und die anderen Finger gleiten dabei um deine Körperseiten, bis sich die Fingerspitzen bei der Wirbelsäule treffen. Von dort ziehen sie mit sanftem Druck von hinten nach vorne-unten, an den Hüftknochen entlang zum Schambein hin (die Bewegung ergibt in etwa die Form einer Raute). Beim Nach-vorne-Streichen der Hände kann ein leichtes Schütteln oder Vibrieren zusätzlich angenehm sein.

Nach dem letzten Mal Kreisen (A) – die Abfolge war A - B - A - C - A - D - A - E - A - F - A – ruhen die Hände der massierenden Person zum Abschied noch einmal sanft ober- und unterhalb deines Nabels und werden dann langsam zurückgezogen. Nun zugedeckt ein Weilchen ungestört zu ruhen wird dir sehr wohltun.

Die Bauchmuskulatur

Durch die Dehnung in der Schwangerschaft ist deine Bauchmuskulatur in der Mitte mehr oder weniger auseinander gewichen (Rectusdiastase). Auf dem Rücken liegend kannst du beim Anheben des Kopfes um den Nabel herum eine ein- oder auch mehrere Querfinger breite Lücke zwischen den senkrechten Bauchmuskeln tasten. Dieser weiche Spalt soll sich in aller Ruhe wieder schließen können, was zwei bis sechs Wochen dauern kann. Wenn du aus der Rückenlage gerade zum Sitzen hochkommst oder umgekehrt, wenn du dich vom Sitzen gerade nach hinten ablegst, wird dieser Bereich jedes Mal wieder belastet und die Muskeln auseinander gezogen. Das wird sogar durch eine merkwürdige Bauchform sichtbar: In der Mitte verläuft dann senkrecht über dem Bauch ein Grat. Es ist also besser, wenn du diese Bewegungen vermeidest und dich, wie du es dir schon in der Schwangerschaft angewöhnt hast, über die Seite abrollst und seitlich auch wieder hochkommst. Das entlastet außerdem auch deinen Rücken.

Viele Frauen sind schnell bereit, wieder etwas für ihre Figur zu tun, und wollen dem weichen Bauch so schnell wie möglich zu Leibe rücken. Ein heftiges Bauchmuskeltraining ist aber jetzt eher schädlich als vorteilhaft! Außerdem wird dich mit solchem Ehrgeiz auch noch Frust und schlechtes Gewissen plagen, wenn du abends ins Bett sinkst und feststellen musst, dass aufgrund der Anforderungen des Tages aus deinem Training wieder einmal nichts geworden ist. Sich eine feste halbe Stunde für Übungen freizuhalten ist ziemlich schwer, aber immer mal zwischendurch bei anderen Tätigkeiten den Beckenboden anzuspannen ist sinnvoll und machbar. Zuallererst, bevor die Bauchmuskeln dran sind, muss nämlich die Basis, die Beckenbodenmuskulatur, wieder Festigkeit haben und Stütze geben können, und auch die Bauchmuskulatur muss sich mehr geschlossen haben. Einige wohltuende Übungen, die du nach etwa drei Wochen aufnehmen und dann langsam steigern kannst, sind im Abschnitt »Der Beckenboden« in diesem Kapitel (s.S. 126 ff.) beschrieben. Gezieltere Gymnastik vor allem für Bauch, Schenkel, Hüften, Beckenboden, Brust wird frühestens sechs Wochen nach der Geburt in Rückbildungskursen angeboten. Anschließend sind die Sportarten, die du vor der Schwangerschaft ausgeübt hast, meist wieder möglich.

Schlankheitsstress

Solange du stillst, solltest du keine Hungerkur oder Diät beginnen, um abzunehmen. Dabei würden die Schadstoffe aus dem Fettgewebe frei werden und deine Milch belasten. Stillen verbraucht so viel Kraft, dass du im Gegenteil auf eine ausgewogene, eiweißreiche Ernährung achten solltest, um nicht unter Mangelerscheinungen zu leiden. Viele Frauen sehen im Laufe der Stillzeit immer zarter aus, während ihr Kind sich zu einem Wonneproppen entwickelt. Du wirst dann nach dem Abstillen noch einmal durch große Veränderungen gehen. Versuche, dich von diesem Schlankheitsstress der heutigen Zeit für eine Weile zu beurlauben, und suche lieber nach anderen Wegen, dich schön und wohl zu fühlen. Und bedenke, wie kurz im Verhältnis zu deinem

Leben als Mutter diese frühe, enge Bindungszeit mit deinem Kind ist. Auch mit deinem Partner wird es wieder andere Zeiten geben, wo ihr umeinander werben könnt und mehr Platz als Paar habt.

Dein Bauch braucht eben nach der enormen, über Monate hin langsam fortschreitenden Ausdehnung Geduld und Zeit, um wieder kleiner zu werden. Dein Gewicht ist zwar gleich nach der Geburt bereits um etliche Kilo gesunken, bis du aber wieder in deine alte Kleidung von vor der Schwangerschaft passt, vergeht oft eine frustrierende, schier endlos erscheinende Zeit. Der erste Versuch, wieder in die geliebte Jeans zu steigen, ist vor allem so enttäuschend, weil das Körpergefühl den Tatsachen völlig widerspricht: Du fühlst dich eigentlich sehr zart und schlank, fast »hohl«, doch die Hose passt noch nicht einmal über die Oberschenkel! Vielleicht gehörst du auch zu der Minderheit der Frauen, die ganz schnell wieder sehr schlank sind, und musst eher aufpassen, dass du während der Stillzeit nicht zu dünn wirst!

Kleidung

Egal, wie dein Thema mit dem Körpergewicht, deinen Formen und deinem Aussehen gelagert ist, fast jede Frau kann ihre Schwangerschaftsgarderobe nicht mehr sehen und sehnt sich nach anliegenden, ihren neuen Formen schmeichelnden Stoffen. Wegen des trägen Darms verträgt dein Bauch Einschnürungen durch einen Gürtel oder engen Hosenbund noch nicht gut, und die größere Oberweite braucht auch spezielle Hüllen.

Für die erste Woche sind ein molliger Bademantel und Nachthemden, Schlaf- oder Hausanzüge, lange T-Shirts und Leggins angenehm. Nach einigen Wochen scheint des Unmuts Lösung in ein paar neuen Kleidungsstücken zu liegen, die für mehr Selbstliebe sorgen können und auch den inneren Wandel nach außen hin sichtbar machen. Es geht eben nicht zurück in die alte Form, die alten Kleider, das alte Selbstbild.

Stoffwechselvorgänge

Alle Kleidung für die ersten Wochen muss leicht waschbar sein, auch eine waschbare große Decke oder einen Matratzenschonbezug unter das Laken zu legen lohnt sich! Es ist eine Zeit, in der die Säfte in Bewegung sind. Dein Körper ist nach der langen Zeit des In-sich-Haltens und -Vermehrens ganz und gar auf Verausgaben eingestellt:

- Das im Gewebe gehaltene Wasser wird vehement ausgeschwitzt.
- Die Milchbildung ist ein Prozess des Sich-Verströmens, und bei manchen Frauen läuft die Brust auch außerhalb der Stillzeiten über.
- Die Gebärmutter gibt ihre Schleimhautschicht, die sie mit vermehrten Blutgefäßen für die Versorgung des wachsenden Kindes aufgebaut hatte, mit einer kräftigen Blutung, dem Wochenfluss, wieder ab.

Die Matratze hat also eine große Belastungsprobe zu bestehen, zu der das Kind evtl. mit Spucken und überlaufenden Windeln noch seinen Beitrag leistet.

Wenn du viel schwitzt, solltest du dir für nachts ein trockenes Nachthemd zurechtlegen oder den Bademantel, damit dir nicht kalt wird, wenn du zum Stillen oder Wickeln aufstehst. Und sorge dafür, dass du tagsüber jemanden bei dir hast, damit du auch einmal in Ruhe ohne Baby dich im Badezimmer frisch machen kannst. Bestimmt ist es dir vorher nicht vorstellbar, wie wenig Zeit du in den ersten Tagen für dich ganz allein haben wirst! Wie oft stand ich bei meinen Wochenbettbesuchen einer Frau gegenüber, die noch nach zwölf Uhr mittags weder zum Duschen noch zum Frühstücken gekommen war.

An all diesen Ausscheidungsvorgängen sind die Hormone beteiligt, die deinen Körper jetzt von Schwangerschaft auf Stillzeit umstellen – und irgendwann während oder nach der Stillzeit auch wieder auf einen normalen Monatszyklus – und denen man von Stimmungstiefs über Schwitzen bis hin zu Rückenschmerzen alles in die Schuhe schieben kann!

Die Blase

Das vermehrte Ausschwemmen geschieht auch über die Nieren. Die Blase kann sich wieder mehr füllen als in der Schwangerschaft und scheint manchmal am Anfang derart begeistert darüber zu sein, dass sie sich erst ziemlich spät bemerkbar macht. Wenn dann noch ein durch die Geburt weicher Beckenboden wenig Kraft und Gefühl fürs Halten hat, ist der Weg bis zur Toilette schon mal zu weit! Geh daher in den ersten Tagen einmal öfter als verspürt (etwa alle drei bis vier Stunden) zum Wasserlassen, damit Blase und Beckenboden gar nicht erst übermäßig belastet werden. Auch für die Gebärmutter ist es leichter, sich zusammenzuziehen und kleiner zu werden, wenn sie nicht von einer vollen Blase hochgedrückt wird. Die Blase lernt normalerweise schnell wieder ihr Gefühl für einen angemessenen Füllungszustand und meldet sich schon nach ein paar Tagen wieder rechtzeitig.

Wenn du beim Husten, Niesen und Lachen ein wenig Urin verlierst, wie vor kurzem, als noch das Gewicht des Babys in deinem Bauch die Blase belastete, musst du dich viel mit deinem Beckenboden beschäftigen (s. »Der Beckenboden«, S. 126 ff.). Er ist durch die große Dehnung bei der Geburt noch zu weich, um Druck zu widerstehen, und muss erst nach und nach fester werden, um den Organen des Bauchraumes wieder eine gute Stütze zu sein.

Der Darm

Die Verdauung kommt oft nur mühsam in Gang, vor allem wenn du noch eine Naht am Damm oder Hämorrhoiden hast. Da sind außer der angenehmen Bauchmassage noch andere Nachhilfemaßnahmen angebracht, wenn drei Tage nach der Geburt immer noch der erste Stuhlgang auf sich warten lässt. Denn je länger es dauert, desto fester wird er und dadurch die Angelegenheit natürlich nicht gerade angenehmer!

Nützliche Tipps zu Verdauung und Co.

- Die *Ernährung* kann nur begrenzt helfen, denn zu stark den Darm anregende Nahrung und Getränke gehen auch in der Wirkung in die Milch über und erschweren deinem Baby durch Blähungen das Leben. So würde ich nicht Leinsamen, Sauerkrautsaft, Vollkornprodukte und Rohkost empfehlen, sondern höchstens *Weizenkleie* oder Milchzucker in Joghurt verrührt zum Frühstück.
- Keine Abführmittel! Bitte im Notfall die Hebamme, dir einen kleinen Einlauf (z.B. mit *Practo-Clyss Klistier*®) zu geben, wenn es nach etwa drei Tagen noch keinen Erfolg gab.
- *Ausreichend trinken!* Lass dir immer eine Flasche stilles Mineralwasser oder eine Kanne Kräutertee am Bett oder deinem Stillplatz bereitstellen, denn die Entwässerung des Körpers (s. »Stoffwechselvorgänge«, S. 112) entzieht auch dem Darm Flüssigkeit.
- *Bauchmassage* (s.S. 107 ff.)
- Wenn du eine Dammnaht hast, die dich behindert, hilft es, beim ersten Stuhlgang den After mit etwas Öl oder Vaseline einzucremen und den *Damm* vorsichtig mit den Fingern und etwas weichem Toilettenpapier zu stützen. Dadurch ist das Gefühl am Damm beim Drücken weniger unangenehm.
- Plane dir für den ersten Stuhlgang *Ruhe und Zeit* ein, denn das Loslassen ist viel schwerer, wenn jeden Moment dein Baby wieder weinen könnte und niemand anderes in der Wohnung ist, um es hochzunehmen.
- Bei Hämorrhoiden hilft eine pflanzliche *Hämorrhoidal-Salbe* (z.B. *sagittaproct*®-Salbe mit Hamamelis und Wismut[3]), die du zwei- bis dreimal täglich äußerlich auftragen und mit einem Röhrchen auch ein wenig in den After einführen oder mit einem Zäpfchen (ein- bis zweimal täglich) ergänzen kannst, damit der Stuhl weicher und gleitfähiger wird. Bei größeren Beschwerden in den ersten Tagen lindert auch eine Eispackung, die du an die Hämorrhoiden legen kannst. Hämorrhoiden bilden sich häufig schnell zurück und werden schon nach ca. einer Woche immer kleiner, auch wenn sie sich in den ersten Tagen sehr dick anfühlen und ziemlichen Ärger machen können!
- Nach erfolgreichem Stuhlgang tut ein zehnminütiges *Sitzbad* mit *Tannolact*® gut, wie es im Abschnitt »Pflege des Genitalbereichs« (s.S. 123 f.) beschrieben ist.

Alle diese Tipps sind meist nur fürs erste Mal nötig, dann geht alles wieder von selbst und ohne große Hemmungen.

Die Gebärmutter

Nachwehen

Nach der Geburt ist deine Gebärmutter, die ja bis zum Rippenbogen gewachsen war, schon so klein, dass sie als feste Kugel in der Nähe des Bauchnabels zu fühlen ist. Sobald das Kind geboren ist, beginnt sie, sich durch die Nachwehen zusammenzuziehen, um täglich etwas kleiner zu werden.

Diese Nachwehen sind beim ersten Kind kaum zu spüren; sie fühlen sich lediglich wie ein leichtes Ziehen während der Periode oder wie das Hartwerden des Bauches während der Schwangerschaft an. Nach weiteren Geburten sind sie zuweilen aber so unangenehm, dass die Frauen ganz blass um die Nase werden und sich mit Schwäche, Ausbruch von kaltem Schweiß und leichter Übelkeit fühlen wie bei Kreislaufschwierigkeiten. Vor allem das Stillen löst Gebärmutterkontraktionen aus, so dass es für manche Frau in den ersten Tagen ratsam ist, das Kind nach ein paar Minuten wieder von der Brust zu nehmen, erst einmal tief durchzuatmen, die Hände auf den Unterbauch zu legen und wie bei der Geburt alle restlichen Spannungen im Körper mit dem Ausatem wegzuschicken.

Die Lieblingsplätze, in die wir Spannungen unbemerkt einziehen lassen, sind:

- *Stirn und Augenumgebung*
  ➪ steile Stirnfalte und zusammengekniffene Augenlider glätten durch Entspannen der Muskeln
- *Unterkiefer und Mundraum*
  ➪ zusammengebissene Kiefer lockern; die an den Gaumen gepresste Zunge »in ihr Bett legen«
- *Hals, Kehle*
  ➪ Erlaubnis, einen Laut von sich zu geben, zu jammern und zu stöhnen

- *Brustkorb, Schultern*
  ⇨ die hochgezogenen Schultern sinken lassen; den festgehaltenen Einatem wieder ausströmen lassen
- *Zwerchfell*
  ⇨ wieder »Wind ins Segel bringen« und Bewegung; angehaltene Luft abgeben
- *Bauch*
  ⇨ wieder Heben und Senken; der Ausatem wird wieder vollständig
- *Becken, Beckenboden*
  ⇨ Becken von vorn nach hinten wiegen; Schließmuskeln entspannen
- *Knie*
  ⇨ auseinandersinken lassen; »Moralmuskeln«[4] der Oberschenkelinnenseiten entspannen
- *Fußgelenke*
  ⇨ Füße ausschütteln, baumeln lassen

Viele Arten von Schmerz verstärken sich durch zusätzliche Körperanspannung und können gelindert werden durch bewusstes Lockerlassen der beteiligten Muskelpartien. Dabei hilft die Erinnerung an die Entspannungsübungen aus der Geburtsvorbereitung.

Für die Nachwehen gibt es auch ein linderndes homöopathisches Mittel von *Weleda*, das du, wenn du nicht dein erstes Kind erwartest, schon mal in den Klinikkoffer packen kannst, damit du es gleich zur Stelle hast. Zwar verhindert es nicht die Nachwehen, aber es nimmt ihnen die Spitze. Wenn du es doch nicht brauchst, kannst du das Fläschchen an eine schwangere Freundin weitergeben, und wenn es dir nicht genug Linderung verschafft, hat auch das Klinikpersonal oder deine Hebamme zu Hause Empfehlungen für Schmerzmittel, die mit dem Stillen vereinbar sind. Das homöopathische Mittel heißt: *Melissa cupro culta* D3 Herba 0,1%. Gleich beim Auftreten der ersten Nachwehen in den ersten Stunden nach der Geburt wirst du wissen, ob du das Mittel benötigst oder nicht. Wenn die Nachwehen zu heftig werden, nimmst du *alle zwei Stunden zehn Tropfen*. Das wird jedoch nur in den ersten zwei bis drei Tagen nötig sein, und du wirst die Tropfen immer öfter vergessen, weil die Nachwehen abnehmend intensiv sind. Nach fünf Tagen sind sie dann kaum noch der Rede wert, und du brauchst die Tropfen nicht mehr.

Rückbildung

Die Nachwehen sind ein notwendiger Prozess, um die Gebärmutter wieder klein werden zu lassen und die Blutung zu stillen. Am Abstand zwischen dem höchsten Punkt der Gebärmutter und dem Nabel kannst du im Liegen fühlen, wie sie jeden Tag um ca. einen Querfinger kleiner wird und wieder tiefer ins Becken taucht. Schon nach zehn Tagen ist sie von außen nicht mehr zu ertasten, weil sie wieder im kleinen Becken eingebettet liegt. Diesen Rückbildungsvorgang ertastet die Hebamme bei ihren Wochenbettbesuchen. Natürlich macht auch nicht jede Gebärmutter immer, was sie soll, und falls die deine sich nicht so zügig zurückbildet, so kann das bestimmte Ursachen haben, oder sie braucht einen mehr oder weniger starken Anstoß.

◯ Ursachen für verzögerte Rückbildung

- Ist deine Blase gerade voll? Vielleicht ist die Gebärmutter schon nach dem Wasserlassen der Rückbildungszeit entsprechend klein!
- Ist dein Darm träge, und hast du bereits einige Tage Verstopfung? Siehe »Nützliche Tipps für Verdauung und Co.«, Seite 114 f.
- Bist du angespannt, hast du nicht genug Unterstützung? Organisiere dir eine kurze Zeit der Ruhe für eine Bauchmassage und ein warmes Sitzbad. Vielleicht brauchst du auch eine liebevolle Umarmung zum Weinen und Dich-Aussprechen.
- Fließt die Milch noch nicht gut? Trink Milchbildungstee, und gönne dir beim Stillen viel Ruhe, Wärme und Zeit im Bett mit deinem Kind.
- Hast du Zwillinge bekommen, oder bist du allgemein durch die Geburt sehr erschöpft? Dann ist auch deine Gebärmutter müde.
- Hattest du einen Kaiserschnitt? Dann ist die Rückbildung einfach nur verzögert, und es ist trotzdem nach einer Woche nur noch sehr wenig Wochenfluss da. Das ist normal.
- Stillst du nicht oder vorübergehend nicht? Das Stillen ist der natürliche Anreiz für die Gebärmutter, sich zusammenzuziehen. Ohne diesen Anstoß ist es für sie schwerer.

○ Tipps zur besseren Rückbildung

- Du brauchst jetzt eine tägliche *Bauchmassage,* das ist kein Luxus!
- Lege dich täglich mehrmals in *Bauchlage* auf dein Bett. Damit die Brust dabei nicht zu sehr gedrückt wird, schieb dir ein größeres, festes Kissen unter den Bauch und ein kleines, weiches unter die Stirn.
- Stell dir ein Schälchen süße *Mandeln* mit Schale (aus dem Naturkostladen oder Reformhaus) ins Zimmer, damit du immer mal zwischendurch ein paar knabbern kannst (Mandeln sind rückbildend und Milch bildend). Lass dir täglich zehn Mandeln in einem Esslöffel Butter mild in der Pfanne anbraten, bis ihre Haut platzt, dann noch einen Teelöffel Honig hinzugeben.
- Trinke dreimal täglich eine Tasse *Tee aus Frauenmantel und Gänseblümchen* (Bellis perennis) – ein Teelöffel auf eine Tasse – mit Zimt abgeschmeckt.
- Nimm ein *heißes Bad,* falls der Wochenfluss bereits in der ersten Woche versiegt (regt die Durchblutung an und entspannt auch den Muttermund), und lege hinterher zehn Minuten lang einen *Eisbeutel,* den du in ein Tuch wickeln kannst, auf den Unterbauch (regt die Gebärmutter an, sich zusammenzuziehen). Dadurch kommt der vorzeitig versiegte Fluss wieder ins Fließen.
- Wenn die Rückbildung langsam vorangeht, du aber reichlich blutest, dann lege dreimal täglich zehn Minuten lang einen *Eisbeutel* auf den Unterbauch (der Kältereiz bewirkt Kontraktionen in der Gebärmutter).
- Bespreche mit deiner Hebamme, ob sie dir ein homöopathisches Mittel geben kann oder andere Naturheilmittel kennt. Ich wende bei der Bade- und Eisbeutelmethode vorher noch das homöopathische Mittel *Spascupreel*® an (eine Tablette im Mund zergehen lassen), wenn die verzögerte Rückbildung auch mit wenig Wochenfluss einhergeht. Es hilft, Verkrampfungen in der Gebärmutter aufzulösen. Außerdem hilft meist gut und schnell das homöopathische Mittel *Bellis perennis D3* (drei- bis sechsmal täglich zwei Tabletten).
- *Akupunktur* ist ebenfalls sehr wirksam, wenn du mit der Selbstbehandlung nicht weiterkommst.[5]
- Sobald du Schmerzen im Unterbauch bekommst und die Gebärmutter auf Berührung schmerzhaft reagiert, musst du deine *Nachsorge-Hebamme* verständigen. Meistens gelingt die Behandlung mit oben beschriebenen

Maßnahmen. Selten muss durch den Frauenarzt ein kontraktionsförderndes Mittel verordnet werden, z.B. *Methergin®*, das aber als eine der Nebenwirkungen die Milchmenge reduziert, so dass ich eher erst alles andere probieren würde. Falls doch Medizin nötig ist, frage deinen Arzt oder die Hebamme nach *Syntocinon®*-Spray (keine hemmende Wirkung auf die Milchbildung).

Hinter all diesen Behandlungsmethoden steckt nicht Ungeduld, sondern die Bemühung, eine Infektion der Gebärmutter zu vermeiden. Bei Fieber, verhaltenem oder übel riechendem Wochenfluss und bei Unterleibsschmerzen wird der Frauenarzt *Methergin®* und ein Antibiotikum verschreiben. Per Ultraschall sieht er auch, ob Reste der Plazenta die Infektion verursachen, die dann abgesaugt oder ausgeschabt werden müssten.

Der Wochenfluss

Merkwürdige und sinnvolle Verhaltensmaßnahmen

Durch die Nachwehen wird die Gebärmutter wie ein nasser Schwamm ausgedrückt. Dabei fließt der Wochenfluss (Lochien), der hauptsächlich aus Schleimhautresten und Blut besteht und einer sehr kräftigen Regel gleicht. In Deutschland gilt er als hoch infektiös (voller Keime, die z.B. bei Kontakt mit der Brust zu einer Brustentzündung führen könnten) und bewirkt dadurch so manche merkwürdige Verhaltensmaßnahmen. – »Ich durfte im Krankenhaus mein Kind nicht mit unter meine Bettdecke nehmen!« – »Wir Wöchnerinnen hatten alle ein Hemd an, das vorne unter der Brust geknotet wurde. Unten herum waren wir in ein Tuch gewickelt von der Hüfte bis zu den Knien. Es gab körperlich eine ganz strenge Trennung zwischen oben und unten, als würden wir vom Nabel abwärts giftig sein.« – »Als meine Hebamme, die in England gelernt hatte, nach der Klinikentlassung zu Hause zu mir sagte, ich solle ruhig mal ein Bad nehmen, um mich zu entspannen, fiel ich aus allen Wolken. Vorher lebte ich in dem Glauben, der Wochenfluss sei ein Gefahrenherd, mit dem nichts in Berührung kommen durfte!« – Für dich ist wichtig zu wissen, dass das, was frisch aus dir herausfließt, kaum etwas anderes ist als eine normale Regelblutung und nicht gefährlich sein kann, sonst hättest du Fieber und Schmerzen und fühltest dich krank. Der Wochenfluss ist aber wie alle organischen Stoffe ein guter Nährboden für Bakterien, weshalb du auf Hygiene achten musst. Das heißt, dass du anfänglich etwa alle zwei bis vier Stunden die Binde wechselst und dir anschließend immer die Hände mit Seife wäschst. *Sterillium*® und andere Handdesinfektionsmittel sind nur im Krankenhaus sinnvoll, nicht aber für zu Hause gedacht. Nur wenn eine Infektion vorliegt oder ein Geschwisterkind erkältet ist, kann mal eine Desinfektion nach dem Händewaschen angemessen sein.

Verlauf und Abweichungen

Der Wochenfluss gleicht in den ersten drei bis fünf Tagen einer sehr kräftigen Regelblutung. Nach längerem Liegen oder beim Stillen löst sich auch manchmal ein Koagel (zusammengeklumptes Blut), das dann wie ein Stück Leber ins Toilettenbecken plumpst und meist einen ziemlichen Schreck auslöst, wenn du nichts davon weißt. Mit dem Abfließen der ersten großen Menge verändert sich nach ein paar Tagen die Farbe der Blutung: Sie wird erst weniger rot, eher rosa mit etwas Schleim vermischt, dann ungefähr nach einer Woche bräunlich wie eine ausklingende Regelblutung, nach einer weiteren Woche gelblich, und mit weißlichem Ausfluss klingt sie dann allmählich aus. Nach vier bis sechs Wochen sollte der Fluss versiegt sein.

Von dieser Beschreibung gibt es Abweichungen, die erklärbar und normal sind. Wenn du dich zu früh wieder mit Hausarbeit belastest oder vor lauter Glück einen großen Spaziergang machst, zu früh Gymnastik treibst oder von deinen älteren Kindern in Trab gehalten wirst, so wirst du wieder heftiger bluten, auch wenn du schon vorher fast »trocken« warst. Nimm das als Information deines Körpers auf, dass du noch ein Weilchen länger den Schongang einlegen musst, auch wenn du dich zum Bäumeausreißen fühlst! Manchmal erscheint auch schon die Binde in der zweiten Woche überflüssig, dann aber kommt plötzlich noch mal ein kleiner Schub nach mit wieder richtig rotem Blut. Es kommt häufiger vor, dass Frauen schubweise bluten, aber im Großen und Ganzen dann auch einen ähnlichen Verlauf mit vier bis sechs Wochen in abnehmender Stärke durchleben. Wenn nach vier Wochen der Wochenfluss schon ganz versiegt war und plötzlich mit Ziehen im Unterleib wieder eine stärkere Blutung einsetzt, so kann das bereits die erste Menstruationsblutung sein, die dann nach ca. fünf Tagen endet. Selten setzt die Menstruation so früh wieder ein, aber es ist durchaus möglich. Wichtig ist zu wissen, dass die Stillzeit kein sicherer Schutz vor einer erneuten Schwangerschaft ist.

Bei Abweichungen stärkerer Art wie zu frühem, völligem Versiegen, lang anhaltender heftiger Blutung oder sehr unangenehmem Geruch des Wochenflusses (der ohnehin meist schnell zu riechen beginnt) solltest du von deiner Nachsorge-Hebamme oder dem Frauenarzt untersucht werden.

Praktisches zur Hygiene

Für die heftige Blutung der ersten Tage bis zu einer Woche ist es angenehm, große *Vlieswindeln* (ohne Plastikeinlage), die eigentlich fürs Baby gedacht sind, statt regulärer Damenbinden zu benutzen. Du kannst am Anfang sogar zwei davon übereinander legen, etwas versetzt, so dass du vorn und hinten noch mehr Schutz nach oben hin hast und in der Mitte eine doppelte Lage. Oder du kaufst in der Apotheke diese Windeln am Meter und schneidest dir die passende Länge (evtl. auch doppelt) zurecht. Der Vorteil ist, dass sie keine Plastikeinlage haben und daher atmungsaktiv sind sowie breit und saugfähig genug, damit an den Rändern nicht so schnell was auslaufen kann. Und das wird es vielleicht trotzdem noch! Einmalschlüpfer sind hierbei die Antwort, bis nach ein paar Tagen alles wieder etwas gemäßigter verläuft und die schöne Unterwäsche nicht mehr so gefährdet ist. Anschließend sind auch normale Damenbinden möglich, die nur leider mit ihrem Plastik-Wäscheschutz ein unangenehmes Klima in Verbindung mit der ständigen Feuchtigkeit schaffen, das zu Jucken, Brennen und Wundsein führen kann. Mit *Luft- und Sitzbädern* sowie *Spülungen* (s. »Pflege des Genitalbereichs«, S. 123 f.) lässt sich das weitgehend vermeiden oder auch wieder lindern. Bei ausklingendem Wochenfluss kannst du auch einfach *Baumwollwatte* oder *luftdurchlässige Slipeinlagen* benutzen, vor allem, wenn du zu Hause bist.

Lass dir neben der Toilette alles Nötige zum Spülen, deine Vlieswindeln/Binden und einen Abfalleimer bereitstellen. Deine guten Geister können dort für Sauberkeit und Nachschub sorgen, so dass deine Pflege zum vergnüglichen intimen Ritual werden kann.

Geburtsverletzungen

Schürfungen, Schwellungen, Dammnaht

Wenn du dein erstes Kind bekommen hast, fühlst du dich mit ziemlicher Sicherheit wund im Bereich der Scheide und des Damms. Durch die Dehnung bei der Geburt gibt es mindestens kleine Schürfungen am Gewebe, und alles ist geschwollen. Möglicherweise hast du auch eine Naht am Damm, wenn du gerissen bist oder ein Schnitt gemacht wurde.[6] Manchmal gibt es auch Wunden an den kleinen Schamlippen, die aber meist ohne Naht gut heilen. Auf jeden Fall braucht dein Unterleib Zuwendung und Pflege.

Wenn du schon ein oder mehr Kinder geboren hast, wird die Chance größer, keine Naht am Damm zu haben, auch wenn du beim ersten Kind eine Verletzung hattest. Außerdem wird sich das Gewebe am Damm an die schon einmal erlebte Dehnung »erinnern«, leichter nachgeben und mit geringerer Schwellung und mit weniger Schürfungen reagieren, so dass du dich viel weniger wund und verletzt fühlst als nach der ersten Geburt, selbst wenn du wieder eine Naht bekommen haben solltest.

Bevor du dir über die Pflege Gedanken machst, kannst du erst einmal mit einem Handspiegel deinen Genitalbereich betrachten. Ist die Vulva noch sehr geschwollen nach der großen Dehnung, ist sie gerötet, oder gibt es blaue Flecken, sind es vielleicht mehr die Hämorrhoiden, die stören? Hast du eine große oder kleine Naht, wie ist sie genäht, wo verläuft sie, liegen die Wundränder nah beieinander? Du kannst auch vorsichtig tasten, wo du am meisten empfindlich bist, und deine Hände zum Beruhigen eine Weile auf die umgebenden Bereiche legen. Das alles kannst du auch mit deiner Hebamme zusammen machen, wenn sie sich deinen Damm ansehen will. Wenn du große Schmerzen hast, wird es dich etwas Überwindung kosten. Die meisten Frauen sind aber dann ganz überrascht, dass alles so schlimm, wie es sich anfühlt, gar nicht aussieht. Die Nahttechnik vieler Ärzte und Hebammen ist inzwischen so kunstvoll, dass man Fäden und Knoten gar nicht mehr sieht. Das Nahtmaterial löst sich im Körper nach einiger Zeit auf und braucht nicht gezogen zu werden. Manchmal ist die Naht noch längere Zeit wulstig, doch auch das gibt sich.

Wenn du jeden Tag einmal deinen Genitalbereich ansiehst, kannst du die Veränderungen im Heilungsprozess gut beobachten und dich entsprechend verhalten. Außerdem zollst du diesem Körperteil die gebührende Beachtung nach einer großen Leistung, statt mit dem Gefühl zu leben, nichts mehr mit ihm zu tun haben zu wollen. Natürlich kannst du es auch deiner Nachsorge-Hebamme überlassen, den Heilungsprozess täglich zu beobachten und dich dann zu beraten, und wartest den Zeitpunkt ab, an dem du wieder mehr hinsehen und -fühlen kannst und willst.

Pflege des Genitalbereichs

Wenn dein Damm heil geblieben ist, brauchst du nicht so ausführlich in diesen Abschnitt einzutauchen, kannst dir aber das, was dir angenehm erscheint, herauspicken, wie z.B. das Sitzbad, das Spülen nach dem Gang auf die Toilette oder die Tipps bei Schwellungen. Ich gehe hier mehr auf Verletzungen ein, die meist auch mit einer Naht einhergehen. Hast du mit einem Kaiserschnitt dein Baby geboren, so kannst du die Naht über deinem Schamhügel ähnlich behandeln wie eine Dammnaht. Oft muss hier nur nach ca. einer Woche der Faden gezogen werden, denn er löst sich nicht von selbst auf.

Jede Wunde kann besser heilen, wenn sie trocken und sauber gehalten und nicht durch Druck oder Zerren an den Wundrändern belastet wird. Das trifft auch auf eine Dammnaht zu. In diesem Bereich sind solche Heilungsbedingungen nur sehr schwer herstellbar, denn der ständige Wochenfluss macht alles feucht, durch die Nähe des Anus sind Bakterien nicht zu vermeiden, und beim Sitzen und Bewegen werden die Wundränder belastet. Trotzdem heilen dort Verletzungen erstaunlich schnell und gut!

Um die Bedingungen aber so günstig wie möglich zu machen, nimm dir mindestens für die erste Woche vor, so oft es geht, ein *Luftbad* zu nehmen. Dafür legst du dich ohne Unterhose in dein Bett mit einem doppelt gelegten Handtuch und einer Binde/Vlieswindel unterm Po, stellst die Füße auf und legst deine Bettdecke wie ein Zelt über deine Knie. Locker dich dabei im Becken und lass die Knie weit auseinander stehen, damit so viel Luft wie möglich an deine Genitalien kommt.

Nach dem dritten Tag kannst du vorher ein *Sitzbad* nehmen. Dafür brauchst du eine große, am besten ovale Plastikschüssel (Platz genug für dich zum Drinsitzen), die du in die Bade- oder Duschwanne stellen kannst. Du kannst dich aber auch direkt in die Wanne setzen, verbrauchst dann eben nur mehr Wasser und Zusätze. In Sanitätshäusern gibt es auch einen Sitzbad-/Bidet-Einsatz für die Toilette, der sehr einfach zu handhaben ist und später als Bidet weiter benutzt werden kann. Als Zusatz für Sitzbäder eignet sich Eichenrinde (*Tannolact®* aus der Apotheke) oder Meersalz (ein Teelöffel pro Liter) in warmem Wasser aufgelöst, oder was deine Hebamme dir empfiehlt. Du setzt dich ein- oder zweimal täglich ca. fünf bis zehn Minuten lang (solange das Wasser noch angenehm warm ist) in die Lösung und plätscherst das Wasser ein wenig gegen deinen Damm. Spannungen, die beim Heilen der Naht auftreten, lösen sich dabei, du hast wieder ein frisches Gefühl, weil sich altes Blut dabei aus den Schamhaaren wäscht, Schwellungen gehen zurück, und die Heilung auch von kleineren Schürfungen wird durch die Lösung unterstützt. Hinterher tupfst du dich vorsichtig trocken oder föhnst dich lauwarm und schließt ein Luftbad an, bevor du dich wieder in ein frisches Windelpaket packst.

Wenn du keine Naht hast, sind Sitzbäder schon von Anfang an angenehm. Bei einer Naht wird das Nahtmaterial im Wasser leicht zu weich und braucht erst einmal ein paar trockene Tage, um die Wundränder aneinander zu halten. Bei einer Kaiserschnittnaht wartest du lieber ein bisschen länger, etwa 14 Tage, bevor du dein Sitzbad machst, damit die Naht nicht angeweicht wird.

Zu jedem Gang auf die Toilette kannst du in der ersten Woche *Calendula-Essenz* von *Weleda* mit warmem Wasser verdünnt (ein bis zwei Teelöffel auf ¼ Liter abgekochtes Wasser) in einem Messbecher oder einer Kanne mitnehmen. Wenn das Wasserlassen in den ersten Tagen unangenehm brennt, gieß dir die Lösung direkt dabei über die Vulva, oder erledige das Wasserlassen am Anfang in der Duschwanne und lass dabei warmes Wasser aus dem Duschkopf über die Vulva laufen, damit sich der Urin verdünnt. Spüle auch nach jedem Wasserlassen oder Stuhlgang mit der verdünnten Essenz, um dich zu reinigen und die heilende Wirkung der Calendula zu nutzen.

Innerlich unterstützt das homöopathische Mittel *Arnica* C30 (zwei Globuli gleich nach der Geburt unter der Zunge zergehen lassen) alle Heilungsprozesse. Sollte weitere Hilfe nötig sein, kannst du die Gabe nach einer Woche wiederholen. Bei einer großen, schmerzhaften Naht fördert *Staphisagria* C200 (vier bis fünf Tropfen alle sechs Stunden, zwei bis drei Tage lang) das Verheilen der Wundränder.[7]

Bei starken Schwellungen nach der Geburt sind *Arnica-Wundtüchlein* von *Wala* praktisch. Wie Erfrischungstücher für die Reise sind diese Tüchlein einzeln verpackt, mit Arnica-Lösung getränkt und können direkt auf die Schwellung gelegt werden. Die Binde wird dann zusätzlich angelegt, und der

Wirkstoff kann eine Weile seine Arbeit tun, ohne dass du dich weiter darum kümmern musst. Eine andere Möglichkeit ist, zu Beginn eines Luftbades einen *gefrorenen Waschlappen* aufzulegen. Dafür legt deine Betreuungsperson einen nassen Waschlappen (mit klarem Wasser oder Wasser mit Calendula-Essenz – ein bis zwei Teelöffel auf ¼ Liter – getränkt) eine Weile ins Gefrierfach und bringt ihn dir, bevor er ganz erstarrt ist.

Ganz wichtig in den ersten drei Tagen bei einer Naht: *Vermeide das Sitzen!* Abgesehen davon, dass es wehtut, ist es auch eine zusätzliche Belastung für die Heilung. Das Stillen geht wunderbar auch im Liegen. Falls du mal auf der Bettkante sitzen willst, auf einem weichen Sessel oder einem Stuhl mit Kissen, so setze dich im »Damensitz« etwas seitwärts auf eine Pobacke und halte die Beine geschlossen. Der Schneidersitz ist erst einmal tabu. Aber du gehörst sowieso in dein Bett und brauchst die anderen erst gar nicht glauben zu machen, dass alles schon wieder beim Alten ist. Bleibe ruhig eine Woche lang als deutliches Zeichen für dich und deine Umwelt im Nachthemd und überwiegend in deinem Bett mit dem Kind!

Wenn eine Stelle an der Naht mehr wehtut, die Wundränder nicht ganz aneinander liegen, ein kleines Löchlein sichtbar ist oder eine Stelle gerötet oder gar eitrig aussieht, musst du zusätzlich zu Luft- und Sitzbädern und Schonung etwas Desinfizierendes darauf träufeln, um eine Infektion der Naht abzuwenden. Am besten rufst du deine Hebamme zu Hilfe oder lässt dir von deinem Partner oder einer Freundin *Betaisodona*®-Lösung oder *verdünntes Melaleuka-Öl* (Teebaumöl; 20 Tropfen auf 100 ml Wasser) auftropfen.

Nach einer Woche bis zehn Tagen ist die Heilung schon gut fortgeschritten, und das tägliche Pflegeprogramm kann reduziert werden. Mache aber alles weiter, was dir angenehm war und noch ist. Das Laufen und Sitzen ist jetzt weniger beschwerlich, und die Heilung hat auch Auswirkungen auf dein Gesamtgefühl und deine Kräfte. Schone dich aber weiter, und nimm dir noch keinen großen Spaziergang vor, von dem du, vor allem beim ersten Kind, ganz sicher sehr erschöpft zurückkehren würdest.

Nachbehandlung

Ist die Naht schon so weit verheilt, dass Berührung nicht mehr unangenehm ist, und sich neue, rosa Haut gebildet hat, gibt es noch weitere Möglichkeiten für mehr Wohlbefinden:

Noch nicht aufgelöste Fäden von der Naht, die dich piken oder behindern, kann die Hebamme oder der Frauenarzt nach 14 Tagen lösen, damit der Reiz dieses Fremdkörpers das Heilen nicht beeinträchtigt. Jetzt wirkt das Einmassieren mit Salben nicht nur auf die Narbenbildung günstig, sondern du gewöhnst dich auch wieder an Berührung.

Bei noch bestehendem Wundgefühl, vor allem am Eingang zur Scheide, massiere nach Bedarf eine Heilsalbe wie *Bepanthen*® oder *Rescue*-Salbe (Notfall-Salbe aus der Bach-Blütentherapie) behutsam am Scheideneingangswinkel ein. Hier ist auch der kritische Bereich, den manche Frauen am Anfang beim Geschlechtsverkehr spüren. Damit du dich deiner Lust zu gegebener Zeit, wenn du keine Angst vor Schmerzen mehr hast, wieder ganz unverspannt hingeben kannst, mache regelmäßig die Massage am Scheideneingang, erst mit Heilsalbe, später mit der homöopatischen Salbe *Silicea* D6 (ein- bis zweimal täglich). Diese Salbe fördert die Geschmeidigkeit von Narbengewebe und kann auf der gesamten Narbe einmassiert werden (auch auf eine weitgehend verheilte Kaiserschnittnarbe).

Beckenbodenübungen (siehe nächster Abschnitt) fördern ebenfalls die Durchblutung und damit die Heilung und Lebendigkeit deiner Genitalien.

Der Beckenboden

Oft lernen wir erst in der Geburtsvorbereitung die so wichtige Beckenbodenmuskulatur in ihrem Aufbau und mit ihren Fähigkeiten kennen und wie wir sie aktiv einsetzen können. Vielleicht könnt ihr eurem Kind schon früh spielerisch ein Bewusstsein für diese Muskeln ermöglichen, wenn ihr die Bedeutung für euch am eigenen Leibe erlebt habt! Denn Leben, Durchblutung und Beweglichkeit fördert hier lustvolle Gefühle und eine aufrechte, lebensfrohe Haltung zur Welt.

Aufbau und Funktion

Die Beckenbodenmuskulatur ist ein vielschichtiges, etwa 7 cm dickes Muskelnetz, das unser Becken auskleidet und den Körper nach unten hin abschließt wie mit einer gut gewebten Hängematte, die einen schmalen Spalt für Harnröhre, Enddarm und bei der Frau für die Scheide lässt. Alle darüber liegenden Organe des Becken- und Bauchraumes werden von diesem Muskelgewebe getragen. In der Schwangerschaft wird die Beckenbodenmuskulatur (BB) durch die Hormone und das zunehmende Gewicht der Gebärmutter gelockert, weicher und nach unten hin runder, vorgewölbt wie bei einer Hängematte, in der jemand liegt. Der Spalt hat die Fähigkeit, weich und weit auseinander gedehnt zu werden, wenn bei der Geburt das Kind hinausdrängt und Platz fordert. Ein sehr anpassungsfähiges Gewebe, das festen Halt und Verschluss, aber auch weiches Nachgeben und Öffnen möglich macht![8]

Vor einer Schwangerschaft haben die meisten Menschen wenig Bewusstsein für ihre BB. Da diese Muskeln durch unseren aufrechten Gang mit einer hohen Grundspannung ausgestattet sind, kennen wir hauptsächlich ihr Halten. Hinzu kommt der kulturelle Einfluss, der Sexualität und Ausscheidung in die Privatsphäre verbannt hat, so dass uns in der Öffentlichkeit keine »Regung« nach unten hin entweichen darf. In der Geburtsvorbereitung wird durch Übungen ein Bewusstsein für die BB gefördert, um dem unbewussten permanenten Halten etwas entgegenzusetzen sowie die Beweglichkeit und Durchblutung zu fördern. Bei der Geburt ist eine lebendige BB natürlich geneigter, sich zu öffnen und zu dehnen, statt wie gewohnt festzuhalten.

Nach der Geburt

Nach der Geburt deines ersten Kindes hat deine BB eine noch nie erlebte, gewaltige Dehnung erfahren und ist überwältigt wie du selbst. So wie du noch über Tage bis Wochen in einem geistig und gefühlsmäßig offeneren Zustand sein wirst, so wird auch deine BB erst langsam sich wieder mehr festigen, was auch zutrifft, wenn du dein zweites, drittes Kind geboren hast. Viele Frauen behalten nach der Geburt ihres ersten Kindes einen weicheren Beckenboden, der dann bei allen weiteren Geburten viel leichter nachgibt. Eine weiche BB kann sich lustvoll, wohlig und lebendig anfühlen.

Aber es kann auch passieren, dass die BB vor Schreck in der Offenheit erstarrt und keine Spannung mehr zulässt, weil das Loslassen bei der Geburt mit Schmerzen verbunden war. Dadurch kann sie ihre wichtige Aufgabe des Stützens der Organe und des Lustempfindens in der Sexualität nicht mehr ausreichend erfüllen. Ein auf diese Weise zu weicher Beckenboden macht Beschwerden: Beim Laufen und Stehen drängt das Gewicht der Organe unangenehm nach unten, beim Husten, Niesen, Lachen, Hüpfen und Rennen hält die Blase nicht dicht, beim Geschlechtsverkehr fehlt der lustvolle Kontakt, und ein Extremfall ist die Senkung der Gebärmutter. Um das zu vermeiden, solltest du schon in den ersten Tagen nach der Geburt wieder liebevoll Kontakt zu deiner BB aufnehmen – durch Hinspüren, leichtes Bewegen, Betrachten von Verletzungen und sorgsame Pflege. Täglich kannst du dann beobachten, wie die Fähigkeit zu mehr Spannung und Beweglichkeit zunimmt. Gib dir aber auch Zeit, denn das Heilen und Sich-wieder-Festigen darf sechs Wochen dauern, und auch danach verändert sich das Gewebe noch!

Beckenbodenübungen in der frühen Wochenbettzeit

Die folgenden Übungen fördern die Lebendigkeit deiner Beckenbodenmuskulatur (BB). Integriere die Aufmerksamkeit für deinen Beckenboden in deinen Tagesablauf!

Vielleicht die schwerste, aber wichtigste »Übung«: Vermeide während der gesamten Wochenbettzeit (sicher sechs Wochen, besser drei Monate lang) auf jeden Fall schweres Heben, denn dadurch wird der Beckenboden jedes Mal nach unten gedrückt und daran gehindert, sich wieder zu festigen. Außer deinem Baby gibt es nichts für dich zu tragen! Und wenn du dein Baby im Tuch tragen willst, so überlasse sogar das bei den ersten Spaziergängen deiner Begleitperson. Größere Geschwisterkinder können auch im Sitzen oder Liegen mit dir kuscheln. Wäschekörbe und Ähnliches haben mindestens zwei bis sechs Wochen lang schon gar nichts bei dir verloren!

○ Entdecke bereits in den ersten drei Tagen deinen Beckenboden sachte wieder durch folgende Versuche:

1. Im Liegen, Beine aufgestellt. Ausatmend Druck auf die Füße verstärken, so dass das Kreuz mehr Kontakt zur Unterlage bekommt, der Beckenboden zeigt dabei nach vorn. Einatmend Druck auf die Füße lösen, der Beckenboden zeigt dabei mehr nach hinten. Einige Atemzüge lang mit der sanften Kippbewegung des Beckens fortfahren, dabei Rhythmus und Druck variieren und aufkommende Gefühle beobachten und sich ausbreiten lassen.
2. Im Liegen *nach* dem Stillen (denn beim Stillen ist alles auf *Fließen* statt auf Halten eingestellt!) sanfte, pulsierende, kleine Bewegungen durch Anspannen der BB – wie eine zärtliche Begrüßung: »Hallo, bist du noch da? Wie geht's dir?«
3. Auf der Toilette sitzend, nach dem Wasserlassen, die BB einige Male vorsichtig und langsam anspannen und wieder loslassen.
4. Bauchlage: Mit einem dicken, festen Kissen unter dem Bauch und einem flachen unter dem Kopf ruhen (besser nicht am Tag des Milcheinschusses; Druck auf die Brust ist unangenehm!, s. Kap. 5, S. 159 ff.).

○ Nach einer Woche:[9]

1. Atmen mit Kippbewegung des Beckens immer zwischendurch.
2. Im Liegen *nach* dem Stillen mehrmals täglich erst die BB langsam anspannen und dann zusätzlich die Sitzbeinhöcker durch Anspannen der Pobacken aufeinander zubewegen. Dann wieder loslassen. Ca. zehnmal im Wechsel.
3. Im Sitzbad (s. S. 123 f.) die BB anspannen und loslassen, so als wolltest du Wasser in dich aufnehmen und es wieder abgeben. Ca. zehnmal.
4. Bauchlage mit einem dicken, festen Kissen unter dem Bauch und einem flachen unter dem Kopf, so dass die Brust nicht gedrückt wird. Die Füße am Fußgelenk übereinander legen, Füße fester auf die Unterlage pressen, Knie dabei durchdrücken, so dass sie sich von der Unterlage heben, BB und Po sind angespannt. Die Position einen Moment halten und dann alles wieder loslassen (»Baumstamm«). Fünf- bis zehnmal, dann Füße nebeneinander legen und entspannen.

○ Nach zwei Wochen:

1. Atmen mit der Kippbewegung des Beckens auch im Sitzen und Stehen.
2. Im Liegen *nach* dem Stillen BB anspannen, den Bauch einziehen, Position kurz halten und dann ausatmend lösen; 20-mal hintereinander mehrmals am Tag.
3. Auf der Toilette sitzend beim Wasserlassen: Versuche, nachdem die größte Menge Urin ausgeschieden ist, den Rest in Etappen abzugeben, indem du den Strahl mit dem Anspannen der BB mehrmals unterbrichst und dann wieder laufen lässt.
4. Gewöhne dich daran, dass du immer, wenn du etwas hochhebst, vorher deinem Beckenboden etwas mehr Spannung, dem Gewicht entsprechend, gibst. Egal, ob du dein Baby hochnimmst oder einen Löffel beim Essen!
5. Bauchlage und Baumstamm.

Innere Bilder

Auch innere Bilder helfen vielen Frauen, wieder eine Beziehung zu ihrer BB zu entwickeln: Manche stellen sich eine Rose vor, die mal eine Knospe, mal voll erblüht und mal fast verwelkt ist. Andere eher eine Wasserpflanze mit pulsierenden Bewegungen oder ein kleines Tier, das sich mal faul ausdehnt, mal einkugelt.

Ich stelle mir meinen Beckenboden wie eine Feuerstelle vor, in der mein Lebensfeuer brennt. Verliere ich es aus dem Bewusstsein und kümmere mich nicht darum, so züngeln die Flammen nicht mehr hoch durch den ganzen Körper bis zu meinem Scheitel. Meine innere und äußere Haltung sacken dann mehr in sich zusammen, als würde die Erdanziehung größer oder als fiele »die Glut durch den Rost«. Die Hüterin eines Feuers muss ab und zu die Glut wieder näher zusammenbringen, um die Flammen wieder aufsteigen zu lassen. Und so erlebe ich die Beckenbodenübungen als ein bewusstes Sammeln und Beleben meiner Lebensenergie und nicht als bloßes Training von Muskeln.

Eine Phantasiereise zu deinem Beckenraum kann dein Wohlgefühl wieder steigern und die Lebendigkeit und Durchblutung in deiner weiblichen Basis fördern.

◯ Phantasiereise zu deiner weiblichen Basis

Lege dich bequem hin. – Tue einige tiefe Seufzer, und lasse dich mit jedem seufzenden Ausatmen noch ein wenig schwerer auf deine Unterlage sinken. – Schmelze in eine Haltung, die ein Weilchen für dich entspannend ist. – Gönne dir immer wieder Bewegung und Veränderung deiner Lage, wenn du sie dadurch verbessern kannst.

Wende deine Aufmerksamkeit ganz dir selbst zu, und horche in dich hinein. – Lass deinen Atem frei fließen, sei ganz gelöst in deiner Achtsamkeit. – Führe nun deine innere Aufmerksamkeit in den Raum deines Beckens:

Sieh dich in deinem Becken um. Schau dir einmal die Wände dieses Raumes genauer an: – Sieh das breite Kreuzbein am unteren Ende deiner Wirbelsäule, auf dem du liegst, – fühle die weit geöffneten Beckenschaufeln von dort zu beiden Seiten ragen, – die sich nach vorne hin vom schmalen Schambein wieder verbinden lassen, – spüre das Rund deines Beckens wie eine große Schale. – Taste dich vom Schambein aus nach unten an den Sitzbeinen hinab zu den Sitzbeinhöckern, – spüre den Abstand zwischen ihnen – und wandere weiter nach hinten, – bis die Sitzbeine sich am unteren Ende der Wirbelsäule wieder annähern, – schwing dich am zarten Steißbein entlang hinab bis an seine Spitze, – erspüre von dort wie auf einem Ausguck den Raum deines kleinen Beckens, – schmaler als die große Schale oben, aber voller Leben.

Was siehst du, – was fühlst du, – welche Farben gibt es dort, – welche Formen, – welche Musik – ?

Suche deine Gebärmutter in diesem Raum. – Wo liegt sie, – wie sieht sie aus, – wie ist ihre Umgebung, worin liegt sie eingebettet? – Berühre sie, – welche Temperatur hat sie, – welche Konsistenz? – Jetzt roll dich in der Vorstellung ganz weich und klein zusammen und schlüpfe in den Innenraum deiner Gebärmutter. – Wie fühlt es sich an, dort zu liegen? – Ruh dich aus und lausche, was deine Gebärmutter dir erzählt. – Was hat sie erlebt, – wie geht es ihr jetzt? – Betrachte sie neugierig, während sie mit dir spricht, – lausche, – schaue, – fühle.

Erforsche mit liebevoller Achtsamkeit ihren Innenraum. – Siehst du Öffnungen, – wo ist der Muttermund?

Verabschiede dich von ihr und gleite weiter durch den Muttermund hinaus in deine Scheide. – Wie ist es hier, – welche Temperatur, – welche Konsistenz, – welche Farben gibt es hier?

Lass die Vagina dich mit ihren Wänden umarmen und umhüllen. – Wie fühlst du dich hier? – Lausche, – schaue, – fühle.

Gleite weiter und finde deinen Weg nach draußen. – Erforsche die Umgebung deines Scheideneingangs, aus dem du gerade mit deiner inneren Achtsamkeit kommst. – Was siehst du, – wie fühlst du dich? – Magst du noch weiter spüren?

Komm nun mit deiner Aufmerksamkeit wieder zurück in den Raum, in dem du liegst. Lass das Erlebte eine Weile in dir nachklingen.

Was hast du mitgebracht von deiner Reise? Wie geht es dir? Wie fühlt sich dein Körper?

Räkel und reck und streck dich, reibe dein Gesicht, öffne die Augen und roll dich über die Seite wieder hoch.

Wochenbettübungen nach drei bis vier Wochen

Wenn du nach drei, vier Wochen[10] schon ein kleines Gymnastikprogramm magst, dann bereite dir mit einer Wolldecke einen angenehmen, ungestörten Platz auf dem Fußboden vor. Beginne ein paar Tage lang mit den Übungen Nr. 1, 2, 3, 4, 6, füge dann die Übungen Nr. 5, 7, 8 hinzu. Steigere über Tage langsam von fünf- auf zehnmal pro Übung.

Die Übungen für die Bauchmuskulatur, Nr. 9, 10, 11, solltest du erst machen, wenn dir deine Beckenbodenmuskulatur (BB) wieder gehorcht, du also Spannung herstellen und halten kannst. Sechs Wochen nach der Geburt ist nicht zu spät!

Die Übungen Nr. 12 und 13 sind schon nach einer Woche zu deinen täglichen Begleitern geworden (s.a.S. 129).

Bei Rückenschmerzen pickst du dir die Übungen Nr. 2, 6, 7, 8 heraus, bei Verstopfung oder Blähungen Nr. 7 und 8.

Die Brustmuskel stärkenden Übungen Nr. 14 und 15 fügst du erst hinzu, wenn du schmerzfrei im Schneidersitz sitzen kannst. Die Nr. 16 ist immer eine angenehme Dehnung, wenn der Schulterbereich verspannt ist.

Übe nur an Tagen, an denen du nicht zu erschöpft bist, und überfordere dich nicht mit Ehrgeiz!

⊖ Becken, Bauch, Wirbelsäule

1. In Rückenlage mit aufgestellten Beinen: BB anspannen, den Bauch einziehen und zusätzlich den Druck auf die Füße verstärken, so dass der Kreuzbereich breiter auf der Unterlage liegt. Position mit dem Ausatmen oder einem Seufzer lösen. Fünfmal.

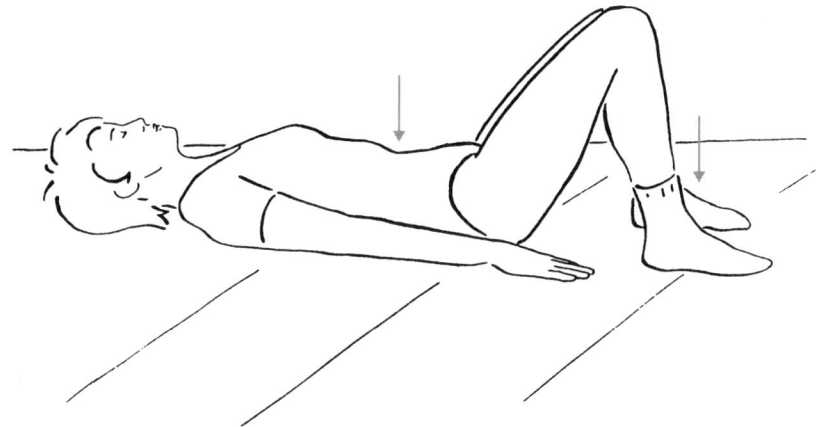

2. Starten wie Übung Nr. 1, dann mit gehaltener Spannung den Druck auf die Füße erhöhen, bis sich das Kreuz vom Boden hebt und du nur noch mit den Schultern und den Füßen aufliegst (»Brücke«). Die Spannung der BB noch etwas erhöhen und beim Ausatmen die Wirbelsäule langsam von den Schultern abwärts auf den Boden zurückrollen lassen. Im Liegen alle Bereiche entspannen. Fünfmal.

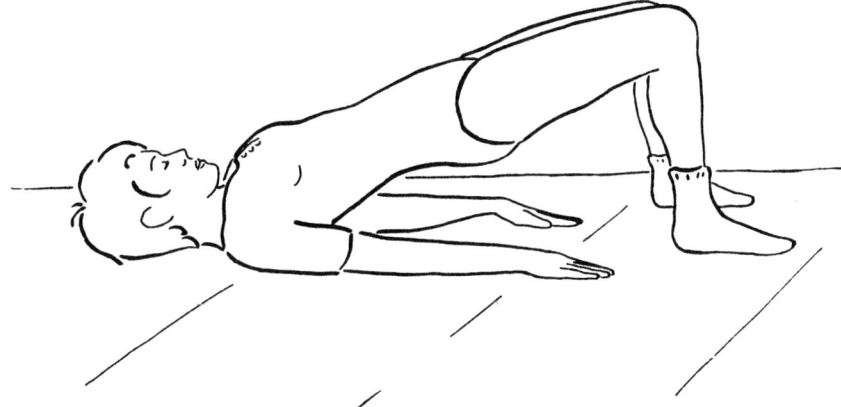

3. Starten wie Übung Nr. 1. In der Brücke mit gehaltener Spannung fünfmal mit dem Becken rechtsherum kreisen, dann auf den Boden abrollen. Nun wieder mit Spannung in die Brücke gehen und fünfmal linksherum kreisen.

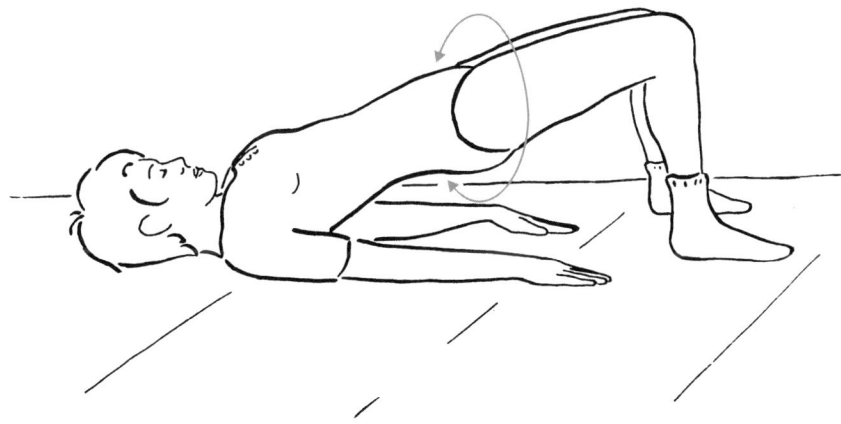

4. Starten wie Übung Nr. 1. In der Brücke die rechte Hüfte nach rechts bewegen, in dieser Haltung dann den Rücken zum Boden hin abrollen und abgelegt die Spannung in Bauch und BB lösen. In dieser nach rechts geknickten Position Bauch und BB wieder anspannen und dann mit dem Becken einen großen Halbkreis nach links beschreiben, links ablegen, locker lassen. Dreimal auf jede Seite. Nach dem letzten Mal den Rücken wieder in der Mitte abrollen.

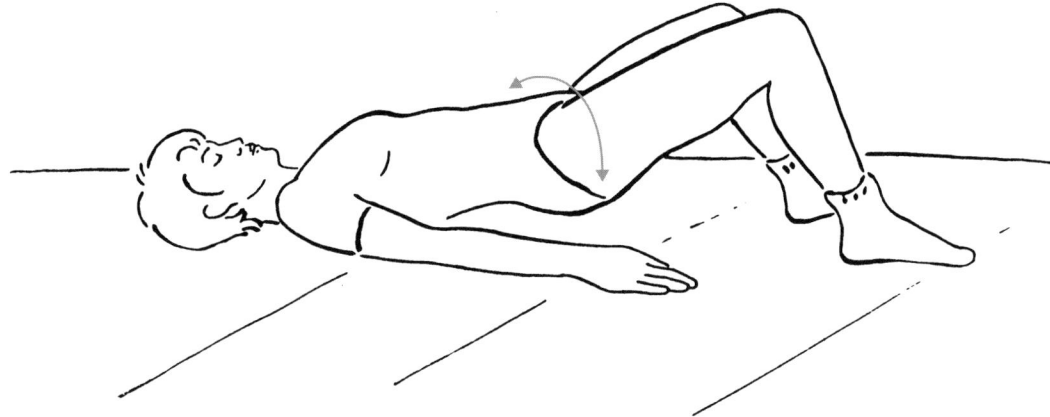

5. Starten wie Übung Nr. 1 mit beiden Armen rechts und links stabil neben dem Körper auf dem Boden. In der Brücke bleiben, beim Ausatmen das rechte Bein in Höhe des linken Oberschenkels ausstrecken, beim Einatmen das rechte Bein wieder abstellen (in der Brücke bleiben), beim Ausatmen linkes Bein ausstrecken, beim Einatmen wieder abstellen. Mehrmals im Wechsel, und bevor der Rücken müde wird, mit beiden Füßen auf dem Boden beim Ausatmen die Wirbelsäule auf die Unterlage abrollen.

6. Weiter in Rückenlage mit aufgestellten Beinen: Ein Bein nach dem anderen (nicht gleichzeitig![11]) angewinkelt zu dir an den Bauch heranziehen und mit beiden Händen die Knie umfassen. Beide Knie zusammen in eine Richtung kreisen lassen, so dass das Kreuz auf der Unterlage massiert wird. Richtung wechseln, dann seitlich hin und her schaukeln. Ein Bein nach dem anderen (!) wieder abstellen.

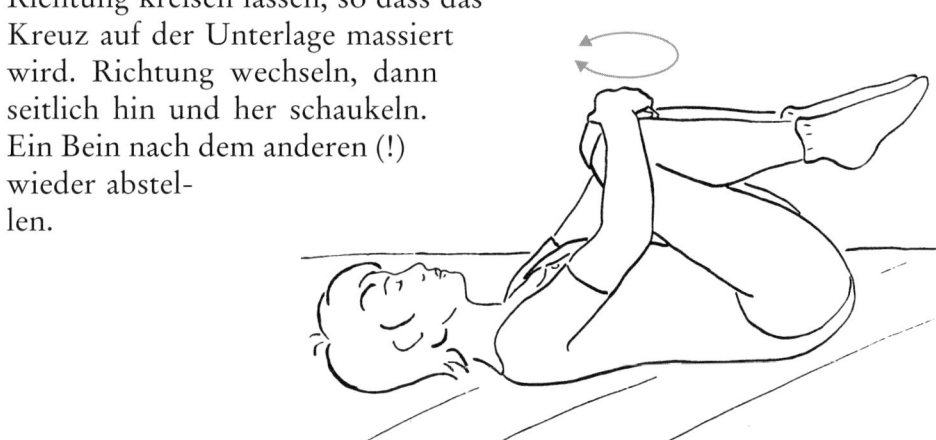

7. Wieder Rückenlage mit aufgestellten Beinen: Die Arme rechts und links im rechten Winkel zum Körper am Boden ausstrecken. Das linke Bein nach links kippen und in Richtung Boden sinken lassen. Das rechte Bein folgt, bis beide Beine auf der linken Seite aufeinander liegen. Gleichzeitig den Kopf nach rechts wenden, die Schultern bleiben am Boden. Die rechte Hüfte in dieser Lage noch etwas mehr nach links ziehen, so dass eine angenehme Dehnung im Rücken entsteht. Fünf tiefe, langsame Atemzüge in dieser Haltung, und mit jedem Ausatmen überflüssige Spannung loslassen. Langsam mit dem rechten Bein auf die andere Seite hinüberwandern, das linke folgt, bis beide rechts am Boden liegen. Gleichzeitig den Kopf nach links wenden, die Schultern bleiben am Boden. Die linke Hüfte noch etwas mehr nach rechts ziehen. Fünf tiefe Atemzüge. Nun geht das linke Bein nach oben, das rechte folgt, Kopf und Wirbelsäule sind gerade (wie Ausgangsposition).

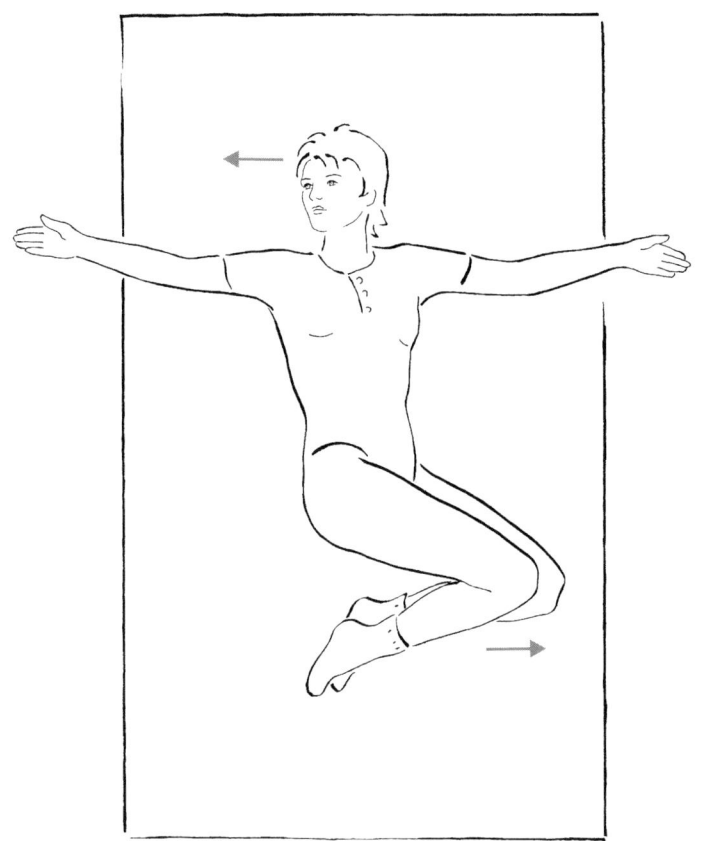

8. Starten mit Ausgangsposition Übung Nr. 7. Linkes Bein am Boden ausstrecken, das rechte bleibt aufgestellt. Rechtes Knie nach links über das
gestreckte linke Bein hinweg führen und von der Schwerkraft in Richtung
Boden ziehen lassen; der rechte Fuß kann auf dem linken Knie ruhen.
Gleichzeitig den Kopf nach rechts wenden, die Schultern bleiben am Boden. Durch tiefe, ruhige Atemzüge (Seufzer beim Ausatmen) mehr und
mehr in die Dehnung sinken und entspannen. Langsam mit dem rechten
Bein zurück zur Mitte, rechtes Bein ausstrecken und linkes aufstellen. Das
Gleiche zur anderen Seite, dann zurück zur Mitte und beide Beine aufstellen.

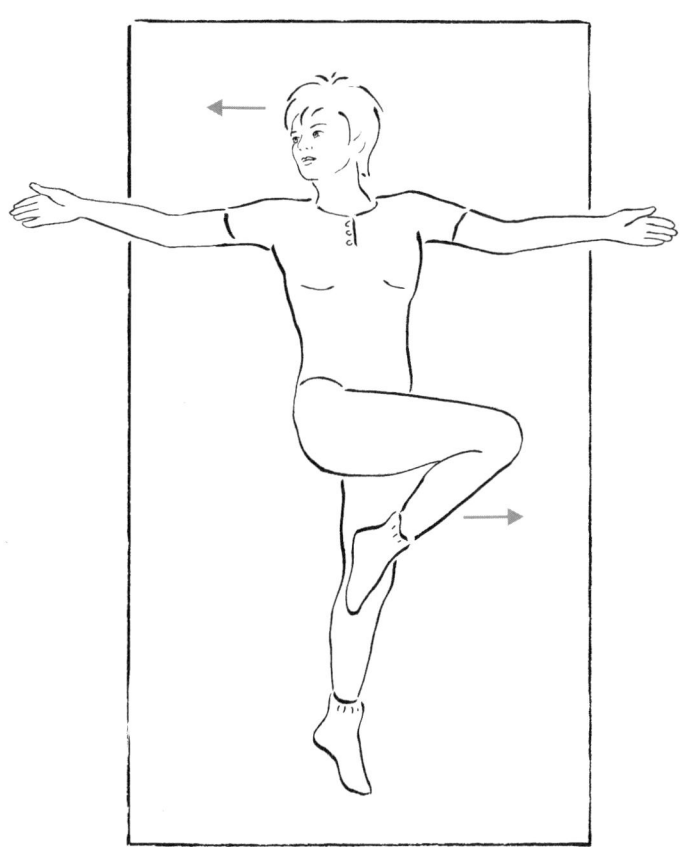

○ Bauch- und Beckenbodenmuskulatur

Mache die Übungen für die Bauchmuskulatur erst, wenn die Beckenbodenmuskulatur (BB) gehorcht, d.h. du Spannung herstellen und halten kannst.
Die Übungen Nr. 10 und 11 dienen der Stärkung der schrägen Bauchmuskulatur, die dabei hilft, die Lücke zwischen den geraden Bauchmuskeln (Rectusdiastase) zu schließen.

9. Rückenlage, aufgestellte Beine, die Arme u-förmig zum Kopfende hoch-
    legen. Handrücken und Ellenbogen auf die Unterlage drücken und Kinn
    in Richtung Hals ziehen, so dass sich das Brustbein etwas vom Boden ab-
    hebt. BB anspannen, die Füße so weit anheben, dass nur noch die Fersen
    auf dem Boden stehen. Die Spannung eine Weile halten, dann wieder lo-
    cker lassen. Einige Male wiederholen.

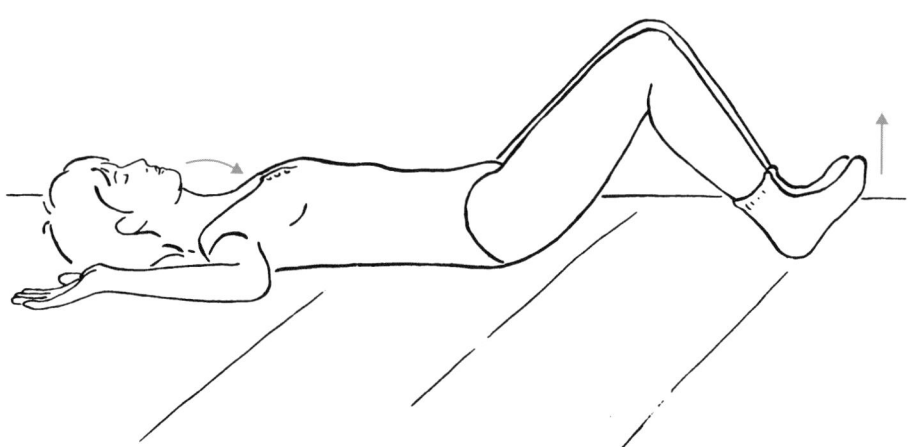

10. Rückenlage, aufgestellte Beine. Spannung aufbauen wie bei Übung Nr. 9.
    Rechtes angewinkeltes Bein in Richtung Bauch ziehen und mit der lin-
    ken Hand gegen das Knie drücken. Dabei Spannung im Beckenboden
    halten, mit dem rechten Arm den Druck auf den Boden halten und Kinn
    in Richtung Hals gezogen lassen. Arm und Bein wieder ablegen, ent-
    spannen. Seiten wechseln und einige Male wiederholen.

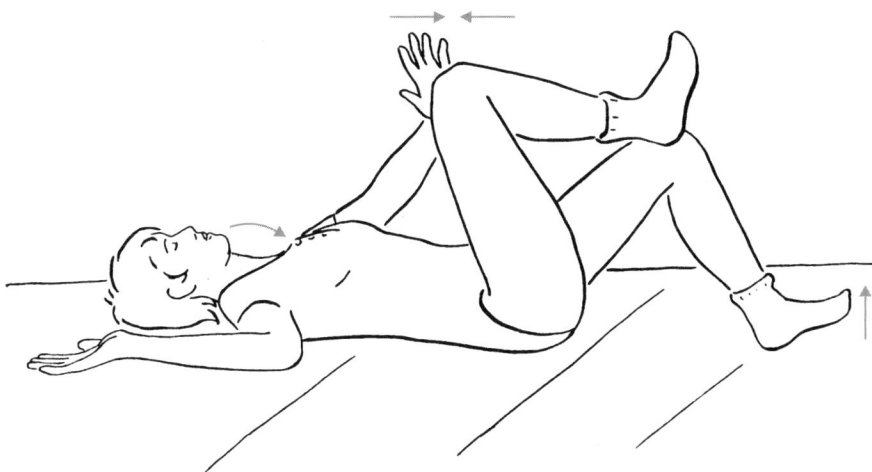

11. Rückenlage mit gestreckten Beinen und u-förmig zum Kopfende hochgelegten Armen. Mit Handrücken und Ellenbogen wieder Druck auf die Unterlage geben und das Kinn in Richtung Hals ziehen. Mit gehaltener Spannung abwechselnd ein Bein von der Unterlage etwa 10 cm anheben, halten, ablegen, dann anderes Bein abheben, halten, ablegen. Beine einige Male wechseln, dann wieder entspannen.

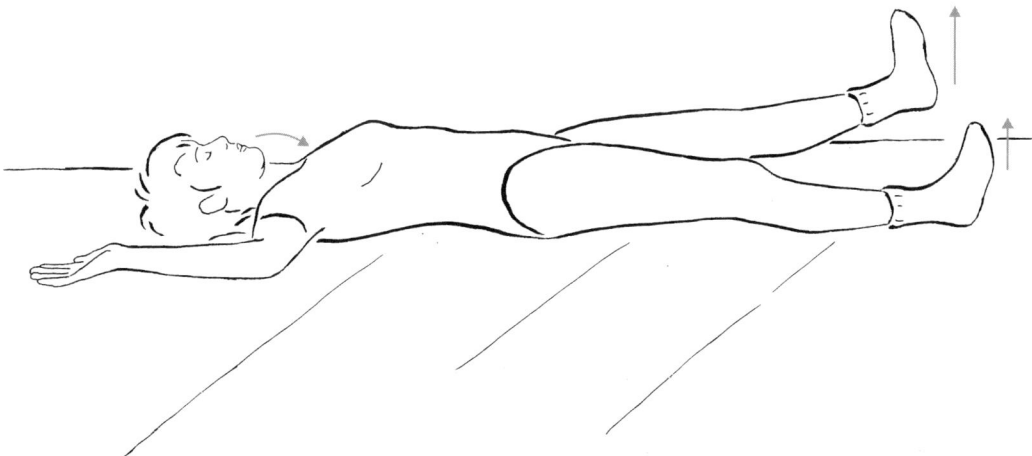

12. »Baumstamm«: Bauchlage mit einem dicken, festen Kissen unter dem Bauch und einem flachen unter dem Kopf, so dass die Brust nicht gedrückt wird; die Füße am Fußgelenk überkreuzen. Füße fester auf die Unterlage pressen, Knie durchdrücken, so dass sie sich von der Unterlage heben, BB und Po anspannen, einen Moment lang halten und dann alles wieder locker lassen. Fünf- bis zehnmal, dann Füße nebeneinander legen und entspannen.

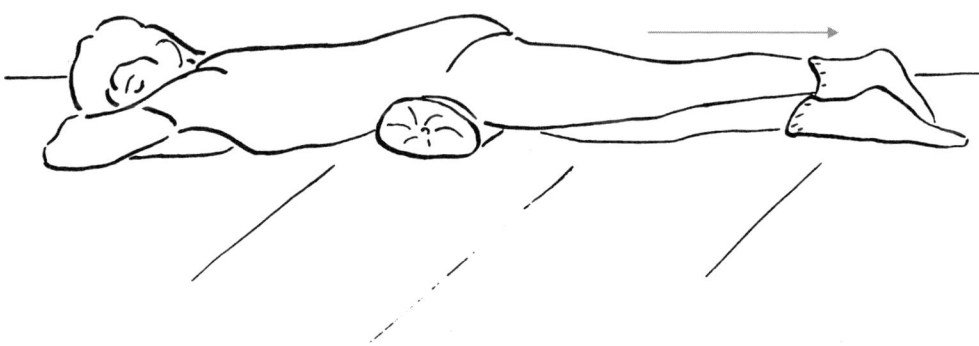

13. Bauchlage wie bei Übung Nr. 12. Eine Weile ruhen, Beckenboden, Beine, Schultern und Gesicht sind entspannt, die Grundspannung lässt nach. Tiefe, langsame Atemzüge. Lass den Ausatem durch den locker geöffneten Mund fließen, bis deine Lunge ganz leer ist. Warte und genieße die Stille, bis der Einatem von allein durch die Nase wieder einströmt. Spüre, wie am Ende jeder vollständigen Ausatmung ein wohliges Gefühl von Kopf bis Fuß rieselt und sich immer weiter ausbreitet.

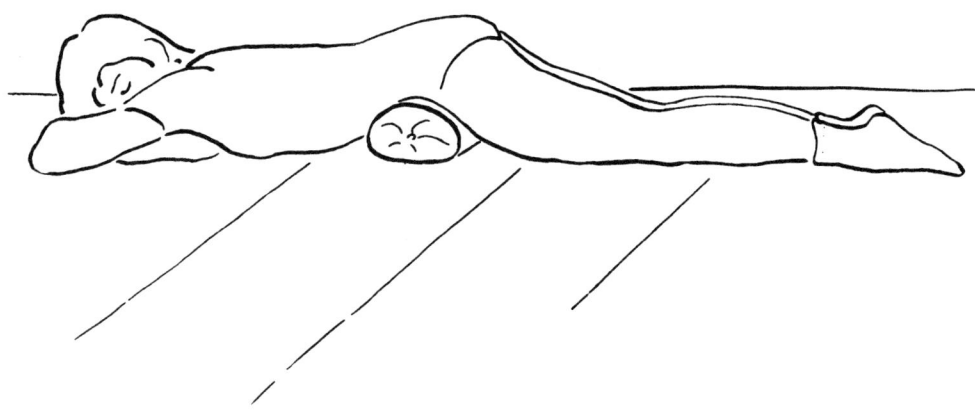

○ Brust und Schultern

Diese Übungen sind, sobald eine evtl. Dammnaht verheilt ist, in der Stillzeit angenehm, weil durch das Gewicht der schwerer gewordenen Brust und durch manche Stillhaltungen sich leicht Verspannungen im Nacken-/Schulterbereich einstellen. Zum Üben setzt du dich *nach dem Stillen*[12] bequem und aufrecht in den Schneidersitz.

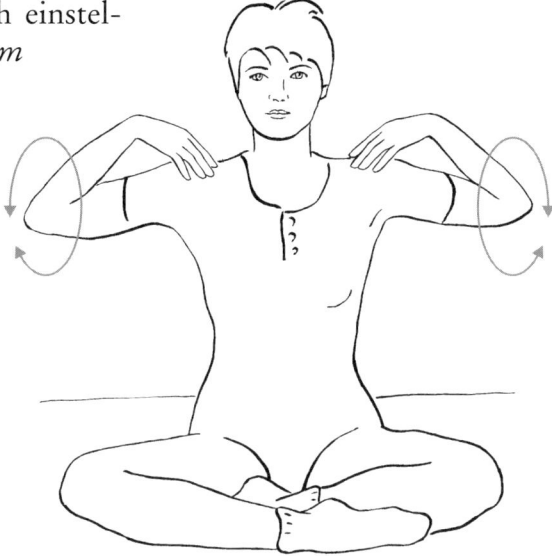

14. Hände auf die Schultern, die Oberarme bilden einen rechten Winkel zum Körper. Beschreibe mit den Ellenbogen zehn große Kreise von hinten nach vorn, dann zehn von vorn nach hinten. Hände auf den Oberschenkeln ablegen, Schultern locker lassen.

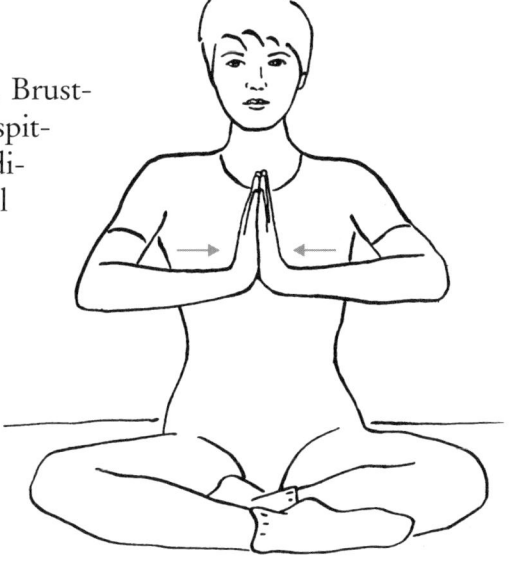

15. »Sphinx«: Handflächen vor dem Brustbein aneinander legen, die Fingerspitzen zeigen nach oben wie beim indischen Gruß. Handballen 20-mal gegeneinander drücken, ohne beim Nachlassen des Drucks die Handflächen voneinander zu lösen. Während des Drückens den Abstand der Hände zum Brustbein verringern und vergrößern. Hände auf den Oberschenkeln ablegen, Schultern locker lassen.

16. Vierfüßlerstand, Knie schulterweit auseinander. Unterarme auf den Boden legen, Hände zueinander, Ellenbogen weit auseinander. Kopf zur Seite gedreht auf die Unterlage legen, die Hände befinden sich in Scheitelnähe. Tiefe, langsame Atemzüge. Bei jedem Ausatem mehr und mehr in dieser Haltung entspannen und den Bereich zwischen den Schulterblättern in Richtung Boden sinken lassen (nicht drücken!). Kopf zur anderen Seite drehen, weiter atmen, entspannen und den Bereich zwischen den Schulterblättern sinken lassen. Kopf wieder in die Mitte bringen, so dass die Stirn aufliegt, und dann langsam mit rundem Rücken aus der Haltung hochkommen.

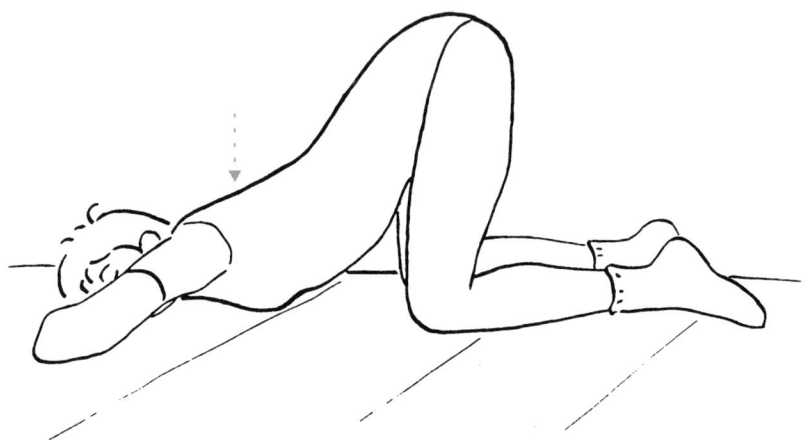

Geduld!

Es kann nicht oft genug wiederholt werden:
- Gestatte dir diese kurze Zeit deines Lebens, die von großer körperlicher Weichheit und Offenheit geprägt ist, und erlaube dir, deine weiblichen Fähigkeiten zu genießen.
- Geh nicht mit Härte und eiserner Disziplin an die Übungen, als würdest du dir »zu Leibe« rücken.
- Begleite ganz bewusst die Veränderungen, die ganz von alleine passieren, und fördere mit dem, was du für dich tust, deine Entspannung und Lebendigkeit.
- Sei dir der Beckenbodenmuskulatur stets bewusst und hilf ihr zu heilen.
- Nimm ein Programm mit Übungen nur aus Lust an der Bewegung und an deinem jetzt wieder nur von dir bewohnten Körper auf, ebenfalls zur Entlastung bei Beschwerden und zum Wohlfühlen!

Bei Beschwerden nach sechs Wochen

Wenn nach sechs Wochen noch Beschwerden mit der Beckenbodenmuskulatur (BB) vorhanden sind, solltest du Folgendes beachten:

- Arrangiere dich nicht mit der Vorstellung, dieser Zustand sei unabänderlich! Es gibt Möglichkeiten zur Besserung oder sogar Heilung. Du kannst jetzt damit anfangen, je eher, desto besser. Es ist aber nie zu spät dafür, besser später als gar nicht!
- Besuche einen speziellen Beckenboden-Kurs. Adressen in deiner Nähe erhältst du von deiner Hebamme, vom Gynäkologen, bei den Krankenkassen oder über Krankengymnastinnen.
- Übe täglich mit deiner BB und mache auch die Übungen aus dem Kurs täglich zu Hause.
- Sprich über deine Beschwerden mit der Leiterin deiner Rückbildungsgymnastikgruppe, damit sie dir spezielle Übungen zeigt, aber auch sagt, welche du noch weglassen solltest, weil sie eher belastend wären (z.B. Bauchmuskelübungen!).
- Sprich mit Freundinnen, die auch Kinder haben, über deine Erfahrungen. Oft entlastet ein offener Austausch und bringt neue Ideen. Gemeinsam besuchte Kurse machen meist mehr Spaß und spornen zu mehr Einsatz an.
- Lese in dem Buch *Beckenbodentraining* von Susanne Kitchenham-Pec und Annette Bopp.
- Stell dich darauf ein, dass du mit einem speziellen Beckenbodentraining viel Erfolg haben wirst! Dies entspricht aber nicht einer »Reparatur«, denn deine weibliche Basis ist lebendig und braucht daher deine Lust, sie mit Aufmerksamkeit und Pflege dein weiteres Leben zu begleiten.
- Sprich mit dem Gynäkologen über »Femina-Konen«. Das sind verschieden schwere tamponähnliche Gewichte, mit denen du zu Hause trainieren kannst. Zuerst wird das leichteste Gewicht in die Vagina eingeführt und für relativ kurze Zeit getragen. Allmählich werden Gewicht und Tragedauer pro Tag gesteigert und damit die Kraft der BB gefördert.
- Es gibt auch homöopathische Mittel, die ein tägliches Training unterstützen und wieder zu mehr Festigkeit in der BB führen, z.B. *Aletris* D6 (zweimal täglich zehn Tropfen).

Rücken und Beine

Becken und Wirbelsäule

Dein knöchernes Becken hat sich in der Schwangerschaft durch bestimmte Hormone geweitet und gelockert und sich damit für die Geburt bereitgemacht. Vorn beim Schambein und hinten beim Kreuzbein gibt es Knorpelfugen, die diese Erweiterung möglich machen. Du hast gegen Ende der Schwangerschaft vielleicht auch die Lockerung gespürt, wenn du dich morgens beim Aufstehen durch das lange Liegen auf der Seite ganz weh im Becken gefühlt hast, wie »aus den Fugen geraten«. Erst durch Bewegen war langsam wieder alles an seinen Ort gerückt. Oder du hast dich im Laufe des Tages im Kreuz- oder Schambeinbereich durch das zusätzliche Gewicht überfordert gefühlt und brauchtest mehr Zeit für all deine Gänge und mehr Pausen.

Jetzt nach der Geburt ist dein Becken vom Gewicht des Kindes befreit und dadurch schon etwas erleichtert. Da aber die veränderte Hormonlage nicht von heute auf morgen die nötige Festigkeit in die Knorpelfugen bringt, fühlst du möglicherweise noch eine Weile diese Instabilität und Weitung in deinem knöchernen Gerüst. Zur Stabilisierung nimm morgens eine Messerspitze *Aufbaukalk 1* und abends eine Messerspitze *Aufbaukalk 2* (von *Weleda*); das wirkt unterstützend auf den Kalkstoffwechsel.

Die ab Seite 132 beschriebenen Wochenbettübungen Nr. 2, 6, 7 und 8 werden dir gut tun (ab drei bis vier Wochen nach der Geburt) und eine nicht zu harte Matratze. Achte beim Schlafen und beim Stillen darauf, dass du Platz hast und durch verschiedene Kissen[13] gestützt möglichst entspannte Haltungen einnehmen kannst, die der Wirbelsäule nicht zu viele seitliche Verbiegungen zumuten. Die Höhe des Wickeltisches ist ebenfalls entscheidend. Damit du davor die vielen Male am Tag nicht in schlechter Haltung verbringst, kannst du ihn auf einen Sockel stellen oder mit einem Zwischenstück unter der Wickelauflage auf die für deine Größe passende Höhe bringen.

Eine Rückenmassage ist eine Wohltat, die eine stillende Mutter (nicht nur in der Wochenbettzeit!) immer wieder – im buchstäblichen und übertragenen Sinne – aufrichtet und ihre Energie ins Fließen bringt. Es ist möglich, sich Massagen verschreiben zu lassen, doch viel schöner ist es, sich als Paar ab und zu gegenseitig mit einer Massage zu verwöhnen. Oder bitte eine Freundin darum.

Rückenmassage

Für die folgende Rückenmassage[14] wird kein Öl verwendet! Baut zuerst einen Kissenberg auf oder legt ein dickes Kissen auf einen Stuhl, vor dem du kniest und auf den du dich nach vorn gebeugt lehnst, evtl. mit einem Sitzkissen oder einer aufgerollten Wolldecke unter dem Po. Die massierende Person (hier: dein Mann) kniet hinter dir, ebenfalls mit einem Sitzkissen, am Beginn und bei manchen Griffen auch an deiner Seite.

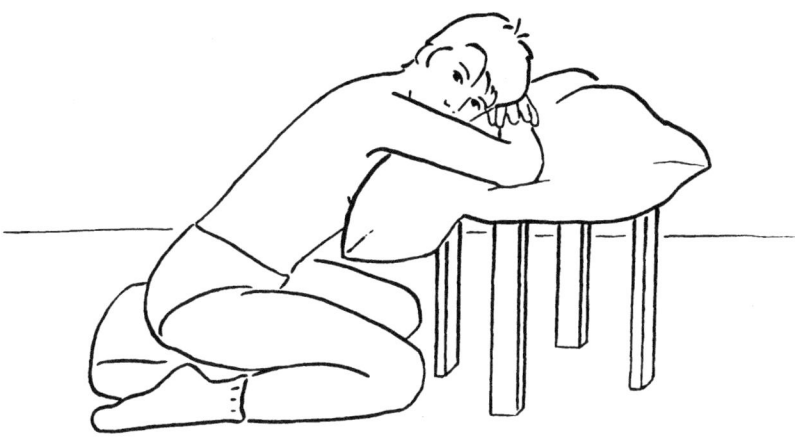

Zur Begrüßung und Einstimmung setzt sich dein Mann an deine linke Seite, reibt die Handflächen aneinander, um sie aufzuwärmen, und legt dann die linke Hand auf deinen Hinterkopf, die rechte auf dein Kreuzbein. Wärmeaustausch und zur Ruhe kommen.

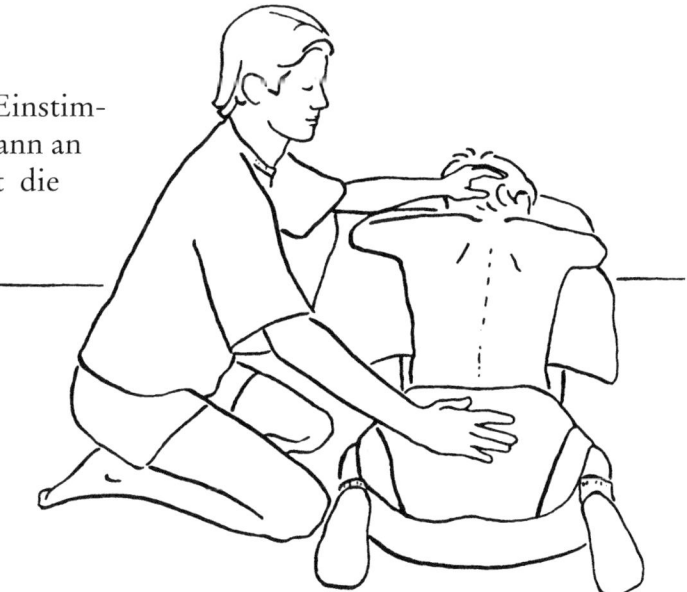

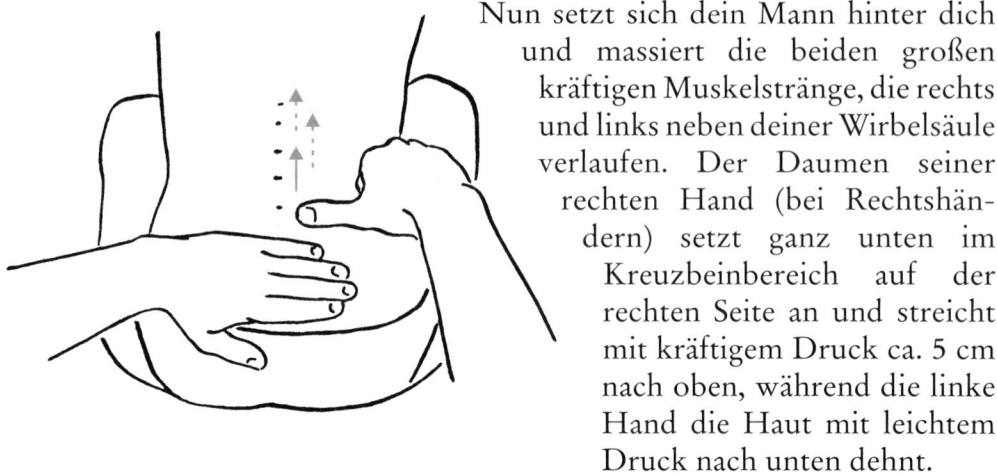

Nun setzt sich dein Mann hinter dich und massiert die beiden großen kräftigen Muskelstränge, die rechts und links neben deiner Wirbelsäule verlaufen. Der Daumen seiner rechten Hand (bei Rechtshändern) setzt ganz unten im Kreuzbeinbereich auf der rechten Seite an und streicht mit kräftigem Druck ca. 5 cm nach oben, während die linke Hand die Haut mit leichtem Druck nach unten dehnt.

In drei kleinen Teilstrecken streicht der rechte Daumen die ersten 15 cm auf diese Weise aufwärts, während die linke Hand immer wieder nachgreift und nach unten hin dehnt. Der Druck des Daumens kann so kräftig sein, dass eine Rötung auf der Haut entsteht (es ist wichtig, sich immer über die Stärke des Drucks auszutauschen, vor allem zu Beginn der Massage). Sanftes Ausstreichen mit der Handfläche abwärts über den gerade massierten Bereich, dann Wechsel auf die linke Seite. Dort ebenfalls wie rechts 15 cm nach oben hin massieren mit anschließendem sanften Ausstreichen nach unten. Jetzt wieder zur rechten Seite wechseln und in einem Bereich, der bereits massiert wurde, ansetzen und in drei kleinen Teilstrecken weitere 15 cm mit dem Daumen aufwärts streichen mit gleichzeitigem Gegendruck der linken Hand. Nach dem Ausstreichen Wechsel nach links und in einem bereits massierten Bereich ansetzen. So fortfahren bis zwischen die Schulterblätter.

An einigen Stellen wird der Daumen mehr Festigkeit spüren und kann da mit behutsamem Druck länger verweilen oder eine Teilstrecke auch nach dem Seitenwechsel noch einmal massieren. Es sollte aber keine Schmerzen bereiten, was sich durch Zucken, Abwehrspannung oder -bewegungen äußert – dann ist der Druck zu stark! An solchen Bereichen mit mehr Festigkeit zwischendurch auch einmal nur die warmen Hände auflegen. Und nicht vergessen: Nach 15 cm Druck immer wieder sanft nach unten hin mit der Handfläche ausstreichen.

Oben zwischen den Schulterblättern angekommen, soll dein Kopf mit der Stirn aufliegen, damit die Halswirbelsäule nicht gedreht ist. Dein Mann setzt die Massage der Muskeln neben der Wirbelsäule fort bis zum Hinterhauptsansatz. Der Hals ist zarter und braucht daher weniger Druck!

Nachdem beide Seiten in Teilstrecken von jeweils ca. 15 cm (dreimal 5 cm) langsam aufwärts massiert worden sind, beginnt dein Mann noch einmal rechts und dann auch links in ganzer Länge vom Kreuzbein bis zum Hinterhaupt mit Gegendruck der linken Hand, die immer wieder nachsetzt, mit dem kräftigen Druck des rechten Daumens aufwärts zu massieren. Abschließend sanftes Ausstreichen mit beiden Handflächen, fünfmal: von den Schulterblättern abwärts über den ganzen Rücken, den Po, die Oberschenkel, die Knie, die Waden bis zu den Zehenspitzen.

Ruhe nun etwas aus, und lasse die Massage nachklingen.

Die Körperhaltung

Das Becken ist die Basis deiner Haltung und deiner Bewegungen. Aus ihm windet sich – wie die Schlange aus dem Korb eines Flöte spielenden Fakirs – deine Wirbelsäule empor, die dir Geschmeidigkeit und Aufrichtung gibt.

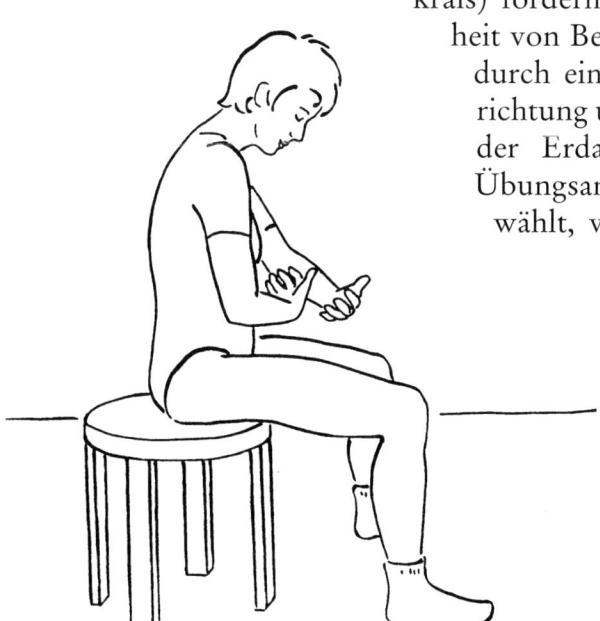

Viele Übungen aus verschiedenen Richtungen (Yoga, Stretching, Feldenkrais) fördern eine größere Bewegungsfreiheit von Becken und Wirbelsäule und dadurch ein Bewusstsein für unsere Aufrichtung und die auf uns wirkende Kraft der Erdanziehung. Aus dem großen Übungsangebot habe ich einige ausgewählt, vor allem für den Brustkorb-, Schulter- und Nackenbereich. Sie sind in Kapitel 5 beschrieben (s.S. 187 ff.).

In der Zeit mit einem Neugeborenen, das wir viel tragen, in unsere Arme schließen zum Liebkosen oder Nähren, nehmen wir überwiegend eine runde, umsorgende Haltung ein (Abb. 1). Ab und zu tut es deshalb gut,

(1)

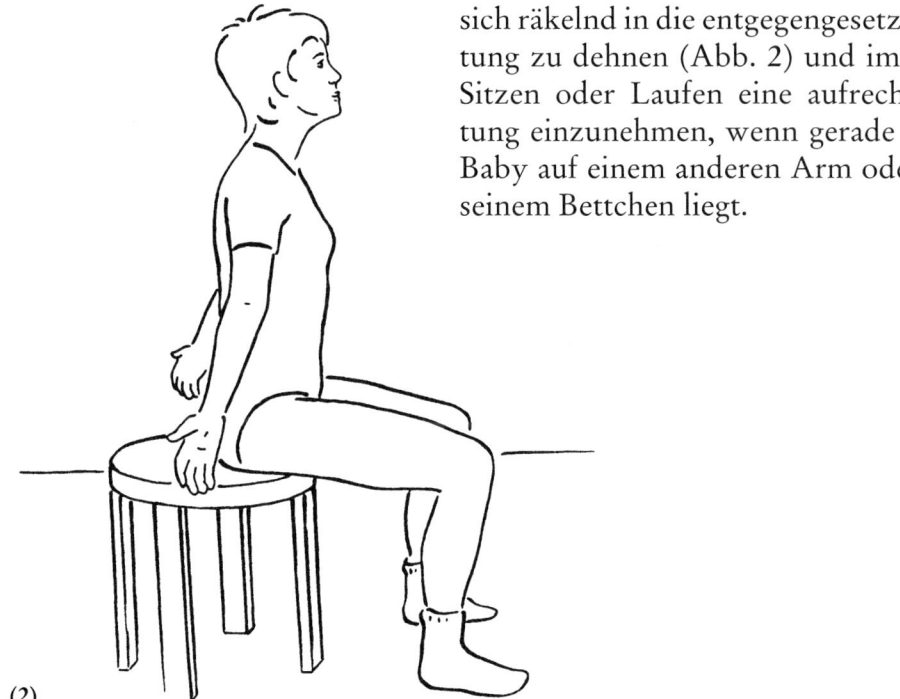

sich räkelnd in die entgegengesetzte Richtung zu dehnen (Abb. 2) und im Stehen, Sitzen oder Laufen eine aufrechte Haltung einzunehmen, wenn gerade mal das Baby auf einem anderen Arm oder gar in seinem Bettchen liegt.

(2)

○ Haltung aufbauen im Stehen

Stell die Füße etwa schulterweit auseinander, die Innenkanten der Füße verlaufen parallel, die Knie sind leicht gebeugt und in einer Linie zu den Füßen.

Spüre die Fußsohlen auf dem Boden, spreize die Zehen und mache deine Füße für mehr Kontakt zum Boden ganz breit.

Pendle dich mit deinem Gewicht so ein, dass du nun ein klein wenig mehr die Außenkanten deiner Füße belastest, und fühle das Gewölbe zwischen Ferse und Zehen.

Stell dir mit jedem Ausatem vor, wie du dich dort, wo deine Füße den Boden berühren, mehr und mehr mit dem Boden verwurzelst. Und stell dir vor, wie mit jedem Einatem die Kraft aus der Erde über deine Beine aufsteigt, die wie biegsame, starke Pflanzenstängel die Energie aus der Erde an den übrigen Körper weiterleiten.

Dein Becken ist von den Beinen gestützt und über die Füße mit der Erde verbunden. Wiege dich im Becken zu den Seiten und von vorne nach hinten, kreise und schwinge, bis du alles Festgewordene in Geschmeidigkeit verwandelt hast und du dein Becken mit deinen Beinen verbunden fühlst. Der Ausatem strömt durch dein Becken, die Beine hinunter bis zu den Füßen und verwurzelt dich mit der Erde. Der Einatem nimmt Energie aus der Erde auf und leitet sie durch deinen durchlässigen Körper aufwärts.

Über dieser verwurzelten Basis ist dein Oberkörper frei beweglich und durch die Aufrichtung mit dem Himmel verbunden. Bewege dich mit den Schultern in alle Richtungen: Rolle die Schultern, ziehe sie hoch und lasse sie wieder runterplumpsen, dehne sie nach vorne und nach hinten und finde eine Stellung, bei der dein Brustkorb sich frei und offen fühlt. Lass dann die Arme entspannt hängen und allein durch ihr Gewicht die Schultern noch mehr in Richtung Boden sinken.

Bewege und dehne nun deinen Kopf lustvoll und langsam in alle möglichen Richtungen, und lasse dabei die Halsmuskeln länger und geschmeidiger werden, bis dein ganzer Körper von den verwurzelten Füßen bis zum Hals hinauf durchlässig für das Strömen deiner Lebensenergie geworden ist.

Balanciere dann leicht und spielerisch deinen Kopf (wie ein Seehund einen Ball auf seiner Schnauze), damit das Strömen bis in die Haarwurzeln rieseln kann.

Spüre jetzt deine entspannte Aufrichtung, deine Geschmeidigkeit. Spüre, wie dein Atem und deine Energie dich ständig durchfließen, in dir pulsieren und dich leise schwingend oder vibrierend in Bewegung bringen.

Dehne und strecke lustvoll deinen lebendigen Körper.

Wohltuendes für die Beine

Die Beine hatten in der Schwangerschaft durch das erhöhte Körpergewicht eine im wahrsten Sinne schwere Aufgabe. Häufig reagieren sie darauf mit Krampfadern oder mit Wassereinlagerungen (Ödemen). Jetzt nach der Geburt ist die körperliche Belastung geringer, und der Hormonhaushalt stellt sich auch wieder langsam um, wodurch die Gefäßwände mehr Halt zurückerlangen und das Wasser wieder ausgeschwemmt wird (siehe »Stoffwechselvorgänge«). Damit bilden sich im Wochenbett Krampfadern allmählich zurück oder treten weniger hervor, und die geschwollenen Füße werden wieder schlanker, so dass die Schuhe wieder passen oder nun lockerer sitzen. Wenn du vor der Geburt Stützstrümpfe getragen hast, so tu das in der ersten Wochenbettzeit weiter, bis du wieder mehr in Bewegung bist und die Krampfadern schwächer geworden sind.

○ In der ersten Woche – zur Thrombose-Prophylaxe

Wenn du noch viel im Bett liegst, dann strecke immer mal ein Bein in die Höhe, bewege den Fuß auf und ab und lasse ihn im Fußgelenk kreisen, rechtsherum und linksherum (besonders, wenn du Krampfadern hast). Umfasse mit beiden Händen das Fußgelenk und streiche, während du das Bein genüsslich langsam ausstreckst, dein Bein mehrmals bis zum Hüftgelenk aus (keinen Druck auf Krampfadern ausüben, nur sachtes Ausstreichen!). Das fördert den Blutfluss und vor allem den Rücktransport zum Herzen hin. Entsprechend kannst du das auch mit deinen Armen machen, denn oft sind ja auch die Hände noch etwas angeschwollen.

○ Ab der zweiten Woche – zur Entlastung

Wenn du nicht mehr so viel im Bett liegst, dann entlaste deine Beine, indem du sie ab und zu hochlegst, und mache Wechselgüsse: Lasse nach dem Duschen kühles Wasser über deine Beine (am Fuß beginnend Richtung Oberschenkel) laufen, damit sich die Gefäße wieder zusammenziehen können. Schlage im Sitzen nicht die Beine übereinander.

○ Nach vier Wochen – für die Haltung

Du bist jetzt tagsüber wieder viel auf den Beinen und nicht mehr im Bett, außer für den Mittagsschlaf, den du hoffentlich einrichten kannst, und manchmal, wenn du es dir mit deinem Kind beim Stillen im Liegen gemütlich machst. Du wirst dein Kind jetzt vermutlich viel tragen, und es hat schon ordentlich an Gewicht zugelegt. Mache dir beim Laufen und Stehen mit deinem Baby auf dem Arm immer wieder einmal deine Haltung bewusst, die sich von den Füßen über Beine, Becken, Wirbelsäule bis zum Kopf aufbaut (s. »Haltung aufbauen im Stehen«, S. 148 f.). Ein Tragetuch (z.B. von *Didymos*®) oder Tragesack (z.B. *Glückskäfer* oder *Snugli*) entlastet dich, weil dabei das Gewicht des Kindes optimal auf deinen Körper verteilt wird.

Abends oder nach dem Duschen werden deine Füße dankbar eine Fußmassage annehmen, die du dir selbst im Sitzen mit Öl oder mit *Weleda*-Fußbalsam geben kannst. Nach einem anstrengenden Tag ist es auch herrlich, vom Partner mit einer Fußmassage in den Schlaf gestreichelt zu werden. Die Füße werden durch die Berührung weich und warm, und das hat Einfluss auf die Entspannung des ganzen Körpers.

○ Fußmassage

Stell dir dabei vor, du hast einen Fuß aus Ton gestaltet, dessen Form du aufmerksam und liebevoll mit deinen Händen vollendest:

Verreibe das Öl in deinen Händen, und nimm dann deinen Fuß in beide Hände, betrachte ihn und lasse den Händen Zeit nachzuspüren, welche Bereiche besonderer Zuwendung bedürfen. Verteile das Öl wie flüssigen Ton auf deiner Skulptur. Eine Hand stützt und hält immer, die andere gleitet von den Formen geleitet langsam und mit viel Öl und Ruhe über den gesamten Fuß vom Fußgelenk bis zu den Zehen. Hier noch ein bisschen mehr Druck, da die Zehen vorsichtig noch etwas in die Länge ziehen und den Abstand zwischen ihnen deutlicher machen, dort den Spann noch mehr ausprägen und überall die Oberfläche mit samtenem Streichen glätten ... Lass deiner Phantasie freien Lauf! Am Ende halte »dein Werk« noch einmal in beiden Händen und hülle anschließend den Fuß in einer Socke oder Decke warm ein, bevor du dich dem nächsten zuwendest.

Die Brust

Mit deiner Brust geschieht nach der Geburt ebenfalls eine Umstellung, doch im Gegensatz zu allen heilenden und Rückbildungsvorgängen findet hier Aufbau, Vermehrung, Wachstum statt. An deiner Brust merkst du am deutlichsten, dass dein Körper auch noch nach der Schwangerschaft ganz auf dein Kind eingestellt ist.

Die Prozesse bei der Milchbildung oder auch bei einer Entscheidung für oder gegen das Stillen sind im nächsten Kapitel behandelt.

Aufruf!

Wenn du noch vor der Geburt deines Kindes gelesen hast, was sich alles verändern wird und wie viel Aufmerksamkeit und Pflege du auch für dich brauchen wirst, fällt es dir sicher leicht, zu verstehen, dass du für diesen Neubeginn Unterstützung annehmen musst. Und du wirst deinem Körper mit all seinen Umstellungsprozessen mehr Achtung entgegenbringen und dir Zeit und Ruhe dafür nehmen, neben deiner neuen, großen Aufgabe als Mutter. Oft höre ich, wie Frauen sich bereits in der Schwangerschaft mit diesem Thema schwer tun. Da gibt es den in unserer Zeit offenbar in Großbuchstaben über dem Arbeitsplatz jeder Schwangeren hängenden Spruch: »Schwangerschaft ist doch keine Krankheit!« Die meisten verstehen dies so, als müssten sie weitermachen wie bisher und so spurlos wie möglich ihr Kind heranwachsen lassen. In ihren Gedanken an die Zukunft gibt es da irgendwann das große Ereignis Geburt und danach soll möglichst gleich alles wieder beim Alten sein, als wäre nichts geschehen. Zwar gibt es noch Pläne für eine kleine Pause, dann aber soll es schnell wieder zurück in die Berufstätigkeit gehen. Der innere Sklaventreiber scheint am Werk zu sein!

Ja, es stimmt: Schwangerschaft ist keine Krankheit, und auch die Wochenbettzeit hat nichts mit Krankheit zu tun! Aber es sind nun mal »andere Umstände«, und die erfordern von einer Frau einen anderen Umgang mit sich selbst, mit dem Partner, mit den eigenen und gemeinsamen Lebensentscheidungen und auch vom Mann, von den Arbeitskollegen, vom ganzen sozialen Umfeld mehr Rücksicht.

Einen Menschen in sich heranwachsen und durch Stillen und ständige Fürsorge gedeihen zu lassen benötigt ungeheuer viel Energie, die sonst frei ist für unsere Berufstätigkeit oder für die Versorgung von schon vorhandenen Kindern und den Haushalt oder für beides. Neben all den Aufgaben, die eine Frau zu bewältigen hat, belasten die körperlichen Vorgänge während der Schwangerschaft und Wochenbettzeit die üblichen Körperfunktionen und verändern diese erheblich, so dass gesundheitliche Schwachstellen stärker hervortreten und selbst ein ganz gesunder Körper aus dem Gleichgewicht geraten kann.

Zum Glück steht für das innere und äußere Funktionieren auch vermehrt Energie zur Verfügung, wofür die Natur von ganz alleine sorgt. Aber diese

vermehrte Energie rüttelt auch an allen alten, durch das ganze Leben aufgebauten Spannungen und Blockierungen und verändert dabei eingeübte Haltungen im eigenen Körper und auch Haltungen zur Bewältigung der Welt
und gegenüber den Menschen in unserer Nähe. Das bringt einiges an aufwühlenden Gefühlen mit sich, an Unsicherheit und wackeligem Boden unter den
Füßen und daher auch die Notwendigkeit von Aufgehobensein bei den Personen im nahen Umfeld!

Das Wochenbett (auch ohne das Stillen!) ist eine Fortführung des Prozes-
ses von Schwangerschaft und Geburt und nicht eine Zeit, in der plötzlich alles
wieder beim Alten ist. *Denn da geht es nie wieder hin!*

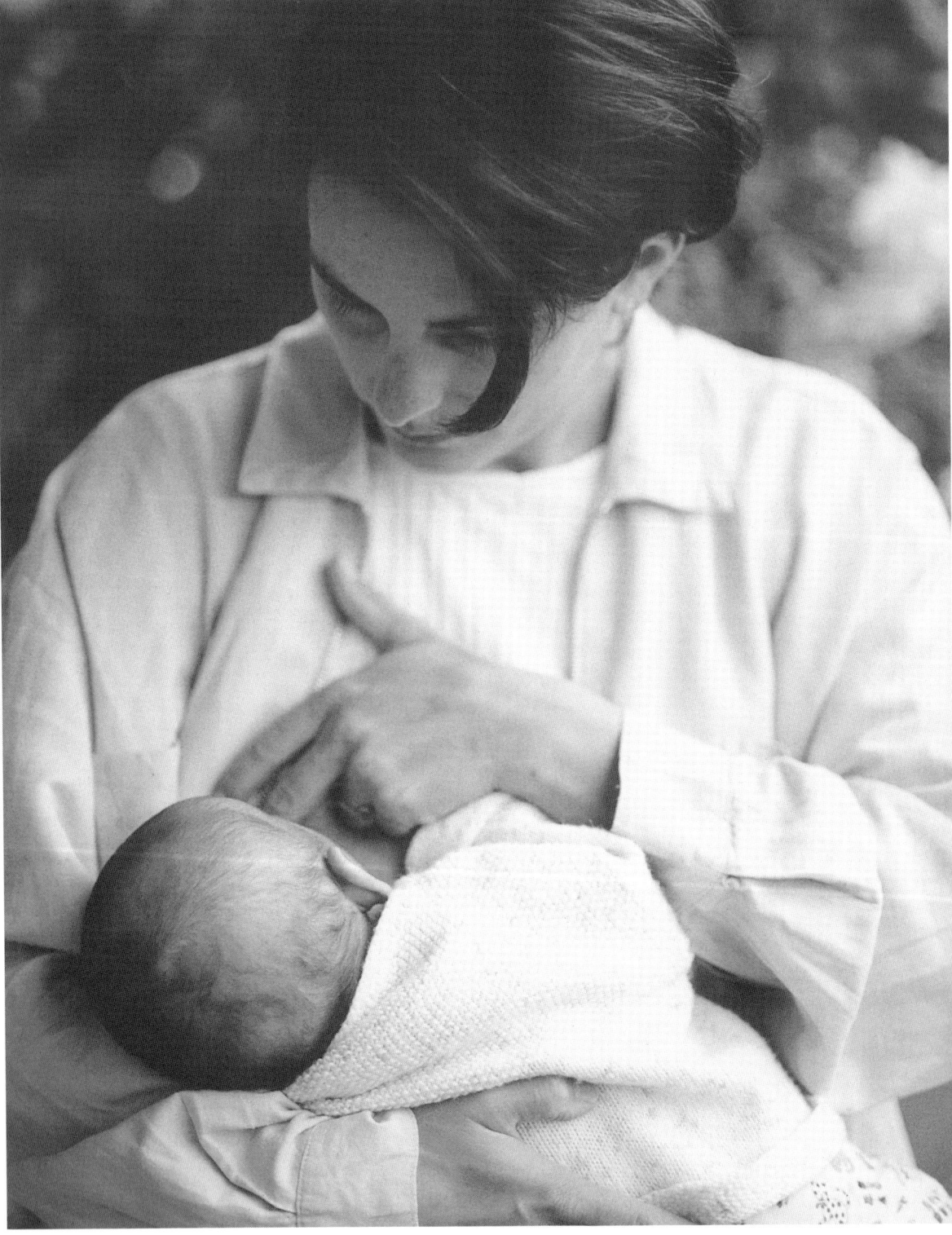

5

Milchbildung und sich für oder gegen das Stillen entscheiden

Mit der Geburt beginnt ohne dein Zutun ein weiterer wundersamer, biologischer Prozess. Die Natur hat in deiner Brust die Bildung von Muttermilch als Nahrung für dein Kind vorgesehen. Die in der Schwangerschaft begonnenen Veränderungen deiner Brust haben das Drüsengewebe bereits so weit vorbereitet, dass das Baby sofort nach der Geburt die sog. Vormilch trinken kann, die für das Neugeborene perfekt zusammengesetzt ist.

Die körperlichen Voraussetzungen, dein Kind zu nähren, sind von Anfang an gegeben. Ob während der Schwangerschaft schon etwas Vormilch herauszudrücken war, von allein austrat oder nichts von beidem, spielt für die Milchbildung nach der Geburt keine Rolle. Auch die Größe deiner Brust spielt keine Rolle bezüglich der Milchmenge, die du bilden wirst. Das ist Sache der Hormone und der Milchdrüsen in deiner Brust, und auch das Baby wird seinen Beitrag dazu leisten. Mit seinem Saugen und allein durch seine Gegenwart fördert es deine Fähigkeit, mehr und mehr Milch zu produzieren. Was für ein Glück, wenn du dann zuschauen kannst, wie dein Kind rosig und zufrieden wird beim Trinken, wie es runder und größer wird und seine Nahrung vielleicht ein halbes Jahr lang nur aus dir bekommt!

Die Zusammensetzung der Muttermilch enthält alles, was ein Kind die ersten sechs Monate braucht. Danach muss es weitere vier Monate lang zusätzlich zur Milch ganz allmählich Kohlenhydrate, Vitamine und Mineralstoffe zu sich nehmen, bevor es dann mehr oder weniger ausschließlich feste Nahrung erhält.

Erfahrungen mit der Milchbildung

Vorbereitungen

Widme dich bereits in der Schwangerschaft deinen Brustwarzen, berühre sie, drehe und zupfe an ihnen, beziehe sie in euer Liebesspiel mit ein. Wenn du deine Haut einölst, solltest du immer die Brustwarzen aussparen, damit sie durch das Öl nicht zu weich werden. So sind sie besser vorbereitet auf die kräftige Beanspruchung durch das Saugen des Kindes.

Hast du Hohl- oder Flachwarzen, die sich bei Berührung nicht so leicht aufrichten, musst du dich ihnen vermehrt zuwenden. Es gibt auch Brustwarzenformer[1], die du schon während der Schwangerschaft tragen kannst, um die Warzen mehr hervorzulocken. Eine andere Möglichkeit ist die *Niplette,* eine handliche Vorrichtung, bei der mit Hilfe eines Vakuums die Brustwarze aufgerichtet wird.[2] Nach der Geburt kannst du ggf. mit einer Muttermilch-Handpumpe[3] vor dem Anlegen des Babys die Brustwarze etwas hervorholen, um deinem Kind das Ansaugen zu erleichtern. Doch bevor das Stillen für euch beide zur Quälerei wird, solltest du Stillhütchen aus Silikon oder Latex verwenden.[4]

○ Unmittelbar nach der Geburt

Herrlich! Die Natur tut ihre Arbeit, du legst dein Kind gleich nach der Geburt an, es bekommt die wertvolle Vormilch, und du bist neugierig auf euer gemeinsames Abenteuer! Lass dir bald ein *warmes Getränk* reichen (Kakao, Kräutertee mit Honig), am besten in einer Thermoskanne, damit du dir alle zwei Stunden nachschenken kannst. Auch wenn du vielleicht sehr erschöpft sein wirst, achte darauf, dass das Baby in der ersten Stunde nach der Geburt schon bei dir trinken kann und es nicht unnötig für längere Zeit von dir getrennt wird.

Du kannst dich bequem *auf die Seite rollen* und das Neugeborene neben dich aufs Bett legen, so dass sich sein Mund in Höhe deiner Brustwarze befindet und ihr beide Bauch an Bauch liegt. Oder du *setzt dich auf* (im Rücken abgestützt), nimmst das Baby in deine Arme, so dass es quer über deinem Bauch liegt, und wendest sein Köpfchen in Richtung deiner Brust. Lass dir Kissen zum Abstützen von Rücken und Armen bringen und dir von der Hebamme helfen, wenn du das kleine Wesen nicht von alleine in eine Position bekommst, in der es die Brust finden kann. Halte dein Kind ganz nah bei dir. Umfasse sachte deine Brust mit der Handfläche von unten und dem Daumen von oben, und hole mit der anderen Hand den Kopf des Babys so beherzt heran an das Objekt seiner Begierde, dass es den Warzenhof mit erfassen kann, statt nur an deiner Brustwarze zu nuckeln.

In der ersten Stunde nach der Geburt ist der *Saugreflex* deines Kindes am größten. Es wirft seinen Kopf hin und her und sucht mit offenem Mund nach deiner Brust. Sobald es die zarte Berührung an seinen Lippen spürt, umfasst es sie und beginnt zu saugen. Durch diesen Reiz wird dein Körper angeregt, die vorhandene Vormilch abzugeben und mehr davon zu bilden. Und je öfter das Baby in den nächsten Stunden und Tagen deine Brust bekommt, desto leichter und schneller wird die Milchbildung vorangehen.

Deine *Brustwarzen* sind diese plötzlichen »Überfälle« nicht gewohnt und werden es dir danken, wenn du ihnen etwas Sorgfalt zukommen lässt. Wenn du dein Kind in den ersten Tagen bereits eine halbe Stunde an der Brust lässt, können die Warzen wund werden. Beuge dem vor, indem du mit etwa sieben Minuten pro Brust beginnst und allmählich von Mahlzeit zu Mahlzeit und von Tag zu Tag die Anlegedauer steigerst. *Lieber öfter stillen als zu lange!* Lass das Baby, wenn du ihm die Brust entlockt hast, bei Bedarf noch an deinem kleinen Finger saugen, damit es Halt erfährt und zufrieden wird.

Einmal kam eine Frau, der ich gerade beim Anlegen auf der Wochenbettstation geholfen hatte, mit Kind an der Brust zu mir und fragte: »Wie bekomme ich es wieder ab?« Babys saugen sich nämlich ziemlich gut fest, wenn sie einmal erwischt haben, was ihnen so gut tut! Lege dann deinem Kind vorsichtig deinen kleinen Finger in den Mundwinkel, damit sich das Vakuum löst. Achtung: Ziehen an der Brust kann leicht zu kleinen Einrissen führen!

Lasse nach dem Stillen noch eine Weile Luft an die Brust, damit Speichel und Muttermilchreste trocknen und so gegen Wundsein vorbeugen können. Lege anschließend *Stilleinlagen aus Wolle und Seide* (Bezugsquellen s.S. 250) in den BH. Meiner Beobachtung nach sind diese Stilleinlagen (und ein achtsamer Umgang beim Anlegen) der beste Schutz für die Brustwarzen. Die meisten Frauen, denen ich Wolle/Seide-Stilleinlagen empfehle, finden sie nicht gerade sexy, viel zu groß und vielleicht unangenehm zu tragen, sind aber dann begeistert über den wohltuenden Effekt – und ich hatte weniger wunde Brustwarzen und auch weniger Milchstaus zu betreuen.

Für die Stilleinlagen ist ein Bustier (Bezugsquelle s.S. 250) oder *Still-BH* nützlich, damit sie bleiben, wo du sie haben willst. Frauen mit relativ kleinen Brüsten, die früher nie einen BH getragen haben, mögen meist das beengende Gefühl am Brustkorb nicht und ziehen ein weicheres Bustier vor. Einen guten Still-BH brauchst du, wenn du beim Laufen und Stehen Halt an den Brüsten angenehmer findest. Da die Größe der Brust sich am Anfang noch sehr verändert, solltest du dir in jedem Fall einige Bustiers (zwei Nummern größer) für die Wochenbettzeit zulegen. Nach ein bis zwei Wochen, wenn du dann auch weniger Zeit im Bett verbringst, kannst du besser entscheiden, ob du einen Still-BH kaufen möchtest, und die Bustiers evtl. nachts anlegen.

○ In den ersten drei Tagen

In den ersten Tagen hast du sog. *Vormilch* für dein Kind. Die Vormilch sieht gelblich aus und ist im Ausgleich zur geringen Menge hoch kalorisch. Sie enthält mehr Eiweiß und Antikörper als die spätere Milch und kann vom kindlichen Verdauungssystem fast vollständig aufgenommen werden. Solange das Baby in den ersten zwei bis drei Monaten selbst noch kein Abwehrsystem aufbauen kann, nutzen ihm die Antikörper aus deiner Milch, mit Bakterien und anderen Fremdstoffen fertig zu werden. Dadurch erhält es eine unübertroffene Vorbeugung gegen Infektionen und Allergien.

Weil alle Veränderungen nach einer Geburt erwiesenermaßen unkomplizierter verlaufen, wenn Mutter und Kind beisammenbleiben, wird endlich *Rooming-in*[5] überall angeboten. Falls du im Krankenhaus bist, entschließe dich, wenn du irgend kannst, dein Baby auch über Nacht bei dir zu behalten, um ihm ununterbrochen deine Nähe zu schenken. Dein Kind hat in deiner Gegenwart weniger Angst und schöpft dadurch Vertrauen in die Welt, und du bekommst schneller Zutrauen zu deinen mütterlichen Fähigkeiten, wenn du ein zufriedenes Baby hast. Auf diese Weise entwickelst du Sicherheit im Umgang mit ihm. Bist du zu erschöpft und möchtest die Entlastung durch das Neugeborenenzimmer in Anspruch nehmen, so mache die Kinderschwestern darauf aufmerksam, dass du geweckt werden möchtest, sobald dein Kind anfängt zu weinen, und dass sie ihm keinen Muttermilchersatz mit der Flasche zufüttern sollen!

Durch das Saugen deines Babys und deinen veränderten Hormonhaushalt bildet sich allmählich immer mehr Vormilch. Deine Brustwarzen gewöhnen sich nach und nach an ihre neue Aufgabe, können länger beansprucht werden und sind weniger empfindlich. Du hörst dein Kind länger schlucken, wenn es an deiner Brust liegt, es wird ruhiger, und sein Windelinhalt kündet von mehr Überfluss.

Trotz dieser täglichen Steigerung der Menge an Vormilch spricht man am dritten Tag vom *Milcheinschuss*. Der beeindruckende Name dieses Vorgangs entspricht oft (jedoch nicht immer!) den Gefühlen. Am dritten Tag etwa wachen viele Frauen auf mit übergroßen Brüsten, die vor Spannung schmerzen, als wären sie zum Platzen voll mit Milch! Das ist aber meistens gar nicht der Fall. Das Drüsengewebe ist nur stark durchblutet und schwillt an, um für die zunehmende Milchproduktion genug Energie aufzubringen. Das Baby hat bei einer derart prallen Brust mehr Mühe, sie zu erfassen, und nicht selten liegen dann Mutter und Kind weinend im Bett.

Linderung beim Milcheinschuss:

Vorbeugend:
- Regelmäßiges Anlegen – In den ersten Tagen auch ein schlafendes Kind nach spätestens vier Stunden an die Brust legen und zum Trinken animieren.
- Warme Getränke und Speisen für die Mutter
- Stilleinlagen aus Wolle

Vor dem Anlegen:
- Wärme – Rotlicht, eine warme Dusche oder ein warmes Bad, warme Hände, warme und feuchte Tücher bringen Entspannung und fördern das Loslassen und damit das Fließen der Milch.
- Zwei- bis dreimal täglich Massage mit Milchbildungsöl von *Weleda* – Sanft die Brüste massieren und strahlenförmig zu den Warzen hin streichen; vor dem Anlegen und auch beim Trinken des Kindes.
- Bei Sonnenschein sich mit nackter Brust am offenen Fenster aufhalten.
- Brustwarzen stimulieren – Evtl. schon etwas Milch abdrücken, bevor das Kind angelegt wird, und ihm damit eine Ahnung von der sich lohnenden Mühe vermitteln.
- In der allergrößten Not den Sauger von der Teeflasche auf die Brustwarze setzen, damit das Kind besser an der prallen Brust ansaugen kann. (Achtung: Nur in Ausnahmefällen, denn das Baby soll sich nicht an den Sauger gewöhnen, sonst hat es keinen Anreiz mehr, sich beim Stillen ohne Sauger wieder mehr anzustrengen!)

Nach dem Stillen:
- Kühlen mit kaltem Waschlappen oder Eispackungen (Eiswürfel in Plastiktüte, mit Tuch umhüllt)
- Quarkumschläge – Speisequark z.B. auf ein größeres Stofftaschentuch streichen (ca. 1 cm dick), die Seiten einschlagen, so dass der Quark nicht mehr sichtbar ist, Umschlag auf die pralle Brust legen, mit trockenem Handtuch Oberkörper locker umhüllen. Nach dem Eintrocknen des Quarks Umschlag entfernen und das Ganze nach einer halben Stunde wiederholen.

Für diesen Tag:
- Liebe – Getröstet und umsorgt werden, bemuttert werden.
- Besuch absagen – Ein paar Tage ohne Störungen von außen einlegen.

- Ruhe – Nur im Bett liegen, schlafen, evtl. weinen, sich versorgen lassen.
- Tröstende Worte – »Das ist normal, dauert nur einen Tag, ist morgen besser ...«

Wenn du *wunde Brustwarzen* oder *kleine Einrisse* (Rhagaden) bekommen solltest, stille trotzdem weiter, damit sich die Milch in der Brust nicht staut. Meist tun sie nur beim Ansaugen weh, schmerzen aber nicht mehr, sobald die Milch gut läuft. Lege nach dem Trocknen an der Luft die Stilleinlagen aus Wolle und Seide in den BH, und wechsle diese, sobald sie feucht werden (Handwäsche). Beginne eine Weile immer mit der Brust, die weniger Schmerzen bereitet, und massiere die andere, so dass die Milch gut fließen kann, wenn dein Kind mit dem Saugen anfängt.

Bist du sehr geplagt, dann lasse noch einmal die Hebamme oder Stillberaterin beim Stillen zusehen, um vielleicht etwas an der Art des Anlegens zu ändern.

Linderung bei wunden Brustwarzen/Rhagaden:

- *Traumeel*® (dreimal täglich eine Tablette unter der Zunge zergehen lassen) oder *Arnica* C30 (nach der Geburt zwei Globuli unter die Zunge, evtl. nach einer Woche wiederholen) wirkt langfristig heilend (s.S. 124).
- Kleines Küchensieb aus Plastik (Stiel abgeschnitten) in den BH legen für mehr Luft an der Brustwarze, wirkt lindernd.
- Sonne oder Höhensonne (vorsichtig, kurz) oder Rotlicht trocknet, härtet ab, heilt.
- Beinwell-Salbe (von *Dr. Theiss*) oder *Rescue*-Salbe (aus der Bach-Blütentherapie) heilt und wirkt schmerzlindernd.
- Traubenzucker dünn aufgepudert kräftigt die Haut.
- Backpulver oder Kartoffelstärke aufgepudert trocknet und heilt.
- Melaleuka-Öl (Teebaumöl; 20 Tropfen auf 100 ml Wasser) desinfiziert und unterstützt die Heilung.
- Stillhütchen auf die Warze legen und so geschützt das Baby anlegen. (Achtung: Gewöhnt sich das Kind über einen längeren Zeitraum an diese Art zu trinken, ist es schwer – aber möglich –, ihm das Hütchen wieder abzugewöhnen!)

Falls dein Baby in der Kinderklinik ist, solltest du deine *Milch abpumpen*. Lasse dir schon am ersten Tag nach der Geburt eine kleine Handmilchpumpe aus der Apotheke besorgen, mit der du spätestens alle vier Stunden (besser alle zwei) wenigstens für fünf Minuten an jeder Brust das Saugen des Kindes simulierst. Solange du noch nicht genug Milch auffangen kannst, damit es deinem Kind gebracht wird, muss die Pumpe nur sauber, aber nicht ausgekocht sein. Auch wenn nur wenige Tropfen kommen, lass dich nicht entmutigen! Du sorgst vor durch deine Botschaften an deine Brust und wirst bald den Erfolg sehen. Sobald etwas Vormilch zum Kind transportiert werden kann, ist eine elektrische Pumpe effektiver. Sie wird dir von der Wochenstation gestellt, von zu Hause aus kannst du sie auch in einer Apotheke mieten. Arbeite dann mit sterilen Ansätzen und stelle die in sterilen Flaschen aufgefangene Milch deinem Kind als Nahrung zur Verfügung. Es wird jeden Tag mehr werden und ist das Beste, was du dem Baby geben kannst! Sobald du zu ihm kannst[6] und es anlegen darfst, wirst du glücklich sein, dass du gut vorbereitet bist.

Die Schichtdienste und Arbeitsaufteilungen auf einer Wochenstation führen vielleicht dazu, dass du lauter *widersprüchliche Ratschläge* von Hebammen und Schwestern erhältst und daher verwirrt bist. Vor allem bei Schwierigkeiten kann dich das zur Verzweiflung bringen. Wenn du noch nicht entlassen werden kannst oder willst, rufe in solchen Situationen deine Nachsorge-Hebamme an, damit du dich an eine Linie halten kannst. Viele Wege führen nach Rom, aber du musst auf einem gehen! Möglicherweise reicht ein Telefonat mit ihr aus, du kannst sie aber auch bitten, schon einmal vor deiner Entlassung zu dir in die Klinik zu kommen.

○ Nach fünf Tagen

Nach etwa fünf Tagen hat sich nicht nur die Menge, sondern auch die Zusammensetzung deiner Milch verändert. Diese sog. *Übergangsmilch* enthält weniger Eiweiß, aber mehr Fett und Kohlenhydrate. Innerhalb der nächsten Wochen wird der Eiweißgehalt noch geringer – weshalb für Babys die sehr eiweißhaltige Kuhmilch auch nicht geeignet ist –, und die Menge an Fett und Kohlenhydraten nimmt weiter zu, bis man nach 14 Tagen etwa von *»reifer Frauenmilch«* spricht. Sie sieht wässrig (zu 87% besteht sie aus Wasser), milchig aus und nicht mehr gelb. Menge und Zusammensetzung deiner Milch passen sich immer weiter dem Entwicklungsstand deines Kindes an.

Durch die in deiner Milch enthaltenen Antikörper gibst du deinem Baby den »Nestschutz«, der es weniger anfällig für Infektionen macht und für manche Erkrankungen, die du schon durchgemacht hast. Durch den ebenfalls enthaltenen Milchzucker wird auch sein Verdauungssystem geschützt.

Überlasse dich ganz den Bedürfnissen deines Kindes, und stille es nur nach Bedarf. Dadurch spielt sich allmählich die passende Milchmenge ein, und das Baby entwickelt seinen individuellen Rhythmus mit längeren oder kürzeren Schlafphasen über den Tag verteilt.

Eure Mahlzeiten haben jetzt eine gewisse Regelmäßigkeit, wie ich es schon in Kapitel 2 beschrieben habe (s.S. 49 f.). Dein Kind trinkt in etwa 20 Minuten die erste Brust annähernd leer[7], wird hochgenommen und gewickelt und bekommt die andere Brust noch zum Nachtisch, bis es zufrieden einschläft. Bei der nächsten Mahlzeit beginnst du dann mit der Brust, an der das Kind aufgehört hat zu trinken.[8] Das kannst du leicht feststellen, weil die »Nachtisch-Brust« beim nächsten Stillen oft praller ist. Manche Mütter machen sich auch ein Bändchen an den BH, eine Brosche an den Pullover oder benutzen eine Miniwäscheklammer, um die entsprechende Seite zu markieren und nicht völlig durcheinander zu geraten. Ziehst du nämlich eine Brust vor und lässt dein Kind dort immer zuerst oder öfter oder länger als an der anderen trinken, dann erhältst du zwei unterschiedlich Milch produzierende Brüste, was man an ihrer Größe sehen kann. Doch das lässt sich durch das gegenteilige Verhalten wieder regulieren.

Nachdem du den Milcheinschuss und ggf. auch »das Tal der Tränen« hinter dir gelassen hast und die Heilungsprozesse auch schon weiter fortgeschritten sind, kannst du mehr und mehr tagsüber dein Kind im Sitzen stillen. Suche dir einen bequemen Sessel mit Rücken- und Armlehnen und evtl. einem Fußbänkchen. Ein Tisch in greifbarer Nähe ist sinnvoll, dort kannst du dein Getränk und etwas zum Knabbern bereithalten. Ein paar Kissen, mit denen du dich gut abstützen kannst, können immer an diesem Still-Platz liegen bleiben.

Beim *Stillen im Sitzen* liegt dein Kind quer über deinem Schoß, du hebst es auf deinen linken Arm, wenn es die linke Brust bekommen soll, so dass sein Köpfchen gut gehalten in deiner Armbeuge ruht. Mit der Hand auf seinem Po ziehst du es mit rundem Rücken an dich heran, damit es Bauch an Bauch mit dir liegt. Mit der rechten Hand umfasst du deine linke Brust, Handfläche von unten, Daumen oben, ohne den Warzenhof zu berühren. Mit dem linken Arm bringst du den aufgesperrten Mund des Babys Richtung Brustwarze und lässt es den Warzenhof mit umfassen. Bei einer schweren, großen Brust ist es gut, die rechte Hand noch als Stütze von unten dort zu lassen, damit sie dem Kind aufgrund des noch sehr entspannten Unterkiefers nicht wieder aus dem Mund rutscht. Ansonsten kannst du deine rechte Hand von der Brust nehmen und hast so mehr Bewegungsfreiheit zum Trinken, Knabbern oder später auch Lesen etc.). Verändere ggf. die Lage deines Babys so, dass sein Näschen frei bleibt, damit du nicht die ganze Zeit mit einem Finger auf deine Brust drücken musst.

Nachts ist es viel bequemer, weiterhin im Liegen zu stillen, um selber dabei weiterdösen zu können. (Wenn ihr euch in ein paar Wochen richtig vertraut miteinander fühlt, wirst du das nächtliche Wickeln weglassen, das Kind im Halbschlaf bei den ersten Mecker-Tönen an die Brust legen und gleich weiterschlummern.) Dafür sind Kissen zum Abstützen des Kopfes oder das Stillkissen erforderlich, denn es ist wichtig für den Milchfluss und Kräfte sparend, wenn du ganz entspannt liegen kannst. Meistens beginnt nach dem Anlegen auf einer Seite die andere *Brust zu tropfen*. (Dieses Überlaufen ist am Anfang noch sinnvoll, bis die Menge sich dem Bedarf des Babys angepasst hat.) Deshalb nimm immer die Stilleinlagen aus Wolle heraus, um sie zu schonen (Handwäsche), und lege dir ein Stofftaschentuch oder eine Mullwindel in den BH oder einfach unter die Brust.

Es gibt auch Milchauffangschalen (von *Medela*), die man in den BH legt. Die Schale, die auch durch Abkochen steril gemacht werden kann, läuft beim Stillen der einen Brust auf der anderen Seite voll. Diese Milch kann in ein ausgekochtes[9] Fläschchen gegossen und eingefroren werden (s.S. 166). Auf diese Weise können sich manche Frauen, ohne zu pumpen, einen Vorrat an Muttermilch im Gefrierschrank anlegen, der dann nützlich wird, wenn sie später mal allein ausgehen wollen und das Baby von der Betreuungsperson mit dem Fläschchen gefüttert werden soll.

○ Zweite bis sechste Woche

Die Milchmenge hat sich nun eingespielt, und es gibt schon eher voraussehbare Pausen, in denen das Kind schläft und du auch mal einen anderen Gedanken fassen oder Schlaf nachholen kannst. Deine Brust ist wieder ein wenig kleiner geworden und weicher, obgleich die Menge, die dein Baby trinkt, immer größer wird, und das Ansaugen ist nicht mehr so unangenehm wie vielleicht zu Anfang. Du lässt dich trotz all der gelesenen und gehörten Vorschläge mehr von deinem Gefühl und deinem Kind leiten: Mal ist es schon nach einer Brust satt, mal braucht es beide, mal wechselst du sogar mehrfach von rechts nach links, mal schläft es lang und mal kürzer.

Das Baby verliert nach und nach seine anfängliche Zartheit, bekommt zunehmend mehr Pausbacken und auch ein Doppelkinn. An der Oberlippe bildet sich ein Nuckelbläschen, an dem sich manchmal Haut abschuppt, aber nicht abgezupft werden sollte.

Viele Frauen müssen jetzt zu Hause schon allein zurechtkommen, denn die Planung für Hilfe bestand vielleicht nur für 14 Tage. Männer, die sich frei genommen hatten, gehen wieder zur Arbeit, Schwiegermütter reisen ab, und die Bereitstellung einer Haushaltshilfe über die Krankenkasse ist auch längst ausgeschöpft. Möglicherweise genießt du ein paar Tage das Alleinsein mit dem Kind, hast noch *vorgekochtes Essen* und alles vorrätig, was du brauchst. (Deine gute Fee kann an ihrem letzten Tag ja noch einmal so einkaufen, als würdest du auf einer Almhütte zwei Wochen Ferien machen wollen, und sicherlich hat sie in der letzten Zeit täglich eine Portion vom Mittagessen eingefroren.) Fühle dich weiterhin keinesfalls verantwortlich, den ganzen Haushalt zu bewältigen, das Wochenbett ist noch nicht um!

Erholsamer als das Schieben des Kinderwagens von Geschäft zu Geschäft ist ein Spaziergang im Park mit einer Freundin, die das Einkaufen vorher schon für dich erledigt hat. Lässt dein Baby dir eine Pause, nimm dir lieber ein paar wohltuende Dehnübungen (s.S. 188 ff.) vor als den Abwasch, und lege dich hinterher noch genüsslich in die Badewanne oder mache ein Nickerchen im Bett!

Kontakte zu anderen Müttern:

Nach vier bis sechs Wochen wirst du auch langsam mehr Lust auf Kontakte, Austausch und Besuch bekommen und kannst das immer mit einer Bitte verbinden: etwas frisch Zubereitetes zum Essen mitbringen, das Baby auf den Arm nehmen, eine Massage bekommen etc. Per Telefon kannst du nach einem Mutter-Kind-Kurs, einer Stillgruppe oder Gruppe für Rückbildungsgymnastik suchen, vor allem wenn du im Freundeskreis noch nicht so viele Eltern mit kleinen Kindern hast.

Eine Stillgruppe ist für dich der richtige Ort, wenn du noch nicht ganz sicher mit dem Stillen bist und/oder Unterstützung und Austausch mit anderen Frauen suchst. Auch in Mutter-Kind-Gruppen liegt der Schwerpunkt auf dem Austausch untereinander. Dort ist Platz für all deine Fragen. Geht es dir mehr um Bewegung, dann suche eine Gruppe ohne die Kinder zu einer Tageszeit, wo du das Baby beim Vater lassen kannst. Vor allem bei stärkeren Beckenbodenproblemen halte Ausschau nach einem speziellen Training. So hast du mal wieder ausgiebig Zeit für dich und deinen Körper und kommst erfrischt zur Familie zurück.

Sammeln von Muttermilch:

Für solche Vorhaben, bei denen dein Kind zu Hause bleibt, und auch, wenn du wieder mehr und mehr in den Beruf einsteigen willst, solltest du schon eine Weile vorher ohne zeitlichen Druck beginnen, Milch im Gefrierschrank[10] vorrätig zu halten.

Probiere erst einmal spielerisch aus, bevor du dich mit ausgekochten Gerätschaften bewaffnest, wie die Milch besser herausfließt: mit einer Pumpe oder durch Ausstreichen mit deinen Händen. Vornübergeneigt und bei Wärme, z.B. in der Badewanne oder unter der Dusche, fließt die Milch leichter.

Du kannst immer nach dem Stillen versuchen, ob noch etwas Milch nachfließt, oder zwischendurch bei einer regelmäßig größeren Schlafpause deines Kindes oder immer morgens nach einer längeren Schlafphase, wenn das Baby vielleicht schon nach einer Brust satt ist. Wenn du z.B. links stillst und es schaffst (nach etwas Übung), gleichzeitig rechts abzupumpen oder auszustreichen, regst du die Milchbildung mehr an, als wenn du zwischen zwei oder unmittelbar nach einer Mahlzeit »eine Portion abzweigst«.

Da einmal aufgetaute Milch nicht erneut eingefroren oder nochmals aufgewärmt werden darf, sondern weggeschüttet (oder von dir selbst getrunken) werden muss, solltest du lieber in kleinen Portionen einfrieren, z.B. in ausgekochten Eiswürfelbehältern. Klopfe dann einzelne Würfel (sie müssen so klein sein, dass sie in ein Saugfläschchen passen) in einen verschließbaren Gefrierbeutel, und entnehme bei Bedarf die gewünschte Menge fürs Fläschchen zum Auftauen im Flaschenwärmer oder Wasserbad (nicht kochen!). Milchflaschen und Sauger müssen nach jeder Benutzung ausgekocht werden.[11] Wenn du die Fläschchen zum Einfrieren benutzt, kannst du auch mehrere kleine Mengen nacheinander in eine Flasche einfüllen. Die jeweils neu abgepumpte Milchmenge sollte nur nicht größer als die bereits eingefrorene sein und muss vorher im Kühlschrank abkühlen. Das Haltbarkeitsdatum richtet sich nach der zuerst eingefüllten Menge (beschriften!).

Das Überlaufen der Brust:

Hast du immer noch Brüste, die leicht überlaufen, und braucht dein Kind nur einen Mucks von sich zu geben, und schon prickelt es heiß in den Brüsten und das T-Shirt ist nass? Oder bist du mal ohne dein Baby und denkst lediglich daran, ob es wohl noch schläft oder dich etwa braucht, und schon hast du einen nassen Fleck in der Bluse? Oder ein anderes Kind beginnt zu weinen, und das vertraute Rieseln in den Milchgängen geht los? Und wenn du rechts stillst, tropfst du links dein Kind voll, wenn du nicht mit Tüchern vorsorgst?

Es gibt Frauen, deren Milch fließt nicht ohne Zutun aus den Brüsten, und andere, bei denen diese Vorwitzigkeit der Brust gar nicht mehr aufhören will. Wieder hat dies nichts mit der Menge zu tun, die das Kind beim Stillen bekommt. Gehörst du zu den »vorwitzigen« Frauen, und bist du die ewigen Kleckerflecken endgültig leid, brauchst du Tricks, je mehr du wieder unter Leute gehst:

- Kühle Waschungen
- Fest sitzender BH, Träger kürzer machen
- Stilleinlage aus Wolle auf die Brust und als Wäscheschutz noch zusätzlich eine Wegwerf-Stilleinlage (aus der Drogerie)
- Auffangschalen beim Stillen für die andere Seite benutzen und kurzfristig beim Ausgehen beidseitig im BH tragen (Vorsicht: Bei längerem Tragen drückt die Schale zu lange auf die Milchgänge und kann einen Stau verursachen!)
- »Bremsgriff«: mit dem Handballen, Unterarm oder Handgelenk Brust hoch und an den Körper drücken, sobald sich der Milcheinschuss bemerkbar macht (Prickeln, Rieseln, Brennen in Richtung der Brustwarze)
- Oberkörper beim Stillen eher zurücklehnen, als nach vorne beugen

Wachstumsschübe:

Manche Kinder haben schon nach zehn bis 14 Tagen ihren ersten großen Wachstumsschub, dann wieder im Alter von ca. sechs Wochen und nach etwa drei Monaten. Das fühlt sich jedes Mal an wie ein großer Rückfall, nachdem schon alles so schön ruhig lief. In solchen Zeiten wirst du das Gefühl haben, du hättest das Baby den ganzen Tag an der Brust und kommst kaum zum Luftholen. Meist nach etwa drei Tagen wird deine Brust wieder merklich voller, die Stillabstände werden länger und bald kehrt mehr Ruhe ein. Das Kind wirkt danach wie verwandelt und hat sichtbar einen Entwicklungsschritt gemacht.

In solchen Zeiten kannst du dem Baby und deinem Körper etwas helfen, dem vermehrten Milchbedarf nachzukommen:

- Trinke Milchbildungstee, Ingwertee mit Milch und Honig (Rezept s.S. 94), frischen Möhrensaft (s. »Milchbildende Nahrungsmittel und Getränke« weiter unten).
- Trinke viel, vor allem während des Stillens (Kräutertee, stilles Mineralwasser).
- Lege häufig an, ca. alle zwei Stunden.
- Verschaffe dir Ruhe und Wärme.
- Wenn nach zwei Tagen keine Besserung eintritt, solltest du fünf Tage lang die pflanzlichen Tropfen *Agnolyt*®[12] (dreimal täglich 25 Tropfen) nehmen.
- Wechsle während einer Stillmahlzeit mehrmals die Seiten.
- Bevor du verzweifelst, biete deinem Kind zwischendurch eine Teeflasche an.

Milchbildung fördern:

Ähnlich verhältst du dich, wenn dein Baby unzufrieden ist, selten Stuhlgang hat, nicht richtig rund wird und sehr an deiner Brust herumzerrt: loslässt, wieder sucht, gierig nuckelt, ohne dass du viel Schlucken hörst, während des Nuckelns unzufriedene Laute macht, mit den Ärmchen rudert und Ähnliches mehr. Bietest du ihm nach dem Stillen eine Teeflasche an, trinkt es diese gierig aus.

Besorge dir eine Waage aus der Apotheke und kontrolliere einmal täglich das Gewicht deines Kindes (ohne Kleidung). Stagniert sein Gewicht oder nimmt es gar ab[13], musst du deine Milchbildung fördern! Dein Baby will einfach mehr haben, als du im Moment zu bieten hast. Nimm dir Zeit dafür, sage alle anderen Beschäftigungen oder Verabredungen für einige Tage ab, kuschle dich mit deinem Kind ins Bett, lasse dich wieder bemuttern und stille und schlafe und trinke und schmuse rund um die Uhr.[14] Spüre nach, was es an Belastung abzugeben gibt und wobei du zu kurz kommst. Die Milchbildung ist ein lebendiger Prozess, der mal Flut, mal Ebbe mit sich bringt. Verurteile dich nicht, und sorge dich nicht gleich grundsätzlich! Lasse dich durch Hebamme oder Stillberaterin unterstützen.

Milch bildende Nahrungsmittel und Getränke:

- Mehrmals täglich warm essen (Haferflockenbrei, Grießbrei, gedünstetes Gemüse, Milchreis) – Lasse dich bekochen!

- Stilltrunk[15]: ¼ Liter Milch, sechs bis acht eingeweichte, geschälte Mandeln, ein bis zwei Esslöffel Butterfett, ein Teelöffel Honig, Vanille zum Würzen. Mit dem Zauberstab mixen.
- Ingwertee mit Milch und Honig[15] (s.S. 94)
- Mandeln knabbern und gebratene Mandeln mit Honig schlemmern (s.S. 118).
- Milchbildungstee von *Weleda* fertig gemischt (in Apotheken erhältlich) oder selbst zusammengestellt (ein Teelöffel auf eine Tasse Wasser): zu gleichen Teilen Fenchel-, Kümmel-, Anissamen (im Mörser anstösseln) und Brennnesselblätter (zusätzlich Melisse bei unruhigem, viel weinendem Kind). Immer eine Thermoskanne in der Nähe des Stillplatzes bereitstellen.
- Wasser: Zehn große Gläser stilles Wasser am Tag (drei Liter) plus zwei Liter andere Getränke vor, beim und nach dem Stillen
- Kein Alkohol (Ausnahme: Zu besonderen Anlässen mal ein Glas Sekt fördert sogar die Milchbildung.)
- Warme Getränke: Kakao, Honigmilch, Kräutertee, Massai-Tee
- Frischer Möhrensaft
- Nicht so viel Fleisch
- Malzbier
- Cashew-Nüsse, Pinienkerne

Wenn eine Zeit mit ständigem Stillen, unzufriedenem Kind und wachsender Verunsicherung trotz aller Mühe nicht enden will, dann biete deinem Baby ein einziges Fläschchen mit Muttermilchersatz an (oder, wenn du welche hast, Muttermilch aus deinem Tiefkühlvorrat), und lass es so viel trinken, bis es nicht mehr will. Ist es nach dieser Flasche friedlicher und endlich wieder ein entspanntes, »papp-sattes« Baby, bekommst du auf diese Art auch mal eine Verschnaufpause und hast beim nächsten Stillen wieder mehr Zuversicht. Manchmal durchbricht das beim Kind den Kreislauf von Gier und Anspannung. Will dein Baby die Flasche nicht und verhält es sich beim Saugen dort wie an der Brust, so hat dies einen anderen Grund als Hunger – z.B. Bauchschmerzen, Unruhe oder Müdigkeit. Das ist eine wichtige Information für dich!

Wenn du weißt, dass dein Kind Hunger hat, und du hast alles probiert, um deine Milchproduktion anzukurbeln, und hast immer noch ein unglückliches Baby, musst du, auch wenn es dich Tränen kostet, ihm zuliebe Flaschennahrung zufüttern. Selten habe ich erlebt, dass beim regelmäßigen Zufüttern von einer Flasche pro Tag (z.B. am Abend) das Stillen unbeeinträchtigt weiterlief. Wahrscheinlicher ist, dass die Mahlzeiten an der Brust immer kürzer werden, immer öfter eine Flasche zugefüttert werden und diese immer voller sein muss, um das Kind zu sättigen. Dann schließlich verweigert das Baby die Brust, weil die Flasche auf einfacherem Wege zur Zufriedenheit führt.

Ich habe bei diesem Thema kaum eine Frau erlebt, die es gelassen hinnehmen konnte, wenn dies ihr Vorgehen sein musste. Obgleich sie doch alles in ihrer Macht Stehende getan hatte, fiel die Anerkennung ihrer Bemühungen meist völlig unter den Tisch. Nicht zu stillen scheint in unserer Zeit ein ungeheures Versagen zu sein und mit Scham behaftet, und der Selbstwert erleidet leider zu oft einen erheblichen Knacks.

Milchbildung reduzieren:

Manchmal ist auch ein Überangebot von Milch ein Problem für Mutter und Kind. Die Milch fließt sehr leicht und sprudelt dem Baby ohne viel Saugen entgegen. Das Kind ist dann schneller satt, aber sein Saugbedürfnis ist noch nicht gestillt. So nuckelt es weiter, bis sein Bauch drückt. Dann weint es, lässt die Brust los, macht aber gleich wieder Suchbewegungen mit dem Mund. Da gibt es oft Verständigungsschwierigkeiten, wann nun Nuckeln am kleinen Finger zur Zufriedenheit führt und wann es die Hunger stillende Brust sein muss.

Diese Kinder werden schnell mopsig rund, haben bei jeder Mahlzeit viel flüssigen Stuhlgang, quälen sich beim Verdauen mit Drücken, Pupsen und Weinen, spucken und verschlucken sich beim Trinken und sind unglücklich. Den Müttern läuft ständig sehr viel Milch aus der Brust, oder sie landen immer wieder für ein paar Tage mit Fieber und Milchstau im Bett.

Sollte das auf dich zutreffen, so versuche, für eine Weile pro Stillmahlzeit immer nur eine Brust zu geben. Wenn dein Baby nach dem Wickeln weitertrinken möchte, bietest du ihm dieselbe Seite noch einmal an. Diese Brust ist dann nicht mehr ein gar so sprudelnder Quell, und das Kind kann sich besser in den Schlaf nuckeln. Trinke ein bis zwei Tassen Salbeitee, oder mache damit Umschläge, lege den BH fester an, vermeide Milch bildende Speisen und Getränke (s.S. 168 f.), nehme dreimal zehn Tropfen des homöopathischen Mittels *Phytolacca* D1, trage die Salbe *Mercurialis perennis ung.* 10% von *Weleda* ein- bis dreimal auf die Brust auf. Falls du nach einem Tag noch keine Wirkung spürst, so wiederhole die Anwendungen und besprech dies mit deiner

Hebamme oder einer Stillberaterin. Lese alle Tipps zum Abstillen (s.S. 184 f.) und wende sie mit entsprechender Zurückhaltung an.

Eine Freundin von mir, die nach der Geburt ihres zweiten Kindes noch ihre dreijährige Tochter stillte und daher sehr viel Milch hatte, legte das Neugeborene so an, dass es beim Trinken gleichzeitig den Fluss etwas bremste: Auf dem Rücken liegend legte sie das Kleine in Bauchlage auf ihren Körper, damit das Gewicht des Köpfchens beim Trinken auf die Brust drückte. Die Stirn des Babys hob sie mit einer Hand leicht an, damit sich das Näschen nicht in der Brust vergrub.

Es kann auch nötig sein, mehr auf einen Rhythmus zu achten und zwischen den Mahlzeiten deutliche Pausen von mindestens zwei Stunden zu machen, wenn die Sprache des Kindes (Bauchweh oder Hunger?) dir nicht so verständlich wird. Solche Pausen mit einem unzufriedenen Baby zu verbringen sind eine echte Herausforderung! In ihrer Not greifen Eltern da zu ausgefallenen Mitteln: nachts im Auto mit dem Kind in der Gegend umherfahren, den Föhn oder die Waschmaschine anstellen oder samt Baby auf dem Pezziball stundenlang auf- und abhüpfen – alles, um nicht irgendwann das Kind zu schütteln, damit es bitte endlich aufhört zu quengeln oder zu schreien.

Milchstau:

Deine Brust ist in dieser noch sensiblen Zeit wie eine Antenne deines Körpers und erspürt alle Spannungen ebenso wie dein Kind. Nimmst du dir zu viel vor, so reagieren Brust und Kind darauf und holen dich wieder zurück. Entweder will das Baby immer nur trinken oder auf dem Arm gehalten werden, oder die Brust verweigert sich und gibt die Milch nicht her – oder schrecklicherweise beides gleichzeitig. Dann musst du (und kannst gar nicht anders) wieder ins Bett und Ruhe einkehren lassen, bis der Stau in deiner Brust sich wieder löst und die Milch fließt.

Einen Milchstau bemerkst du meist an einer geröteten, harten, druckempfindlichen Stelle oder an diffusen Schmerzen in der Brust. Dazu kommen Grippegefühle mit Kopf- und Gliederschmerzen. Es ist auch gar nicht so selten, dass Frauen auf einen Stau mit Schüttelfrost und plötzlich hohem Fieber reagieren. Ein Stau entsteht durch eine Kontraktion in den Milchgängen, die Milchseen füllen sich zwar, können aber nichts oder nur wenig nach außen weitergeben. Ein Zusammenziehen kann mit unausgesprochenem Ärger zusammenhängen, mit Stress und hohen Anforderungen, Ängsten, mit Kälte oder Verengen eines Milchganges durch Druck von außen. Wird die Milch nicht regelmäßig abgefordert, kann das ebenfalls zu einem Milchstau führen. Ein Kind, das plötzlich in einer Nacht ungewöhnlich lange schläft, statt wie sonst immer zwischendurch zu trinken, kann auf diese Weise bei der Mutter, die natürlich glücklich über die lange Pause ist, ein Problem bewirken.

Was hilft? Ein Milchstau ist wieder ein Grund, eine Stillberaterin oder die Nachsorge-Hebamme zu Rate zu ziehen oder in einem ausführlichen Stillbuch[16] zu lesen! Ein Gang zum Frauenarzt ist erst ratsam, wenn nach drei Tagen keine Besserung eintritt, das Fieber nicht sinkt und der Stau in eine Brustdrüsenentzündung übergegangen ist oder ständig wiederkehrt. Im Folgenden eine kurze Zusammenfassung von Tipps aus meinem »Wochenbettkoffer«:

Bei einer Zusammenziehung wirkt lösend alles, was ausdehnt, nämlich:
- *Wärme* (Wolle, Bett, Bad, heiße Suppe ...)
- *Ruhe* (Besuch oder Termine absagen, ins Bett ...)
- *Liebe* (klärendes Gespräch, Fürsorge, Berührung ...)
- *Schlaf* (ins Bett, Kind nur zum Stillen, Hilfe, Tür zu ...)
  Wenn du sofort bei Schmerzen reagierst, wirst du den Stau schnell beseitigen können und dir viel ersparen!
- *Lege das Baby immer zuerst an jener Brust an, die eine gerötete Stelle hat und schmerzt.*
- *Der Unterkiefer des Kindes soll auf derselben Seite der Brust liegen, wo die Rötung zu sehen ist.* Beuge dich evtl. im Vierfüßlerstand über dein Kind. Das Saugen des Babys ist besser als jede Pumpe!
- Nach dem Stillen lindert ein aufgelegter *Eisbeutel,* umhüllt mit einem Tuch, oder ein *Quarkwickel* (s.S. 160) die Schmerzen.
- Die Rötung nach dem Stillen mit *Mercurialis perennis ung.* 10% (Salbe von *Weleda*) einreiben (ein- bis dreimal täglich). (Nur, solange Schmerzen da sind; kann bei längerer Anwendung stark Milch reduzierend wirken!)
- *Ingwertee* trinken und ebenso teegetränkte warme Umschläge vor dem Stillen auf die Rötung legen; fördert das Fließen der Milch.
- Brust vor dem Stillen *wärmen;* Stilleinlagen aus Wolle und Seide benutzen.
- *Syntocinon®*-Spray vor dem Stillen in die Nase gesprüht lässt die Milch schneller fließen.
- Vor dem Anlegen lockert *sanftes Massieren* und strahlenförmigis Ausstreichen zur Brustwarze hin mit Milchbildungsöl (von *Weleda*) die Verhaltung. Beim Stillen direkt die Verhärtung auszustreichen hilft dem

Kind, den Stau wieder aufzulösen. Zum Massieren oder Ausstreichen ist bei Fieber und Schmerzen zunächst eine Hebamme oder Stillberaterin effektiver. Sie hilft auch ggf. mit dem Pumpen, wenn das Baby nicht trinken mag oder kann.

- Steigt das Fieber über 39 °C, lässt es sich mit *Wadenwickeln* wieder senken (nicht bei kalten Füßen!). Häufig ist es schon nach dem Ausstreichen und Stillen um einige Grade niedriger.

Blähungen/Drei-Monats-Koliken:

Dieses Phänomen scheint eine Pauschaldiagnose geworden zu sein bei allen Babys, die im ersten Vierteljahr viel weinen und sich quälen. Mit ihrem lauthals verkündeten Unglück bringen sie ihre Eltern an den Rand der Belastbarkeit, so dass man oft nicht weiß, wen man mehr bedauern soll und wer die Hilfe braucht.

Etwa zwei Wochen nach der Geburt beginnt dieser Teufelskreis zwischen schreiendem Kind und zunehmend erschöpften Eltern. Kurze Zeit nach jedem Stillen oder Füttern beginnt das Baby zu kämpfen, schreckt mit einem plötzlichen Schrei aus dem Schlaf oder schläft gar nicht erst fest ein, zieht die Beine an, streckt sich steif wie ein Flitzebogen nach hinten, kneift die Augen zu, rudert mit den Armen, hört und sieht nichts mehr und ist sichtlich außer sich. Mit Sanftheit, Ansprache, Singen, Wiegen ist kaum etwas auszurichten. Fest gehalten und geschaukelt hat es sich gerade entspannt, wenn die nächste Attacke den kleinen Körper erfasst. So kommt viel zu selten eine längere Schlafpause oder Entspannung zustande, weder für das Kind noch für die Eltern, und die Familie verliert jäh das zauberhafte Glück der ersten Wochen.

Verantwortlich für diese Koliken wird das noch unreife Verdauungssystem gemacht, das nach einem Vierteljahr seine Flora aufgebaut hat und bei einigen Kindern erst dann seine Arbeit reibungslos aufnehmen kann. Die Eltern sehnen mit diesem Wissen den Ablauf der zwölften Lebenswoche herbei und werden auch meist mit einer deutlichen Besserung belohnt. Manche beschreiben sogar, dass das Geschrei von einem auf den anderen Tag vorbei war!

Ganz wichtig finde ich, vor dem Stellen dieser Diagnose nach weiteren Zusammenhängen zu fahnden, denn nicht jedes weinende Kind hat mit Blähungen zu tun! Fast alle Mütter konsultieren erst einmal den Kinderarzt, denn die Schmerzen könnten ja auch andere Ursachen haben. Aber auch der Tagesablauf, das Trinkverhalten, die Gewichtszunahme, der Umgang mit dem Baby, das Einschlafritual, die Familiensituation, die Ernährung der Mut-

ter, Allergien in der Familie, Außenreize und vieles mehr muss genauer unter
die Lupe genommen werden, um nach angemessenen Lösungen zu suchen.
Dabei kann ein Homöopath, eine spezielle Beratungsstelle für unruhige Kinder, eine Stillberaterin, ein Cranio-Sacral-Therapeut und vielleicht auch die
Nachsorge-Hebamme behilflich sein.[17]

Einige Schwierigkeiten sind veränderbar oder gar aus dem Weg zu räumen:

- Kläre, ob das Kind zu viel trinkt (s. »Milchbildung reduzieren«, S. 170 f.)
  oder nicht satt wird (s. »Wachstumsschübe« und »Milchbildung fördern«,
  S. 167 f. und 168 f.).

- Finde heraus, ob dein Baby friedlicher ist, wenn du es ganz nach Bedarf
  stillst, oder ob euch ein fester Rhythmus mit geregelten Stillzeiten besser
  bekommt.

- Haltet euer Kind beim Tragen
  rund (s. Abb.), lasst es immer
  mal auf dem Bauch liegen,
  wenn ihr dabei seid, und
  nehmt es nur über die Seite
  gerollt hoch, wickelt es
  zum Schlafen fest in eine
  Decke (s.S. 54 f.).

- Beobachtet euer Verhalten
  beim Einschlafen des Babys.
  Respektiert die Traumphasen
  (s.S. 53 f.), und sorgt für Halt
  und Ruhe, wenn das Kind leicht erschrickt.

- Ist das Kind zufriedener in Gesellschaft anderer und mit Geräuschkulis-
  se oder braucht es eher Ruhe? Wenn die Schreiphase nur abends auftritt,
  nimmt vielleicht ein tägliches warmes Bad die angesammelte Unruhe des
  Tages oder ein abendlicher Spaziermarsch mit dem Vater an der frischen
  Luft.

- Auch Unruhe und äußere Eindrücke können sich auf die Verdauung aus-
  wirken. (Wir sagen bei einer schwer zu bewältigenden Situation ja auch:
  »Das war schwer zu verdauen!«)

- Bei Verdauungsproblemen von Säuglingen ist alles, was ich bisher ausprobiert und kennen gelernt habe, im besten Fall nur lindernd (s.S. 73 f.). Das
  Wichtigste in diesem Fall ist Unterstützung für die Eltern!

- Gerade ein »Schreikind« mag man niemandem zumuten, man fürchtet sich davor, dass Fremde das Baby ablehnen und einen selbst für unfähig erklären, dass Freunde sich immer weiter zurückziehen, und traut sich daher gar nicht erst, um Hilfe zu bitten. Wird das Kind einmal auf dem Arm einer Freundin plötzlich ruhig, wird das nicht als Erleichterung, sondern als ein Beweis der eigenen Unfähigkeit und der Schuld am Leid des eigenen Kindes verbucht. So kann die dringend nötige Hilfe leicht zum Vorwurf werden statt zur Entlastung. Auch noch so gut gemeinte Ratschläge, nachdem ihr schon verzweifelt alles Mögliche ohne Erfolg ausprobiert habt, könnt ihr dann nicht mehr ertragen.
- Spring über deinen Schatten, und frage trotzdem nach Hilfe. Organisiere dir eine tägliche Pause durch eine verlässliche Person, die den Kinderwagen durch den Park schiebt, damit du dein Baby für ein oder zwei Stunden lang weder sehen noch hören und aus dem Teufelskreis aussteigen kannst. Und wenn abends dein Mann nach der Arbeit eine Weile das Kind mit Spaziergang, Bad oder Umhertragen übernimmt, lasse die zwei allein und schaffe dir Ruhe! Dein Mann kann sich leichter als du Zeit für sich allein nehmen, bevor er nach Hause kommt.

Linderung bei Blähungen:

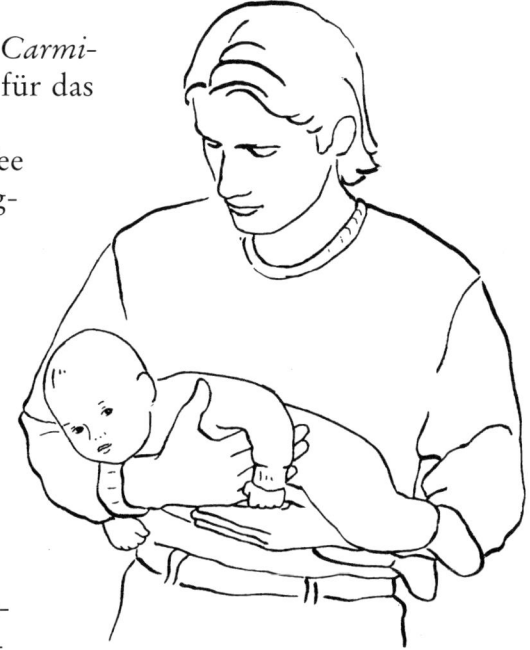

- etwas *Süßholztee* plus fünf Tropfen *Carminativum-Hetterich* dreimal täglich für das Kind
- Fenchel-Kümmel-Anis-Melissen-Tee plus sieben Lutschtabletten Biomagnesin auf eine Tasse Tee (drei Tassen am Tag) für die stillende Mutter (*»Heiße Sieben«*)
- Das homöopathische Mittel *Chamomilla* D6, zweimal fünf Tropfen, für das Kind
- *»Fliegergriff«* (s. Abb.)
- *Wärmflasche* unter den Bauch, Körbchen oder Schlafplatz damit vorwärmen
- *Ernährung der stillenden Mutter* testen: z.B. eine Woche lang Milchpro-

dukte (oder Weißmehl oder Zucker), blähende Gemüse, Rohkost, Kohlensäure in Getränken und Vollkornprodukte meiden (s. Rezepte auf S. 196 f.), Fleischmenge reduzieren.

○ Nach drei Monaten

Die umwälzende Zeit der *Anpassung* an das neue Leben ist für euch Eltern und euer Baby nun geschafft. Das *Kind ist »gelandet«*, bekommt Speckbeinchen und dicke Wangen, wird handfester, erkennt euch und lacht euch an, gurrt vor sich hin und greift gezielter in seine Welt hinaus.

Inzwischen stillst du vielleicht in jeder erdenklichen Lage und Position, im Stehen beim Kochen, während des Telefonierens, im Restaurant oder auf der Parkbank. Deine Brüste haben schon ihre normale Größe[18] bekommen und werden nur noch selten so prall wie am Anfang, was nichts über die Milchmenge aussagt. Du kannst dich auf die Signale deines Kindes verlassen und weißt, wann du öfter oder seltener seinen Hunger stillen musst. Du hast dich an die Unterbrechungen in der Nacht gewöhnt und schläfst so schnell wieder ein, dass du morgens kaum noch weißt, wie oft und wann du gestillt hast. Die Erschöpfung ist erstaunlicherweise nicht dem Schlafmangel entsprechend groß. Es kann aber aufgrund der Wachstumsschübe immer wieder Einbrüche geben, wo dann dein Kind wieder mehr von dir verlangt und du dich entsprechend darauf einstellen musst.

Sexualität und Stillen

Das Stillen wird auch eure Sexualität beeinflussen. Nachdem eine Damm- oder Kaiserschnittnaht verheilt und auch der Wochenfluss versiegt ist, scheint der körperlichen Liebe nichts mehr im Wege zu stehen. Aber die besonders bei Erregung tropfende Brust und die Scheu, diesen Ausdruck von Mütterlichkeit mit im Liebesnest zu haben, stiftet möglicherweise Verwirrung. Viele Frauen sind noch lange so erschöpft durch die unterbrochene Nachtruhe, dass sie nur noch schlafen wollen, höchstens ranrutschen zum Gehaltenwerden. Vom vielen Schmusen und weichen Hautkontakt mit dem Kind den ganzen Tag über ist da am Abend mehr Sehnsucht nach Platz und Sich-allein-Spüren als nach erneutem Verschmelzen. Durch die Hormone, die das Stillen freisetzt, ist auch die Vagina trockener und die Lust herabgesetzt. – »Ach du je, das sind ja Aussichten! Wir dachten, nach der Geburt kann es nun mal wieder richtig losgehen ohne den dicken Bauch dazwischen! Das hält doch keiner aus!« – Das A und O der Liebe ist wohl, im Gespräch zu bleiben, dadurch Verständnis füreinander zu erhalten und nichts unnötig gegen sich gerichtet zu glauben. Wenn ihr euch dann soweit fühlt, die ersten Annäherungsversuche wieder zu starten, kann der Duft von *Rose* und *Ylang-Ylang*[19] in der Duftlampe, im Badewasser oder im Massageöl die Sinne einstimmen und ein wenig Speichel oder das Gleitmittel *Femilind*® (aus der Apotheke) tun ihr Übriges.

Beim Ausprobieren solltet ihr die Verhütung[20] nicht vergessen, denn das Stillen ist kein verlässlicher Schutz vor einer erneuten Schwangerschaft, auch wenn einige Frauen erst nach dem Abstillen ihre erste Regel wieder bekommen. Manche bluten schon nach vier Wochen wieder, nachdem gerade erst der Wochenfluss versiegt war. Und da ein Eisprung ja vor der Menstruationsblutung stattfindet und das Temperaturmessen[21] durch die vom Baby unterbrochenen Nächte erschwert ist, habt ihr kaum einen Überblick über fruchtbare oder unfruchtbare Tage.

Stillen in besonderen Situationen

Nach einem *Kaiserschnitt* ist das Stillen sofort möglich. Die Frau braucht gute Anleitung und Hilfe beim Anlegen in den ersten drei Tagen. Die verabreichten Medikamente nimmt man in Kauf, da das Kind sie verarbeiten kann. Manche Babys sind nur etwas schläfrig in den ersten Tagen. Der Vater oder eine andere vertraute Person sollte für die ersten drei bis fünf Tage so lang es geht[22] bei der Mutter auf der Wochenstation bleiben, ein gutes Buch für die Zeiten bei sich haben, wenn Frau und Kind schlafen, aber ohne Verzögerung zur Stelle sein, wenn das Neugeborene aufwacht und nach der Brust verlangt. Durch Schläuche, einen Tropf und Schmerzen ist die Frau noch nicht in der Lage, das Baby aus eigener Kraft aus dem Bettchen zu heben oder zum Wickeln aufzustehen. Etwa drei Tage lang ist ununterbrochene Hilfe beim Anlegen und Wickeln des Kindes wunderbar, denn die Milchbildung kann auf diese Weise optimal gefördert werden, weil nicht jedesmal nach einer Schwester geklingelt werden muss. Und ein Vater, der nach der Geburt sein Baby so lange auf der Brust liegen hat, bis seine Frau aus dem OP wiederkommt, und dann noch drei Tage der Hauptversorger für beide ist, gewinnt mehr Sicherheit und Selbstvertrauen für seine Vaterrolle.

Zwillinge[23] zu stillen ist möglich. Sie kurbeln von Anfang an, wenn sie beide bei der Mutter bleiben können, die Milchproduktion so an, dass es auch für zwei reichen kann. Ob sie beide nacheinander angelegt werden (volle Aufmerksamkeit für das jeweilige Kind) oder gleichzeitig (fördert die Milchmenge und spart Zeit) ist Geschmackssache und kann auch variiert werden. Manche Zwillingsmütter reservieren jedem Kind eine Brust und wechseln nur dann, wenn die Babys sehr unterschiedlich zunehmen und eine Seite mehr produzieren soll.

Durch den Aufenthalt in einer Kinderklinik eines der beiden oder beider Babys ist wieder das Abpumpen von Muttermilch wichtig, um die Milchbildung ausreichend zu fördern. Ein solcher Start erschwert das Zusammenspiel von Nachfrage und Angebot manchmal derart nachhaltig, dass die Kinder dann doch zusätzlich Säuglingsnahrung erhalten oder früher als geplant mit Flaschennahrung groß werden. Durch Zwillinge werden die Eltern herausgefordert, Prioritäten zu setzen und mit ihren Kräften hauszuhalten, um von Anfang an ihr Herz an zwei Adressen verschenken zu können.

Der Mann in der Stillzeit

Dein Mann hat nach der Geburt eures Kindes mehr Verantwortung und die Aufgabe, seine Familie zu schützen. Er hat jedoch keinen leeren Bauch wie du, keine Verletzungen am Damm, er hat aber auch keine Hormone, die ihm über die unterbrochenen Nächte hinweghelfen. Und vor allem hat er keine Milch spendende Brust! Das heißt, er hat keine sichtbar lebensnotwendige Aufgabe für sein Kind. Er steht neben Mutter und Baby, die eine Einheit bilden und noch ganz symbiotisch verbunden sind. Er ist das dritte Rad am Wagen, er ist plötzlich nicht mehr der Wichtigste im Leben seiner Frau, er kann nicht einmal der Wichtigste für sein Kind sein. Im Notfall hilft doch immer nur die »Mamma«[24]!

Auch wenn ihm die Vorteile des Stillens bewusst sind, so beschleicht ihn vielleicht eine verständliche Eifersucht, die jeder Mann verschieden ausdrückt, oder ein Gefühl, »im Regen zu stehen«. Um ihm in der Stillzeit mehr Möglichkeiten zu geben, Zeit mit seinem Kind zu verbringen, kann das Baby nach etwa sechs Wochen daran gewöhnt werden, von seinem Vater Tee oder abgepumpte Muttermilch mit dem Fläschchen zu bekommen. Den Zeitpunkt dafür müsst ihr gemeinsam finden, denn das Abpumpen muss von dir auch erst einmal geübt werden und wird erst möglich, wenn sich das Stillen problemlos eingespielt hat. Tee sättigt natürlich nicht so anhaltend und gibt dem Kind daher nur eine kürzere Überbrückungszeit, bis du doch wieder da sein musst, um es zu stillen.

Vielleicht mag dein Mann aber auch beim Stillen bei euch sein und zuversichtlich auf spätere Zeiten bauen, in denen er plötzlich die Hauptperson für seine Tochter oder seinen Sohn wird, und auf Zeiten, in denen ihr euch alle als Familie sehr verbunden fühlt. Vor allem braucht dein Mann Vertrauen in eure Beziehung, um auf den ersten Abend, an dem ihr einmal wieder als Paar ausgehen werdet, warten zu können.

Ältere Geschwister und Stillen

Über Eifersucht wird eigentlich eher im Zusammenhang mit Geschwisterkindern als mit Vätern berichtet. Die innige, körperliche Nähe der Mutter mit dem Baby beim Stillen ist ein Zeichen starker Verbundenheit, das alle anderen auszuschließen scheint. – »Nele war selbst noch gar nicht lange abgestillt. Aber als ich ihr die Brust auch mal anbot, spitzte sie nur ihr Mäulchen, grinste verschämt und schien gar nicht mehr zu wissen, wie das geht. Ich glaube aber, es war wichtig für sie zu wissen, dass sie auch gedurft hätte und nicht nur der kleine Bruder.« – »Anton machte einen großen Bogen um mich und das Stillen. Es schien ihm nicht ganz geheuer; er hielt lieber seinen Papa in Trab und wich ihm nicht von der Seite.« – »›Die hast du wohl am liebsten?‹ fragte meine Sechsjährige, als ich gerade stillend mit Kathrin im Bett lag. In Sorge, sie wäre eifersüchtig, wollte ich erklärend ausholen, da unterbrach sie mich: ›Kannst du ruhig! Ich hab sie auch am liebsten!‹ «

Häufiger erlebe ich stolze Geschwisterkinder, die mit einer gewissen Ehrfurcht das zarte neue Leben in den Armen halten wollen. Ihr innerer Aufruhr drückt sich eher im Umgang mit den Eltern aus oder durch Erkältungen und andere körperliche Symptome. Das Baby bekommt am Anfang die Eifersucht selten ganz direkt zu spüren. Bei manchen wilden Zärtlichkeiten ist jedoch deutlich eine Mischung aus widersprüchlichen Gefühlen vorhanden, vor allem bei noch sehr jungen Geschwistern. Die meisten Eltern unternehmen schon viel während der Schwangerschaft, um das Ereignis gut vorzubereiten, und beziehen später ihre Großen, so gut es geht, in die Versorgung des Neugeborenen mit ein.

Stillen – ja oder nein?

Heute ist es eher die Regel, dass Mütter erst einmal stillen. In meiner Arbeit bin ich meist auf Frauen getroffen, die sich vorgenommen hatten, mindestens ein halbes Jahr lang die Brust zu geben, und das dann auch geschafft haben, oft noch weit darüber hinaus. Wenige mussten dieses Vorhaben aufgeben, weil sie trotz verzweifelten Bemühens ihrem Kind nicht so viel anbieten konnten, wie es verlangte. Und ganz wenige entschieden sich nach einer Weile zum Zufüttern und Abstillen, um unabhängiger zu sein oder weil sie andauernde Probleme mit dem Stillen hatten. Sicher sind diese Frauen kein repräsentativer Durchschnitt[25], es zeigt sich aber auch in einer kleinen Teilgruppe das Klima, in dem die Entscheidung für oder gegen das Stillen heute fällt.

Der Einfluss von Zeitströmungen

Vor gar nicht langer Zeit war das Klima hierzulande noch weitgehend von der großen Erfindung der »adaptierten« Pulvernahrung für die Flasche geprägt. Adaptiert[26] bedeutet »der Muttermilch angenähert«, denn es war gelungen, die Muttermilch weitgehend in ihrer chemischen Zusammensetzung zu kopieren und künstlich auf Kuhmilchbasis herzustellen. Die Mehrheit der Frauen hat dem Trend folgend über viele Jahre den »modernen« Weg der Flaschennahrung dem »altmodischen« Stillen vorgezogen und wurde darin von allen Seiten unterstützt.

Wie in der Geschichte der Geburtshilfe findet seit etwa 20 Jahren auch auf diesem Gebiet eine Veränderung statt, die parallel zu den Bestrebungen nach einer menschlicheren Geburtsatmosphäre verläuft und immer noch im Wandel begriffen ist. Die künstliche Säuglingsnahrung wird wieder von ihrer Vormachtstellung auf einen dienenden Platz zurückgewiesen. Denn nach der ersten Begeisterung über einen großen Fortschritt, der einen natürlichen Vorgang kontrollierbarer und sicherer machen sollte, stellten sich die Gefahren[27] und Grenzen heraus.

Wenn wir nach Orientierung suchen, wählen wir das, was uns mehr begeistert und/oder das, was im Trend liegt. Letzteres ist keine Charakterschwäche, sondern liegt an der Anziehungskraft des Neuen. So bist du auch bei der Entscheidung ums Stillen wie schon bei der Wahl deines Geburtsortes von Zeitströmungen mit beeinflusst. Heute hat das Stillen wieder seinen berechtigten Stellenwert (welch ein Segen!), doch darüber hinaus herrscht es über die Welt der Flaschenkinder und vor allem ihrer Mütter – nicht etwa tolerant und liebevoll, sondern strafend und verurteilend.

Frauen, die sich heute zum Stillen entscheiden, haben durch den Zeitgeist, durch das Rooming-in, durch das »Nach-Bedarf-Füttern«, durch Stillberaterinnen und Hebammen mit Spezialwissen und durch gute Literatur beste Voraussetzungen und Unterstützung. Der Schatten dieser Sonnenseite ist, dass sich einige unter einen hohen inneren Leistungsdruck begeben, um ein Ideal zu erfüllen. Damit belasten sie sich und die Beziehung zu ihrem Kind. Jene Frauen, die gar nicht oder nur kurz stillen, erleben den Druck des Zeitgeistes ebenfalls: Das Wissen über die optimale Säuglingsernährung mit Muttermilch, das Wissen über die im Durchschnitt gesünderen und allergiefreieren gestillten Babys steht mächtig über ihrem Drang nach Unabhängigkeit, ihrer Arbeitsplatzsituation oder ihrem Schicksal einer unbefriedigenden Stillbeziehung. Durch eine verantwortliche Beschäftigung mit Hygienemaßnahmen im Umgang mit Flaschen und Saugern, das Wissen über die altersgemäße Zusammensetzung von Säuglingsnahrung und eine korrekte Zubereitung ist es in unseren Breitengraden heute jedoch ohne Schaden möglich, sein Kind mit der Flasche zu ernähren – und müsste folglich auch frei von schlechtem Gewissen sein! Ich habe nicht grundsätzlich beobachten können, dass das Stillen die Qualität der Mutter-Kind-Beziehung in so großem Maße bestimmt, dass es den Leistungsdruck der heutigen Zeit rechtfertigen könnte.

Zwiemilchernährung

Welche Bedürfnisse wird dein Kind/deine Kinder haben? Musst du alle möglichen Schwierigkeiten mit ihm/ihnen meistern? Musst du jede erdenkbare Hürde des Stillens nehmen? Hast du wenig Unterstützung und fühlst dich leer und kraftlos? Sind deine Nerven angespannt und deine Liebe zum Baby und zur ganzen Familie gefährdet? Wäge ab, ob ein gelegentliches Füttern mit der Flasche eine Erleichterung in eure Situation bringen würde, und gestatte dir dann, spielerisch zwischen Flasche[28] und Brust zu wechseln. Wenn dir klar wird, dass du abstillen möchtest, so lass dir möglichst einige Wochen dafür Zeit. Du kannst eine ganze Weile mit Zwiemilchernährung (Kombina-

tion von Muttermilch und Flaschennahrung) die Vorteile beider Ernährungs-
weisen verbinden, während deine Milch immer weniger wird. Es ist viel scho-
nender für dich und dein Kind, ganz allmählich die Brustmahlzeiten durch
die Flasche (oder später mit Brei und fester Nahrung) zu ersetzen als durch
ein abruptes Von-heut-auf-morgen. Bei der Entscheidung, erst einmal zu stillen und nach kurzer Zeit auf Flaschennahrung umzustellen, gilt das Gleiche.

○ Vor- und Nachteile abwägen

Ohne vorher wissenschaftliche Untersuchungen zu lesen, schreibe für dich
selbst alles auf, was dir ganz spontan zu Vor- und Nachteilen zum Stillen oder
zur Flaschenernährung einfällt. Zeige es deinem Mann und frage ihn, ob ihm aus
seiner Sicht noch etwas einfällt. Gespräche während dieses Entscheidungspro-
zesses können euch schon zu gegenseitigen Vereinbarungen führen und euren
Zeitvertrag (s.S. 213 ff.) fürs Wochenbett und die Stillzeit beeinflussen.

Betrachte deine Erwägungen und markiere farbig, welche für dich besonders ins Gewicht fallen. Du kannst anhand der Menge von Vor- oder Nachteilen nicht erkennen, wie deine Entscheidung ausfallen wird, denn alle Pros
und Kontras haben eine unterschiedlich große Bedeutung für dich. Deine bisherigen Lebenserfahrungen werden mit einfließen: deine Haltung zu deinem
Körper, deine Erfahrungen mit Nähe und Abhängigkeit, deine Vorstellungen
vom Stillen oder von der Flaschenernährung durch das, was du gesehen und
gehört hast, und anderes mehr.

Wie wird sich dein Kind verhalten? Wird es dir das Stillen zum Vergnügen
machen? Wirst du zusehen können, wie es zufrieden wird und gedeiht? Wirst
du genug Unterstützung haben und dich stark genug zum Geben fühlen?
Wird dein Mann eurem Zusammenspiel vertrauen und Geduld haben, wenn
es mal schwierig werden sollte? Wirst du die Anbindung und Verschmelzung
mit deinem Baby genießen? Es gibt so viele unbekannte Faktoren bei der Ent-
scheidungsfindung!

Sprich auch noch einmal mit Freundinnen, die schon Mütter sind, über
ihre Erfahrungen und ihre Haltung zur Säuglingsernährung, um beim Zuhö-
ren deine Gewichtung zu spüren. Bedenke auch deine Pläne, wie viel Zeit du
dir allein mit dem Kind geben willst, ohne berufstätig zu sein, und wie lange
das Stillen in dem Zusammenhang möglich sein kann. Und ganz wichtig: Die
Entscheidung zu stillen ist jederzeit wieder veränderbar. An jedem beliebigen
Tag kannst du beschließen, dass dein Baby jetzt genug Brust bekommen hat.

Um jeden Tag mit Muttermilch wird dein Kind glücklich sein und für jede liebevoll gegebene Flasche Säuglingsnahrung danach auch!

Egal, zu welchem Schluss du letztlich kommst, es kann immer eine gewisse Ambivalenz in dir bleiben. Diese zwiespältigen Gefühle kennen andere Mütter auch. Daher rührt oft die Abgrenzung zwischen stillenden und Flasche gebenden Frauen, wodurch jede für ihre eigene Entscheidung mehr Standfestigkeit sucht. Umgebe dich mit unterstützenden Menschen, die deine Wahl respektieren. Je sicherer du mit deiner Entscheidung innerlich wirst, desto konfliktfreier wird das Leben damit sein.

Wenn du zum Stillen noch mehr Einstimmung suchst, dann lies *Das Stillbuch* von Hannah Lothrop oder genieße die lustvollen Bilder in Sheila Kitzingers Buch *Ich stille mein Baby*![29] Eine große Unterstützung für den Erfolg beim Stillen ist Klarheit und dein Wille. Ich habe Frauen anfängliche Schwierigkeiten überwinden sehen und dabei über ihr Durchhaltevermögen gestaunt! Gib dir auf jeden Fall einige Wochen Zeit zum Einspielen, und lasse dich nicht von ein paar möglichen Anfangshürden entmutigen.

Abstillen

Auch wenn deine Entscheidung gegen das Stillen schon vor der Geburt gefallen ist, verlaufen die biologischen Vorgänge in deiner Brust so, dass du bei der Geburt körperlich auf das Stillen vorbereitet bist. Das Drüsengewebe nimmt in der Schwangerschaft zu, und die Vormilch ist zum Zeitpunkt der Geburt in deiner Brust bereits gebildet. Die Hormone schalten nahtlos um von der Aufgabe, die Schwangerschaft zu erhalten, zur Aufgabe, die Geburt zu ermöglichen, und nehmen anschließend ihre neue Aufgabe der Milchbildung in Angriff. Da dein Körper alles für das Stillen vorbereitet hat, muss, wenn du nicht stillen möchtest oder kannst, dieser Prozess unterbrochen und an der Weiterentwicklung gehindert werden. Daher nennt man diesen Vorgang, egal, wie lange oder ob du je gestillt hast, »abstillen«.

○ Gründe zum Abstillen

Sehr, sehr selten gibt es Gründe gegen das Stillen, auch wenn die Frau die Erfahrung so gerne machen würde: bei manchen Medikamenten, die von der Mutter über einen längeren Zeitraum eingenommen werden müssen, bei Infektionskrankheiten der Mutter wie Aids, Tbc oder Hepatitis oder wenn die Frau nach der Geburt wegen schwerer gesundheitlicher Komplikationen auf einer Intensivstation liegen muss. Auch das Kind kann bei höchst seltenen Stoffwechselerkrankungen auf das Stillen verzichten müssen.

Bei Frühgeborenen[30], Mehrlingen und manchen Formen einer Behinderung[31] des Kindes oder durch einen Aufenthalt im Kinderkrankenhaus kann der Beginn der Stillbeziehung verzögert und erschwert sein. Bei all diesen Gründen ist der Kontakt mit der Hebamme und mit einer Stillberaterin (vom Bund deutscher Laktationsberaterinnen, der LLL oder AFS, Adressen s. Anhang) Gold wert. Denn gerade für solche Sondersituationen gibt es durch detailliertes Wissen auch wertvolle Tipps und Hilfen, wodurch manches Mal das Abstillen doch nicht nötig wird und durch regelmäßiges Abpumpen ein späteres Stillen möglich bleibt!

Eine Frau, deren Baby gestorben ist, erlebt die Milchbildung und die Bereitschaft ihres Körpers, sich dem Kind als Quelle von Nahrung und Geborgenheit hinzugeben, besonders schmerzlich. Eine verlängerte Begleitung durch die Hebamme ist auch wegen des Abstillens ratsam, und weil ja alle übrigen Wochenbettvorgänge trotz der leeren Wiege stattfinden. Die körperliche Heilung und Neufindung kann erschwert sein oder verzögert und braucht liebevolle Achtsamkeit. Oft kommt der innere Druck dazu, wieder funktionieren zu müssen, weil es für Wochenbett oder Mutterschutz keine sichtbare Berechtigung gibt. Die regelmäßigen Besuche und Gespräche mit der Hebamme können für das Paar ein Halt in ihrem Gefühlsaufruhr sein und eine Hilfe bei anstehenden Formalitäten.[32]

○ Abstillmethoden

- Durch das Saugen des Kindes würde die Milchbildung angeregt, und so hilft schon deutlich, wenn das Baby gar nicht erst angelegt wird.
- Die Milchbildung ist ein hormonelles Geschehen, und entsprechend gibt es auch Hormontabletten, um sie wieder zu bremsen: *Pravidel*® oder *Dopergin*®. Diese Tabletten haben meist erhebliche Nebenwirkungen auf den Kreislauf und sind verschreibungspflichtig. Sprech mit deinem Gynäkologen schon in der Vorsorge oder mit dem Arzt im Krankenhaus darüber und lasse dich beraten. Das Abstillen direkt nach der Geburt wird meistens auf diese Weise empfohlen, auch wenn es für Körper und Seele ein sehr heftiges Vorgehen ist, das verkraftet werden muss.

- Sanfter und allmählich wirkend sind alle physikalischen oder naturheil-kundlichen Methoden, bei denen du Beratung und Unterstützung von deiner Hebamme bekommst. *Phytolacca* D6 (viermal täglich fünf Globu-li) ist an Stelle der Hormontabletten als homöopathische Behandlung möglich. Alle weiteren Maßnahmen können sowohl die Hormontherapie als auch die homöopathische Behandlung unterstützen:
- Hochbinden der Brust (BH-Träger kürzen)
- Eispackungen
- Quarkwickel (s.S. 160)
- Salbeitee zum Trinken und für Umschläge
- Milch nicht abpumpen! Die Brust sollte nur im Notfall, um einen fieber-haften Milchstau zu vermeiden, ein wenig ausmassiert werden, bis der größte Druck gemindert ist.
- Vermeide alle die Milchbildung fördernden Getränke und Nahrungsmit-tel (s.S. 168 f.)!
- Esse keine heißen Suppen, wenig warme Speisen, esse überhaupt wenig. Nehme Zwieback und Apfel zu dir.
- Mache kalte Leibwickel.
- Bade in nur 37 °C warmem Wasser.

Muttermilchersatz

Verhinderst du mit den Abstillmethoden die Bildung von Muttermilch, musst du für dein Kind einen Ersatz bereitstellen, den es dann mit der Flasche gefüttert bekommt. Die Zubereitung wirst du schnell erlernen, damit es we-niger Verzögerungen gibt, die dich nervös und dein Baby ungeduldig ma-chen. Den innigen Körperkontakt werdet ihr miteinander sehr genießen, wenn du eine ähnliche Haltung wählst wie beim Nähren mit der Brust.

Dein großer Vorteil kann es sein, dass dein Mann oder eine andere ver-traute Person dir auch ab und zu diese Aufgabe abnehmen kann und du etwas unabhängiger bist. Und ein Vater kann auf diese Art selbst in den Genuss kommen zu nähren und könnte sich selbstständiger fühlen bei der Versor-gung seines Kindes. Meistens sieht aber das Leben und die Arbeitsteilung von stillenden oder Flasche gebenden Eltern zu Beginn gar nicht so unterschied-lich aus. Die Wochenbettzeit ist eben in jedem Fall für die Frau und das Baby eine Fortentwicklung von Schwangerschaft und Geburt. Da gibt es noch kein unabhängiges Kind und auch kein Elternpaar, das gleiche Anteile an der Kinderbetreuung hat.

Um dich auf eine gesunde Ernährungsweise für das Baby vorzubereiten, gibt es Bücher[33], die besonders wichtig sind bei der Flaschenernährung, weil evtl. früher als bei der Muttermilch das Zufüttern nötig wird. Zunächst aber brauchst du dich lediglich für ein Rezept für Muttermilchersatz entscheiden und kannst damit dein Kind genau so nach Bedarf füttern, als würde es gestillt. Das heißt, das Baby bestimmt die Menge und den Zeitpunkt seines Appetits.

Bei der Ernährung mit der Flasche hast du verschiedene Möglichkeiten:
- adaptierte Milch in Pulverform (erkennt man am Zusatz »Pre-«)
- hypoallergene Säuglingsnahrung (erkennt man am Zusatz »HA«), wenn es in eurer Familie Allergien wie Neurodermitis, Heuschnupfen oder Asthma gibt[34]
- Säuglingsnahrung aus Reisflocken (»barnhouse« von *Demeter*)
- selbst zubereitete Flaschennahrung aus Kuhmilch[35]:
  100 ml Wasser[36] mit 5 g Kartoffelstärke (*Mondamin* oder *Gustin*) aufkochen und zwei Minuten unter Rühren kochen lassen. 100 ml pasteurisierte Kuhmilch[37] (3,5% Fett) und 8 g Milchzucker mit dem Schneebesen einrühren, und das Ganze bis zur Dampfentwicklung kurz erhitzen (nicht kochen!), dann vom Herd nehmen. Nun 3 g Keimöl (Maiskeimöl oder Sonnenblumenöl) hinzugeben und mit dem Schneebesen kräftig unterschlagen. Abkühlen lassen und in die Flasche füllen. Ab der sechsten Woche Karottensaft hinzufügen (mit ½ Teelöffel beginnend wöchentlich steigern auf acht Teelöffel pro Tag). Ab dem zweiten Monat auch Orangensaft möglich.

Flaschen- und Saugerpflege

Bis euer Kind etwa sechs Monate alt ist, müssen Flaschen, Sauger und Schraubverschlüsse für jede Mahlzeit sterilisiert sein. Mit einer ausreichenden Anzahl von Flaschen kann das einmal am Tag erfolgen:
- Erst Flaschen gründlich mit Spülmittel und Flaschenbürste reinigen, heiß nachspülen.
- Sauger reinigen, mit Salz ausreiben und gut spülen.

- Danach Flaschen und Sauger in einem Kochtopf mit Wasser bedecken, Wasser zum Kochen bringen und zehn Minuten lang bei geschlossenem Deckel weiterkochen lassen. (Achtung: Eieruhr stellen und überall mit hinnehmen. Auf dem Herd vergessene Sauger entwickeln furchtbaren Gestank und Qualm, wenn das Wasser verkocht ist!)
- In einem sauberen Gefäß mit Deckel oder in frische Geschirrtücher gehüllt können Flaschen und Sauger bis zu einem Tag lang aufbewahrt werden.
- Da unser Wasser sehr kalkhaltig ist, hinterlässt diese Art der Reinigung einen unansehnlichen Kalkbelag auf den Flaschen, der aber unbedenklich ist und sich vor dem nächsten Abkochen mit Essig entfernen lässt. Einfacher und schneller ist die Handhabung eines Dampfsterilisators[38], der extra für Säuglingsflaschen konstruiert ist und keine Kalkablagerungen verursacht. Die Anschaffung lohnt sich bei Flaschenernährung unbedingt.

Dehnübungen für den Brustkorb

Damit du nicht in der zugewandten, in den Schultern runden Haltung verharrst, in der du dein Baby versorgst und liebkost, brauchst du ab und zu Aufrichtung und Dehnung im Brustkorb, um dich auch wieder mit Energie zu füllen. Lockere nach jeder Übung deine Schultern durch Kreisen und Bewegen in alle Richtungen, und schüttle deine Arme aus.

1. Im Stehen – die Knie sind leicht gebeugt – beim Einatmen die gestreckten Arme hoch über den Kopf schwingen, den Kopf in den Nacken legen und den Oberkörper nach hinten beugen. Beim Ausatmen den Oberkörper nach unten schwingen und Kopf und Arme aushängen lassen. Das Ganze fünf- bis 21-mal. Nach dem letzten Ausatmen den Rücken langsam, Wirbel für Wirbel aufrichten, Arme und Kopf bleiben dabei entspannt.

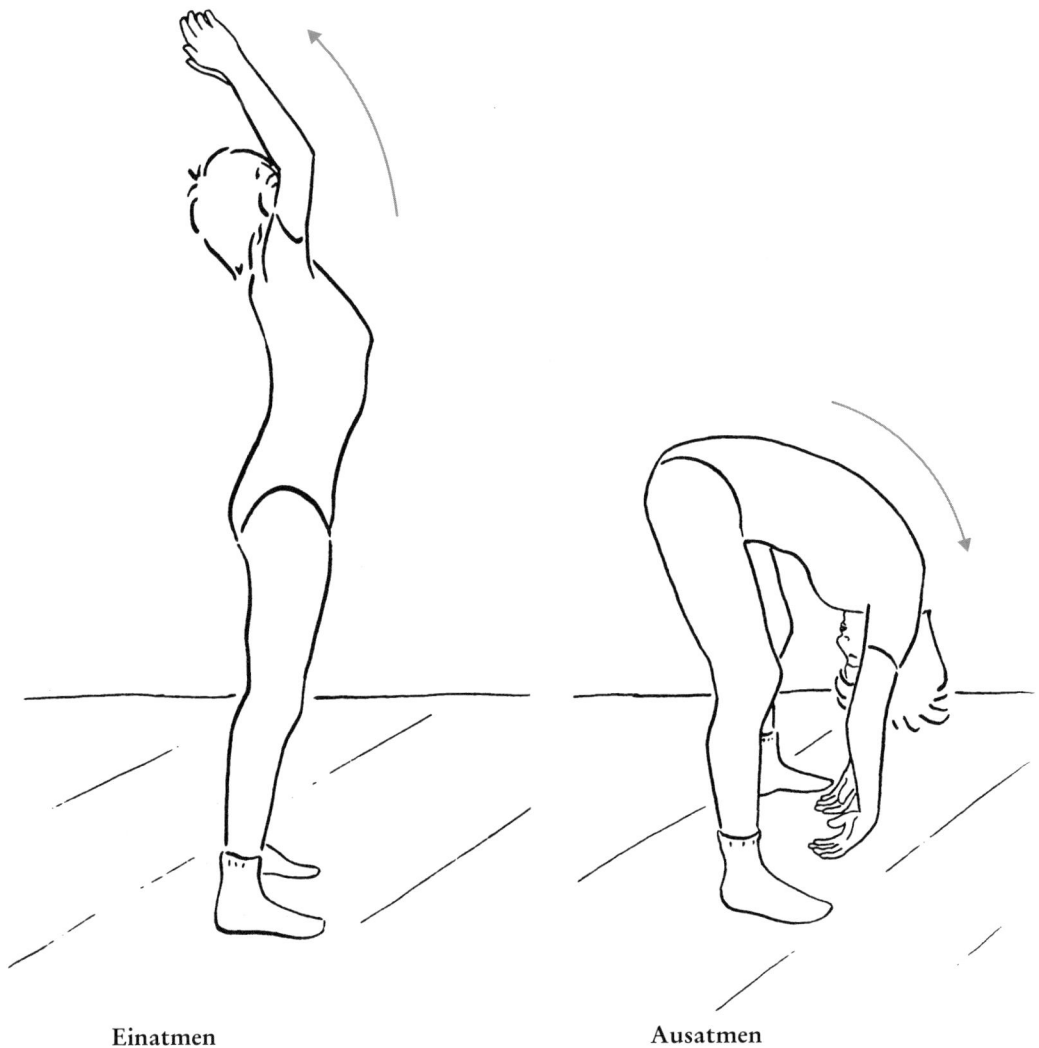

Einatmen   Ausatmen

2. Im Sitzen rechtes Bein gestreckt, linkes darüber gekreuzt, so dass der linke Fuß in Höhe des rechten Knies abgestellt ist. Oberkörper nach links drehen. Rechten Arm über das aufgestellte Bein führen, anwinkeln und mit dem Ellenbogen gegen das Knie drücken, während dich der linke Arm, etwas nach hinten versetzt, abstützt. Bis 30, später bis 50 zählen, ruhig atmen und in die Dehnung entspannen.

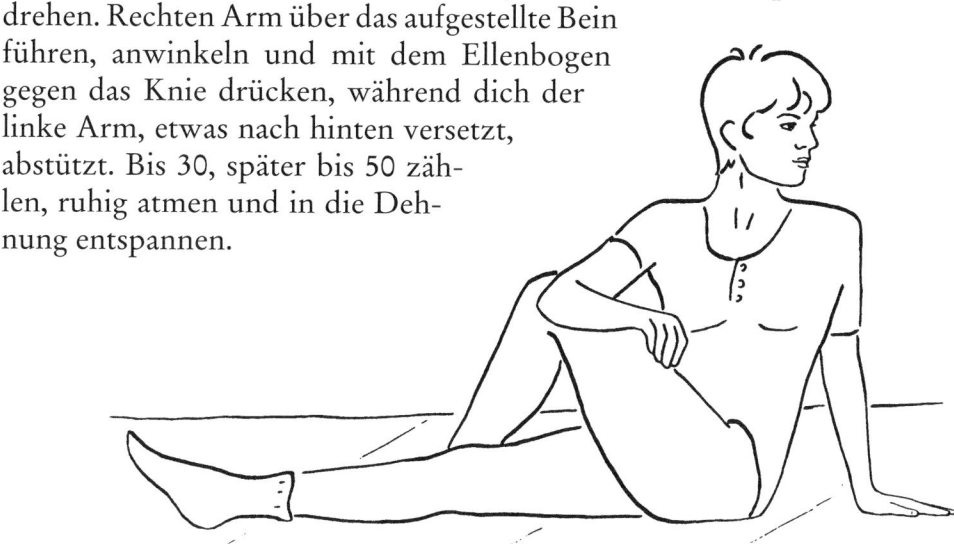

3. Im Schneidersitz, Wirbelsäule aufrecht, Bauch einziehen und Beckenboden anspannen. Die Arme 45° anwinkeln und nach außen drehen, so dass sich die Unterarme in einer Linie zum Körper und parallel zum Boden befinden, die Handflächen schauen nach oben. Die Unterarme zehnmal nach hinten dehnen, dabei ruhig weiteratmen.
Pause: Schultern, Bauch und Beckenboden entspannen und dann das Ganze weitere zwei Mal wiederholen.

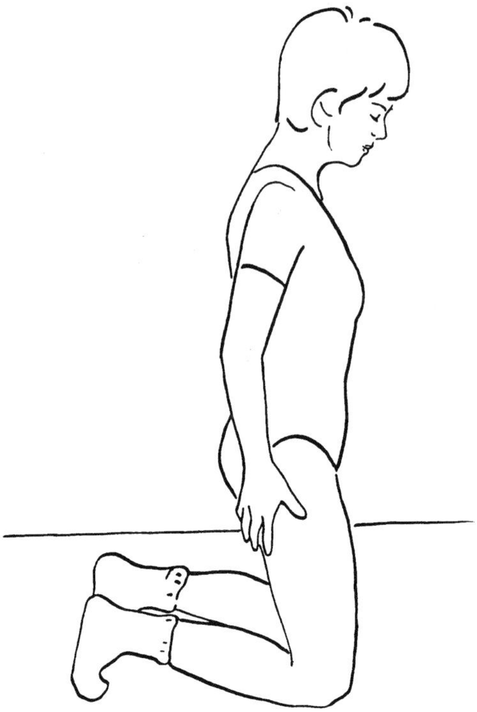

Ausatmen 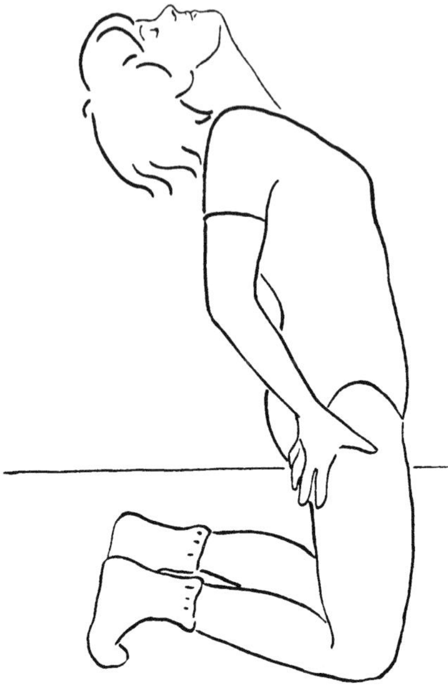   Einatmen

4. Im Kniestand, Zehen aufgestellt, die gestreckten Arme hinter den Körper
führen, die Handflächen stützen sich am Po bzw. an den Oberschenkeln ab,
die Wirbelsäule bleibt aufrecht. Nun das Kinn in Richtung Brust senken
und ausatmen. Beim Einatmen Kopf behutsam in den Nacken legen und
den Brustkorb weiten, indem der Oberkörper etwas nach hinten gebeugt
wird (Gleichgewicht nicht verlieren!). Das Ganze drei- bis 21-mal. Nun auf
die Unterschenkel setzen.
Oberkörper auf den
Oberschenkeln ab-
legen, der Kopf
ruht am Boden,
die Arme zeigen
nach hinten und
liegen neben den
Beinen. Ruhen.[39]

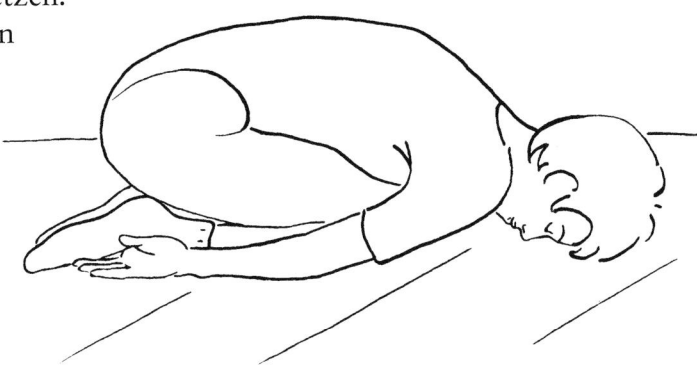

5. Auf dem Rücken liegend, Beine aufgestellt. Die Arme umfassen einen großen imaginären Wasserball vor dem Brustkorb, die Fingerspitzen berühren sich. Der Wasserball wird ganz langsam nach rechts bewegt, ohne dass sich seine Form verändert, die Fingerspitzen bleiben in Berührung, die Arme bilden einen Kreis (kein Oval!). Dann wieder zurück zur Mitte, anschließend zur linken Seite. Zeitlupenbewegungen hin und her, ohne Kraftaufwand, dabei aufmerksam sein für Gewichtsverlagerungen im Körper und Veränderungen der Lage der Schulterblätter, der Rippen, der Wirbelsäule, des Beckens. Zwischendurch Arme ablegen, Schulterbereich am Boden spüren und ruhen.[40]

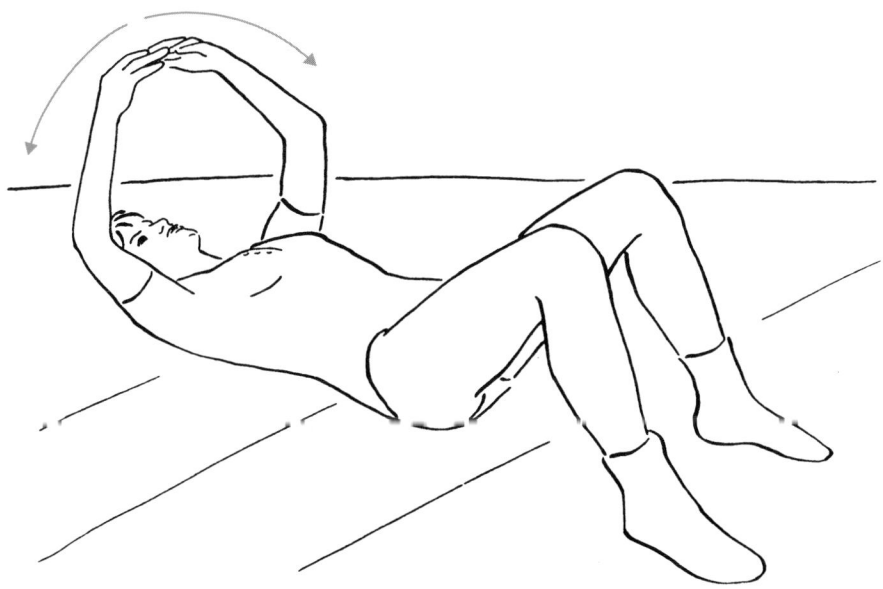

Ernährung in der Wochenbettzeit

Worauf es ankommt

Der Körper einer jungen Mutter braucht Schonung und Kräftigung zugleich. Magen und Darm dürfen nicht überfordert werden, der Flüssigkeitsverlust (Blut und andere Körpersäfte) muss ausgeglichen werden, die große energetische Verausgabung durch die Geburt und durch das anschließende Stillen erfordert Aufbau. So muss die Nahrung auch bei Frauen, die mit dem Fläschchen füttern, auf die speziellen Bedürfnisse der Wochenbettzeit ausgerichtet sein. Natürlich lässt du, während du abstillst, die milchbildungsfördernden Lebensmittel und Getränke weg.

Für die Ernährung stillender Frauen[41] spielen ähnliche Gesichtspunkte eine Rolle wie in der Schwangerschaft, denn alles, was du zu dir nimmst, betrifft nicht nur dich selbst, sondern auch dein Baby, für das du verantwortlich bist. Du bist zwar nicht für die Zusammensetzung deiner Muttermilch zuständig, für die die Natur das perfekte Rezept bereithält, du kannst aber durch ausreichende Vitaminzufuhr und Vorsicht bei Schadstoffen einen positiven Einfluss auf deren Qualität nehmen und darüber hinaus Mangelzuständen bei dir selbst entgegenwirken.

Im Einzelnen bedeutet das für die Ernährung:

- *Immer noch ca. 75% mehr Eiweißbedarf:* Ein Drittel der Nahrung sollte aus Getreideprodukten bestehen, vor allem Brot, Reis, Hirse, ein Fünftel aus Milchprodukten, vor allem Buttermilch, Yoghurt, Kefir, Quark, Frischkäse, Ziegen-, Schafskäse, Brie; ab und zu Fleisch, Fisch, Ei (mindestens zweimal pro Woche).
- *Eisenhaltiges für Vegetarierinnen*[42]: Hirse, Sesam, Sonnenblumenkerne, Pilze, Zucchini, Fenchel, Aprikosen, Himbeeren, Brennnesseltee, Nüsse, Mandeln.
- *Ersatz für tierisches Eiweiß:* Vollkornprodukte, Kartoffeln, Soja, Mandeln, Nüsse, Sonnenblumenkerne.
- *Für Allergikerinnen*[43] *als Ersatz für Milchprodukte/Hühnerei/Fisch/Nüsse/Schweinefleisch:* Mandeln, evtl. ungesüßte Sojamilch, 1g Calcium pro Tag als (Brause-)Tablette.

- *Zweimal am Tag warmes, gekochtes Essen* ist wärmend, Milch bildend, stärkend.
- *Leicht verdauliche, einfach gewürzte Speisen* (s. »Einkaufsliste«, S. 198 f.).
- *Basische Speisen,* keine sauren Früchte! Allergikerinnen: vor allem keine Zitrusfrüchte, kein Zucker! (s. »Einkaufsliste«, S. 198 f.).
- Möglichst *Frisches* aus dem Naturkostladen; keine Konservierungsmittel.
- *Milchbildung fördernd:* ausreichend Flüssigkeit (drei Liter pro Tag), Mandeln, Warmes.
  Milchbildung reduzierend: Salbei, Pfefferminze.
- *Keine Gifte und Reizstoffe:* Tee und Kaffee höchstens morgens nach dem Stillen, kein Alkohol (nur bei besonderen Anlässen ein Glas Sekt), für das Rauchen und die Einnahme von Medikamenten gilt das Gleiche wie in der Schwangerschaft.
- *Gesundes zum Naschen:* Marzipan aus dem Naturkostladen, in Honig und Butter gebratene Mandeln.[44]
- *Gutes Fett:* Butter, Sahne, kalt gepresste Öle.

Rezepte

○ Zur Kräftigung

Eine Bouillon aus Suppenhuhn (2 ½ bis 3 Stunden Kochzeit) oder Fisch (25 Minuten) oder Gemüse (1 Stunde) ist wie die Markknochenbrühe (4 bis 6 Stunden) wärmend und energiespendend.

> *Markknochenbrühe:*
> *250 bis 500 g Roastbeefknochen (oder Hochrippe, Querrippe, Ochsenbein) und zerkleinerte Markknochen vom Rind (Biofleisch, auf Herkunftsland achten!) oder Kalb in kochendes Wasser geben und einmal aufkochen lassen. In ein Sieb legen, kalt abspülen und in einen großen Topf geben. 1 ½ l kaltes Wasser zugießen, bis alle Knochen bedeckt sind, und langsam auf mittlerer Flamme zum Kochen bringen. Einmal aufkochen lassen, den Schaum abschöpfen.*

Markknochenbrühe – Fortsetzung:
Möhren, Fenchel, Ingwer (Menge entsprechend eines Bundes Suppengrün) putzen, grob zerteilen und nach und nach zugeben.
Salzen und bei schwacher Hitze im offenen Topf 4 bis 6 Stunden köcheln lassen, zwischendurch immer wieder Schaum und Fett abschöpfen.
Sieb mit Mulltuch auslegen und Suppe durchgießen. Überschüssiges Fett von der Oberfläche mit Küchenpapier entfernen, abschmecken und ggf. nachwürzen.
Kalt stellen. Fettschicht entfernen und die Brühe beim Kochen von Gemüse verwenden oder als Suppe mit Fleisch, Gemüse, Reis oder Nudeln ergänzen (s. auch Markklößchensuppe). Entfettete Brühe in kleinen Portionen einfrieren, sechs Monate haltbar.

Markklößchensuppe:
Ca. 100 g frisches Mark von 2 Markknochen (Biofleisch, auf Herkunftsland achten!) mit Kochlöffelstiel aus dem Knochen stoßen, klein würfeln.
2 Eier, etwas geriebene Zitronenschale, 1 Prise Salz, 1 Esslöffel Milch dazugeben.
So viel Semmelbrösel oder drei Scheiben gewürfeltes Toastbrot (ohne Rinde) dazumischen, bis man aus der Masse eine 2 cm dicke Rolle formen kann (Handteller mit kaltem Wasser benetzen).
Rolle in ca. 2 cm breite Scheiben schneiden.
Scheiben in leicht kochendes Salzwasser legen, 10 Minuten ziehen lassen (nicht kochen!) und auf einem Schaumlöffel abtropfen lassen.
In eine heiße Brühe (z.B. Markknochenbrühe) geben.

○ Mild für die Verdauung

Rote-Beete-Püree:
Möhren (2 Teile), Rote Beete (½ Teil) und Sellerieknolle (½ Teil, Sellerie nicht bei Allergiegefahr!) schälen und würfeln, im Schnellkochtopf mit etwas Wasser (Boden bedeckt), Majoran, Salz, frisch gehacktem Ingwer und etwas Butter 10 bis 15 Minuten lang kochen lassen (ohne Drucktopf 30 bis 45 Minuten). Pürieren mit dem Pürierstab, mit Schmand oder Yoghurt abschmecken.[45]

Zucchini oder Sellerieknolle:
Roh in 1 bis 1 ½ cm dicke Scheiben schneiden, auf gefettetem Blech für ca. 30 Minuten in den Backofen (175 °C) geben. Wenn sie warm sind, mit Butter bestreichen.[45]

Hirse:
1 Teil Hirse und 3 Teile Wasser mit frisch gehacktem Ingwer, Öl, Salz und Majoran oder Basilikum im Schnellkochtopf 10 Minuten lang kochen lassen.[45]

Hirseauflauf:
Eine Auflaufform mit Butter einfetten, tiefgekühlten Blattspinat in die Mitte legen, dazu 3 bis 4 enthäutete kleine Tomaten, eine Tasse Hirsekörner drum herum streuen, salzen und ½ l kalte Milch darüber gießen. Backofen nicht vorheizen! Bei 175 °C 50 Minuten lang garen, in den letzten 10 Minuten noch geriebenen Käse aufstreuen.

○ Nicht blähend oder wund machend beim Stillen[46]

Gebackene Forelle:
Pro Person 1 frische (oder aufgetaute Tiefkühl-)Forelle mit etwas Zitrone und Salz einreiben.
Mit Dill oder Kräutern der Provence oder Basilikum oder Petersilie füllen.
In Alufolie oder Bratschlauch wickeln.
Bei 220 °C im Backofen ca. 20 Minuten lang backen.
Dazu Pellkartoffeln oder Reis und Chicorée-Gemüse.

Chicorée-Gemüse:
Pro Person 1 Chicorée halbieren und ca. 5 Minuten lang in wenig Wasser dünsten.
1 Cenovis-Brühwürfel (oder gekörnte Gemüsebrühe aus dem Naturkostladen) und 1 Becher süße Sahne dazugeben und kurz aufkochen lassen.
Ca. 2 Esslöffel Mondamin-Soßenfix (oder Mehlschwitze herstellen) einrühren.
Mit gehackter, frischer Petersilie garnieren.

Nudeln mit Pesto:
Ca. 100 g frisches Basilikum (entspricht zwei kleinen Töpfen oder einem Bund),
ca. 50 g gehobelte Mandeln oder Pinienkerne,
ca. 60 g möglichst frisch geriebenen Parmesan- oder anderen Hartkäse,
1 Cenovis-Brühwürfel (oder gekörnte Gemüsebrühe aus dem Naturkostladen) mit dem Pürierstab fein mixen.
Ca. 150 ml kalt gepresstes Olivenöl daruntermixen.
Dazu pro Person 100 bis 150 g italienische Nudeln.
Einige Esslöffel des Pestos[47] auf dem Teller unter die Nudeln mischen.

Nudelauflauf:

Pro Person 100 g italienische Nudeln kochen und abgießen.
1 bis 2 Tomaten, 1 Möhre, 1 Zucchini, etwas Sellerie und 3 bis 4 Champignons klein schneiden.
2 Geflügelwürstchen oder Tofu-Würstchen in Scheiben schneiden.
Alles mischen und in eine Auflaufform füllen.
1 Becher süße Sahne mit Kräutern der Provence abschmecken.
1 Mozzarella klein schneiden und mit der Sahne mischen.
Mozzarella-Sahne über das Nudel-Gemüse-Würstchen-Gemisch gießen.
Ca. 30 Minuten lang bei 220 °C im Backofen backen.

Quarkspeise:

1 Becher süße Sahne schlagen.
1 Becher Yoghurt mit 250 bis 500 g Sahnequark mischen,
süßen mit Honig oder Rohrzucker nach Geschmack,
1 Messerspitze gemahlene Vanille oder 1 Paket Bourbon-Vanillezucker dazugeben.
Mit der Schlagsahne vermixen, bis alles schön cremig ist.
Dazu Heidelbeeren oder Bananen oder/und 2 Scheiben Ananas (nur Konserve, nicht frisch!), süßen Apfel, reife Birne.

Rote Grütze mit Sahne:

1 Päckchen frische, Tiefkühl-, zur Not auch Konservenblaubeeren mit 1 Flasche Birnensaft und 2 bis 3 Esslöffel Honig aufkochen.
2 Pakete Vanillepudding (möglichst Bourbon-Vanille) in 1 Tasse warmem Wasser auflösen und in die leicht köchelnde Fruchtmischung einrühren, bis die Grütze eindickt (ca. 3 Minuten).
Dazu 1 Becher flüssige oder geschlagene Sahne.

Einkaufslisten[48]

○ **Bläht nicht und macht nicht wund, wenn roh oder gekocht**
(*nicht bei Allergievermeidung)

Gemüse: Zucchini, Kürbis, Gurke, Spinat, Staudensellerie, Fenchel, Chicorée, Spargel, Tomate*, Radiccio, Endivien-, Friesée-, Dollo-, Blatt-, Eisberg-, Römer-Salat, Postelei, Portulak, Alfalfasprossen, Sonnenblumensprossen

Obst: reife, weiche Birnen, Bananen, Blaubeeren, reife, süße Äpfel*(Elstar, Ingrid Marie, Braeburn), Erdbeeren*, Kiwi*, Melone

Getränke: Möhren- und Birnensaft, stilles Mineralwasser, Tees (Milchbildungstee, Fenchel-, Brennnessel-, Melissen-, Kamillen-, Ingwertee, Yogitee), 1 Tasse Espresso pro Tag, Kakao*, Milch*, Sojadrink, Reisdrink, Haferdrink, Malzbier

Eiweißhaltiges: Sojamilch, Tofu, Ziegenmilch, Ziegen- und Schafskäse, Sahne, Crème fraîche, Reisdrink, Haferdrink, Nüsse*, Mandeln, Kürbis- und Sonnenblumenkerne; Kuhmilch*, Mozarella*, Frischkäse*, Brie*, Camembert*, Quark*, Yoghurt*

Würzmittel: Petersilie, Dill, Kerbel, Basilikum, Lavendel, Melisse, Ingwer, Kümmel

Süßes: Honig, Rohrzucker, Ahornsirup, Malz, Birnensüße

Getreide: Haferkleie für die Verdauung

○ **Sicher nur gekocht, gedünstet oder gebacken**
(*nicht bei Neurodermitis)

Gemüse: Spinat, Fenchel, Zucchini, Spargel, Rüben, Chicorée, Rote Beete (lang gekocht), Kürbis, Möhren, Knollensellerie*, Schwarzwurzeln, Mangold, Pastinake, Topinambur, Kartoffeln, Auberginen, Artischocken, Okra, Pilze

Obst: Ananaskonserve im eigenen Saft*, Feigen

Eiweißhaltiges: Eier (Hühnerei*), Geflügel, Lamm, Fisch*

Würzmittel: *Cenovis*-Brühwürfel, Kräutersalz, Kräuter der Provence, Ingwer, Vanille

Getreide: Reis, -waffel, -flocken, -mehl; Hirse, -pops, -flocken, -mehl; Buchweizen, -pops, -flocken, -mehl; Haferpops, -flocken; Gerstenpops, -flakes; Dinkel, -mehl, -pops, -flakes; Zwieback, Bulgur, Weizenmehl* (Vollkorn stets meiden!) -pops, -flakes, -Grieß; Gerstenpops, -flakes; Nudeln (Vollkorn stets meiden!); Couscous, Graupen, Mais, Mais-chips naturell, Cornflakes, Polenta, Amarant, -pops; Quenoa, -pops

Brot: Reiswaffeln, Zwieback, getoastetes Dinkel-Toastbrot, getoastetes Weizentoastbrot* (Vollkorn stets meiden!), Dinkelbrot*, Hirse-Buchweizenbrot*

○ Die häufigsten Übeltäter bei starken Blähungen oder wunden Babypopos

Gemüse: alle Kohlgemüse (z.B. Chinakohl, Rosenkohl, Blumenkohl, Sauerkraut, Brokkoli, Kohlrabi usw.); alle Lauch- und Zwiebelgemüse (z.B. Schnittlauch, Knoblauch, Porree, Zwiebeln); alle Rettiche (z.B. Radieschen, Meerrettich, weiße Rübchen, Ruccola-Salat usw.); Steckrüben, Rote Beete (bläht weniger nach 1 Stunde Kochzeit), rohe Möhren, roher Sellerie, Kresse, Paprika, Leinsaat, Senfsaat, Bohnen, Erbsen, Rettichsaat

Obst: harte Birnen, alles Kernobst (z.B. Pflaumen, Aprikosen, Pfirsich, Nektarine, Kirsche, Mirabelle), Weintrauben (auch Rosinen), Zitrusfrüchte, Beeren (außer Heidelbeeren); Erdbeeren verursachen bei manchen Kindern einen harmlosen Ausschlag am ganzen Körper.

Eiweißhaltiges: Blauschimmelkäse, Harzerkäse, Schweinefleisch, Rindfleisch, Kalbfleisch, Hammelfleisch, Wild, Bierhefe

Getränke: Orangensaft, Grapefruitsaft, Holunderbeersaft, Hagebuttentee, unverdünnter Apfelsaft, roher Apfelsaft, Beerensäfte (außer Heidelbeersaft), Sanddorn, Kaffee, Tee

Süßes: weißer Zucker, Schokolade, Fruchtsaftgetränke

Getreide: als ganzes Korn, als Vollkornmehl, Vollkornflocken, gekeimt oder als Brot: Roggen, Weizen, Gerste, Hafer, 6-Korn; frisch gebackenes Brot; testen: Vollkornreis

Achtung vor versteckten *Zutaten in Fertiggerichten*!

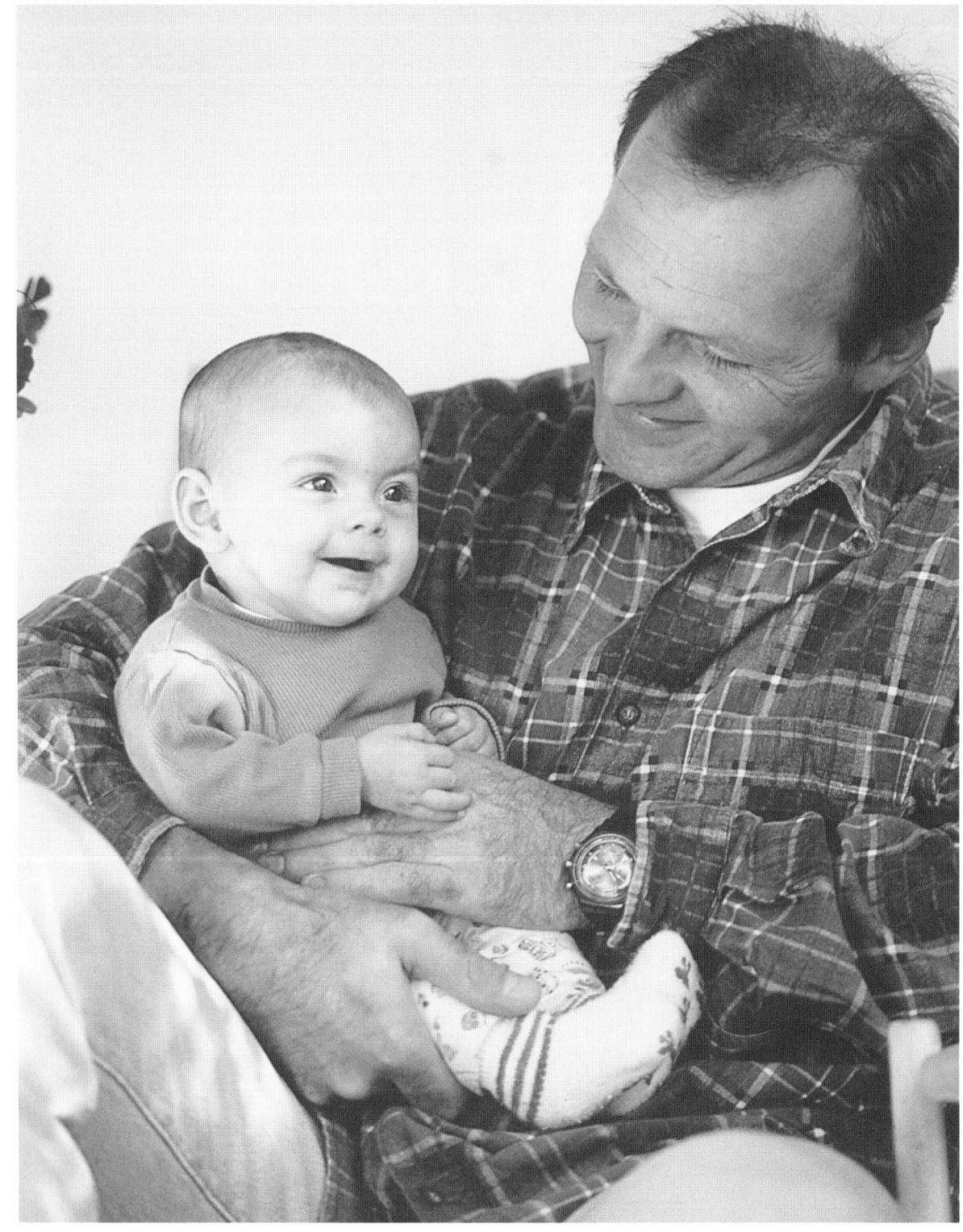

6

Sich der neuen Familiensituation anpassen

Die Rolle von Vater und Mutter

In meinen Geburtsvorbereitungskursen trenne ich an einem Abend Männer und Frauen. In zwei Räumen liegt dann ein großes Angebot von Mutter- und Frauenbildern bzw. Vater- und Männerbildern aus Illustrierten. Ich gebe den Frauen und Männern ein Thema mit, z.B.: »Ängste und Wünsche beim Elternwerden« oder »Veränderungen, die schon in der Schwangerschaft passiert sind. Auf welche freue ich mich in der Zukunft mit Kind, welche befürchte ich?« oder »Mein ideales und mein abschreckendes Mutter- und Vaterbild. Was wünsche ich mir vom Partner/von der Partnerin?« Jede/r sucht sich ein positives und ein negatives Bild heraus, das am meisten für sie/ihn die eigenen Gedanken ausdrückt, und sie tauschen sich darüber in der Frauenrunde/Männerrunde aus. Eine/r aus der jeweiligen Gruppe schreibt mit, was alles an Wünschen und Ängsten, Idealen und Horrorvorstellungen zusammengetragen wird. Anschließend treffen sich die Männer und Frauen wieder und es wird vorgetragen, was in den separaten Gesprächsrunden entstanden ist.

Bei diesen lebhaften Gegenüberstellungen der Männer und Frauen mit ihren Vorstellungen vom Elternsein wird klar, wie stark die Ebene der Rollenfindung die Prozesse von Schwangerschaft und Wochenbett beeinflusst! Auch bei meinen Einzelstunden allein mit Frauen während der Schwangerschaft sind die sich wandelnde Beziehung zum Partner und die Veränderung der eigenen Identität die Themen, die entscheidend zu gesundheitlichen Störungen oder Wohlbefinden, zu Vorfreude oder Ängsten beitragen.

Aus Wünschen und Ängsten formen sich Ideale

Bei den Worten »Familie«, »Mutter«, »Vater« beginnen bei jedem ganz andere Glocken zu läuten oder Alarmsirenen aufzuheulen, jedem erscheinen ganz individuell geprägte Bilder vor dem inneren Auge. Du wirst durch die wachsende Beziehung zu deinem Kind im Bauch und im Gespräch mit deinem Mann in der Schwangerschaft einen »Teppich« aus Idealen weben. Wird es ein roter Läufer für hohen Staatsbesuch, ein strapazierfähiger für den täglichen Gebrauch, ein kunstvoller Wandbehang zum Bewundern oder ein fliegender Teppich fürs Märchenland? Wird er in euren Wohnraum passen, wird er fest verlegt sein oder eine rutschige Angelegenheit?

○ Was ist für dich eine gute Mutter/ein guter Vater?

Da gibt es das Bild der fürsorglichen Hausfrauenmutter, die ganz für die Familie da ist, sich um die Pflege des Haushalts und der Versorgung der Kinder verdient macht und ein schönes Zuhause schafft; oder die flotte Mutter, die wie eine Managerin oder Jongleuse Teilzeit-Berufstätigkeit, Haushalt, Kinderbetreuung und Selbstverwirklichung in ihrem Terminkalender unterzubringen versteht; oder die Frau, die die Versorgung der Kinder und des Haushaltes an ihren Mann oder eine Kinderfrau übergeben hat und ihren Beruf ohne folgenschwere Abstriche weiter ausübt.

Was ist ein Vater? Die Mehrzahl der Menschen, deren Väter zwar vorhanden und auch die Brötchenverdiener für die Familie waren, haben kein zufrieden stellendes Vorbild von den Aufgaben eines Vaters im Leben mit seinen Kindern entwickeln können. Dazu kommen all diejenigen, die durch Scheidung oder Trennung der Eltern weitgehend ohne Vater aufgewachsen sind. So ist bei Männern und Frauen die Sehnsucht entstanden, der »vaterlosen Gesellschaft« etwas entgegenzusetzen. Männer wollen nicht in Konkurrenz zu ihren Frauen treten; sie suchen eine eigenständige Beziehung zu ihren Kindern als Vater, nicht als Mutterersatz.[1]

Wie kann denn eine gelebte Beziehung eines Vaters zu seinen Kindern aussehen? Zusammen toben oder Fußballspielen, die Welt erforschen und erklären, handwerklich tätig sein, Abenteuer erleben, Grenzen setzen und streng sein, Umgang mit Konflikten vorleben, mit Geld haushalten lernen, Einblick in die Berufswelt geben, Zusammenhang von Disziplin und Erfolg beim Sport erfahren, das Erreichen von selbst gesteckten Zielen anstreben oder bei Anforderungen von außen das Durchhalten üben?[2]

Was erwartest du von deinem Mann als Vater deiner Kinder? Was erwartet er von dir als Mutter? Vielleicht wünschst du dir von deinem Partner ganz einfach, dass er viel Zeit mit dem/den gemeinsamen Kind/ern oder der ganzen Familie verbringt, weil du eine Doppelbelastung von Beruf und Kindern nicht allein tragen willst und/oder weil du es für eure Kinder wichtig findest. In den Geburtsvorbereitungsgruppen höre ich immer wieder den Wunsch, dass der Mann sich eigenverantwortlich und zuständig für das Kind fühlen und nicht der Frau zuliebe mit seinem Kind zusammen sein soll. Auch die Vä-

ter haben diesen Wunsch und spielen mit dem Gedanken an Erziehungsurlaub[3] oder Hausmann-Dasein wegen der Chance, mehr von ihren Kindern
mitzuerleben.

○ **Was hast du an deiner Mutter/deinem Vater geliebt,**
  gefürchtet, vermisst?

Erinnerungen aus der eigenen Kindheit prägen ganz entscheidend unsere
Vorstellungen und Hoffnungen beim Elternwerden. Suche das Gespräch mit
deinen Eltern (auch innerlich, wenn der direkte Kontakt nicht mehr möglich
ist), um ihr Verhalten dir als Kind gegenüber zu verstehen und ihnen zu ver-
zeihen. Für dein Muttersein wird es wichtig, ihr Vorbild bewusst zu schätzen
oder abzulehnen, denn die eigenen Kindheitserfahrungen werden sehr lebendig im Umgang mit einem eigenen Kind. Insbesondere die negativen Erfahrungen fließen ein bei der Suche nach Idealen: »Hoffentlich werde ich nicht
so wie ...!«

○ **Welches Verhältnis hast du zur traditionellen**
  Rollenverteilung?

Siehst du die Gefahr, als Hausfrau und Mutter den Anschluss im Beruf zu
verpassen? Sind Frauen in dieser Rolle benachteiligt im Hinblick auf Bildung,
Besitz, Erfolg? Verlieren Frauen ihre Kompetenz durch finanzielle Abhängigkeit von ihrem Mann? Wird ein Mann in der Rolle des Geldverdieners seine Kompetenz verlieren, sich um seine eigenen häuslichen Angelegenheiten
zu kümmern? Wird der Mann dann allein finanzielle Entscheidungen für
euer Leben treffen oder auch über einen Wohnortwechsel aus beruflichen
Gründen, der die ganze Familie betrifft, bestimmen? Werdet ihr in eurer Beziehung eine Wandlung vollziehen, die die Lust aufeinander einschlafen lässt?
Vielleicht bist du aufgebracht über dein Schicksal als Frau und empfindest die
Benachteiligung, vielleicht aber bewertest du die Vorteile höher. Vielleicht
habt ihr als Paar auch sehr unterschiedliche Standpunkte dazu.

○ **Welche Zukunftsträume hattest du als Mädchen?**
  Was hast du gern gespielt?

Deine Zufriedenheit in deiner neuen Rolle wird auch damit zusammenhängen, was du vom Leben erwartet hast. Dein Frauenbild hat sich durch das ge-

formt, was dir durch Eltern, Schule und Umwelt in Aussicht gestellt wurde und wie das mit deinen Neigungen übereinstimmt. Die meisten Mädchen sind heute am Ende ihrer Schullaufbahn stark beruflich motiviert und leben mit dem Gefühl der Gleichstellung.[4] Die Mutterrolle ist nicht ihr vorrangiges Lebensziel. Der Kinderwunsch beim Eingehen einer Bindung mit einem geliebten Mann spielt aber eine große Rolle und wirft andere Lebensentwürfe häufig um.

○ Was bedeutet es für dich als Frau, »deinen Mann zu stehen«, was bedeutet es für deinen Mann »zu bemuttern«?

Die Emanzipationsbewegung und unsere wirtschaftliche Lage[5] hat für viele die alte Rollenverteilung in Frage gestellt. Die Eigenschaften »hart« und »zart« werden nicht mehr unterschiedlichen Geschlechtern zugeteilt.[6] Kinder sollen nicht mehr geschlechtsspezifisch erzogen werden, Jungen bekommen Puppen, Mädchen Werkzeug. Die Koedukation und alle Bemühungen zur Gleichstellung der Frau haben das Ziel, den Frauen im Leben gleiche Chancen wie den Männern zu ermöglichen. Die Frauen sollen für den Arbeitsmarkt freigestellt sein, und den Männern wird dadurch die Bürde von den Schultern genommen, für eine Familie Alleinverdiener zu sein.[7]

Eigener Verdienst macht unabhängig, auch wenn man von einem Arbeitgeber abhängig ist. Unbezahlte Familienarbeit hingegen macht abhängig, unfrei und ist daher wertlos. Einer Frau, die »ihren Mann steht« (berufstätig ist), wird auf die Schulter geklopft und damit der Wert ehemals männlicher Privilegien anerkannt (sie wird jedoch nach Feierabend trotzdem ihre Kinder »bemuttern« und nicht »bevatern«). Ein Mann, der als Hausmann viel Einsatz für seine Kinder leistet (sie evtl. »bemuttert«), steht dort nicht »seine Frau«, was im Sprachschatz kein Synonym für große Leistung geworden ist und die unklare Rolle des Vaters ausdrückt.

Gleichberechtigung ist ein Ideal von Eltern heute, denn wir haben inzwischen das Recht, beruflichen und familiären Einsatz gleichmäßig oder unterschiedlich unter Mann und Frau aufzuteilen. Wir können dem Gesetz nach die gemeinsame Aufgabe, Eltern zu sein, auch gemeinsam lösen. Ist aber ein »gerechtes«, sprich annähernd gleichmäßiges Verteilen aller beim Leben mit Kind/ern anfallenden Aufgaben mit den Anforderungen der Berufswelt zu vereinen?

○ Welche Vorbilder hast du im Freundeskreis?

»So werde ich nie mit meinem Kind umgehen!« – »So eine liebevolle Mutter möchte ich auch gern werden!« – Wenn du das Glück hast, bei Freunden das Leben mit Kindern mitzuerleben, mit ihnen verreist, in ihrer Nähe wohnst, babysittest und Gespräche mit ihnen führst, werden deine Ideale schon etwas mehr Realitätscharakter besitzen, als wenn du durch flüchtige Besuche oder genervtes Fernbleiben glaubst, als Mutter bei deinen Kindern alles anders (und natürlich besser) zu machen als sie. Lebende Vorbilder sind hilfreicher als Phantome!

○ In welcher Situation hast du am Anfang der Schwangerschaft gelebt?

Bist du schon Mutter oder Stiefmutter, oder hast du bereits mit Kindern zusammengelebt? Wie alt bist du? Wo stehst du im Hinblick auf Ausbildung, Beruf, Karriere? Bist du schon lange mit deinem Partner ein Paar? Lebt ihr schon länger zusammen, oder kennt ihr euch erst seit kurzem? Wie ist deine/eure finanzielle Situation? Braucht ihr eine größere Wohnung? Wie war eure Rollenverteilung bisher, wer hat welche Aufgaben übernommen? Wirst du allein mit deinem Kind leben? Hast du dir schon lange ein Kind gewünscht, oder kam es als große Überraschung? Musstest du durch tiefe Täler, bis du die Tatsache der Schwangerschaft annehmen konntest?

Dein ganzes bisheriges Leben hat dich zu einer einzigartigen Frau gemacht, und diese Frau wird sich jetzt mit allen ihren Facetten einem Kind zeigen und sich an seine Seite stellen, damit es das Leben kennen lernen kann. Das ist Muttersein! Und sein Vater hat die gleiche Aufgabe.

Allmählich wird dir immer bewusster, welches Ideal du aus deiner Kindheit, Vorbildern, gesellschaftlichen Trends und eigenen Gedanken erschaffen hast und was eure Ziele im Zusammenleben als Familie sind. Das Kind wird später noch seine ganz individuellen Zutaten in euer »Rezept« mit hineinmischen, und von euch selbst wird noch so manche Prise Unbewusstes oder Menschliches dazukommen, woraus eure ganz individuelle Geschmacksrichtung von Mutter und Vater entsteht.

Die Realität beim Start mit einem Kind

Beim ersten Kind müsst ihr schon während der Schwangerschaft geschehen lassen, dass sich das alte Selbstbild, über das ihr euch bisher definiert und präsentiert habt, verändert. Dieser allmähliche Wandel zur neuen Identität als Eltern wird in eurer Liebesbeziehung, im bisherigen Berufsalltag und im Leben mit Freunden spürbar werden. Spätestens mit Beginn des Mutterschutzes wirst du den vorläufigen Abschied aus deiner Arbeitswelt vollziehen, deine körperliche Fülle wird zunehmend deinen Bewegungsradius einschränken, und der »Nestbautrieb« wird dich häuslicher werden lassen.[8]

○ Die ersten Wochen

Die erste Zeit mit dem Neugeborenen wird ganz davon ausgefüllt sein, deine Liebe zu ihm zu entfalten, und du wirst vollständig um seine Bedürfnisse kreisen. Deine neuen Aufgaben als Mutter lassen dir höchstens noch Zeit, dich um deine eigenen körperlichen Umstellungs- und Heilungsprozesse zu kümmern und genügend Schlaf zu finden, um Kraft zu schöpfen. Du wirst fast wie am Anfang deines Lebens die Tage mit Schlafen und Versorgtwerden verbringen und zunächst abhängig von der »Bemutterung« deines Partners oder von anderen liebevollen Menschen sein. Dein Interesse an der restlichen Welt schwindet, und auch für die Kontakte mit deinen Freunden bleibt nur wenig Raum. Wenn du ein paar Tage im Krankenhaus warst, wird der Umzug nach Hause eine aufregende Reise sein und dich erschöpfen.

Ein Termin mit dem Kinderarzt, Besuch von Freunden oder Verwandten, das Kommen deiner Hebamme sind große Ereignisse in deinem Tagesablauf, die dich weniger Kraft kosten, wenn sie kurz sind und nicht so viel aus der Welt draußen mit in deine Welt bringen. Nach der ersten Woche wirst du immer öfter dein Lager verlassen und langsam kleine Tätigkeiten wieder selbst übernehmen, die aber weiterhin hauptsächlich die Ernährung und Pflege eures Kindes und dich selbst betreffen.

Nach der vollständigen Hingabe an die Verantwortung für ein Kind taucht bei den Müttern in unterschiedlichem Tempo allmählich wieder mehr Platz und Kraft für andere Menschen auf, für frühere Interessen, für die Welt draußen und für Aufgaben, die mit der Versorgung des Kindes vereinbar sind. *Gestatte dir in deiner Vorausplanung – sofern dies irgendwie möglich ist – mindestens ein Vierteljahr ohne eine andere Verpflichtung als dein Muttersein!*

Der frisch gebackene Vater versucht, bei euch beiden seinen Platz zu finden, und kann, vorausgesetzt, er hat sich Urlaub genommen, viele Aufgaben übernehmen: Er wird Telefonate mit Gott und der Welt führen und in der Wohnung die Spuren des Geburtsbeginns und Aufbruchs oder der Geburt zu Hause beseitigen. Wenn du und das Neugeborene noch im Krankenhaus seid, kann er sich erst einmal ausruhen, bis er euch wieder besucht. Vielleicht muss noch der letzte Schliff ans Kinderzimmer gelegt, evtl. die Wärmelampe überm Wickeltisch angebracht oder ein Autositz für euer Kind besorgt werden. Euer Nach-Hause-Kommen aus der Klinik soll ein besonderer Moment und gut vorbereitet sein: der Kühlschrank gefüllt, das Bett frisch bezogen und Blumen im Zimmer. Aber am liebsten möchte der Vater eigentlich ausschließlich bei seinen beiden Liebsten sein und dort nichts verpassen!

Vielleicht möchte er in Ruhe für dich zur Geburt eures Kindes ein besonderes Geschenk aussuchen. Evtl. muss er deine Mutter vom Bahnhof abholen, das Gästezimmer herrichten und mit ihrer Aufregung fertig werden. Oder er wird einen ersten Termin mit eurer Haushaltshilfe verabreden. Möglicherweise tut auch ihm das Bemuttern einer dritten Person wohl.

Wenn euer Kind in der Kinderklinik sein muss, so wird der Vater Vermittler zwischen dir und eurem Kind sein, bis du selbst zu ihm kannst. Er wird abgepumpte, eingefrorene Muttermilch in der Kühltasche transportieren, dir Polaroidbilder bringen, mit Schwestern und Ärzten sprechen und seine Zeit zwischen Besuchen beim Baby und bei dir aufteilen.

Gibt es auch noch die großen Geschwister zu versorgen? In dieser aufwühlenden Zeit sich etwas Besonderes für sie auszudenken oder Besuche mit ihnen bei Mutter und Baby im Krankenhaus zu organisieren oder sie vom spannenden Geburtszimmer zu Hause fern zu halten, um dir Ruhe zu gönnen? Ab und zu möchte der Vater das Neugeborene selbst im Arm halten, und du kannst die Gelegenheit nutzen für deine Großen oder für dich selbst.

Ab dem dritten Tag wird er dich von Besuchern und Anrufern abschirmen bzw. die Kontakte gut dosieren und mehr Hilfe hinzuziehen (für Wäsche, Einkäufe, Kochen, ältere Geschwisterkinder). Er will ja nicht nur als Babysitter für die älteren Kinder oder als Putzhilfe agieren, sondern braucht auch Zeit in der neuen Dreierrunde! Dann sind da noch Ämtergänge, wie die Anmeldung des neuen Staatsbürgers, oder Telefonate, um Erziehungsgeld- oder Kindergeldanträge zugeschickt zu bekommen.

Vielleicht wacht der Vater nachts durch das Weinen des Babys auf und übernimmt das Wickeln oder wiegt das Kind in den Schlaf, wenn es unruhig ist. Er wird den Schlafmangel schnell in allen Gliedern spüren und braucht gelegentlich ungestörte Nächte, damit er tags seinen Aufgaben gewachsen ist. Vor all diesen Tätigkeiten steht natürlich an oberster Stelle das Umhegen seiner Partnerin, und zwar nicht nur durch Nahrung und Sitzbäder.

Dein Mann ist im Gegensatz zu dir körperlich deutlich nicht der Bedürftige, und Besucher werden ihn möglicherweise übersehen. Seine Offenheit durch die Geburt, seine Freude und der Ausdruck all seiner Gefühle scheint nicht zu interessieren. Verschließe du dich nicht vor ihm und seinem Prozess des Vaterwerdens. Es gibt Literatur[9] über seinen Teil der Verantwortung und über seine Ängste und Wünsche, aber vor allem dein Interesse an ihm und der Austausch mit erfahrenen Vätern aus eurem Freundeskreis werden es ihm erleichtern, seinen Platz als Vater zu genießen.

Falls dein Mann weiter zur Arbeit gehen muss oder möchte, gilt es zu überlegen, wer die Tätigkeiten an seiner Stelle übernehmen und was er vor und nach seinem Arbeitstag noch an Partner- und Vatersein leben kann. Seine Freizeitaktivitäten, die ihn zusätzlich zur Arbeitszeit von der Familie fern halten würden, mindestens für das erste halbe Jahr zu reduzieren ist ein wesentlicher Beitrag eines Mannes zur Stabilisierung seiner Familie. Alles ist nur ein vorübergehender Verzicht lieb gewonnener Tätigkeiten der Vergangenheit!

Die vorläufige »Außendienstposition«, die ein Vater in jedem Fall während der Wochenbettzeit noch hat, führt häufig dazu, dass Männer in den Augen ihrer Frauen »Reißaus in ihre Arbeit nehmen« und sogar noch Überstunden einlegen. Der Beruf kann auch von ihm tatsächlich als Zuflucht erlebt werden, aber ebenso als Behinderung am Leben mit seinem Kind, und ist vor allem ja existentielle Notwendigkeit. Auf jeden Fall wird sich die Haltung eines Mannes zu seiner Berufstätigkeit beim Vaterwerden ändern. Eine Grundlage für sein Verhalten ist, dass ihr bereits während der Schwangerschaft gemeinsam überlegt habt, ob materielle Einschränkungen in der ersten Zeit nötig werden und welche möglich sind.

○ Nach vierzehn Tagen

Eure Familiensituation sieht jetzt vielleicht so aus: Du hast die größten körperlichen Umstellungsprozesse nach der Geburt hinter dir, das Stillen hat sich ganz gut eingespielt, und euer immer wacher werdendes Baby beschäftigt dich den ganzen Tag. Wenn du nicht anderweitig vorsorgen konntest, musst du jetzt schon weitgehend ohne Hilfe zurecht kommen, und dein Mann muss jetzt morgens (ausgeschlafen!) wieder zur Arbeit gehen. Er wird wenigstens noch die Großeinkäufe und das Tragen von schweren Getränkekisten etc. übernehmen und auch dafür sorgen, dass ihr zusammen abends eine warme Mahlzeit essen könnt.

Gerade zu diesem Zeitpunkt beginnt nun euer geliebtes Baby, jeden Abend über Stunden untröstlich zu schreien. Auf dem Arm des Vaters wird es nicht besser. Du hast aber inzwischen den Dreh raus, wodurch das Kind sich am ehesten beruhigen lässt, und nimmst es ihm wieder ab, auch um eure Nerven zu schonen. Nachts hat es sich angewöhnt, alle zwei Stunden trinken zu wollen, und sobald du es tagsüber schlafend vom Arm legen willst, wacht es wieder auf und ist empört, so dass du weiterhin kaum dazu kommst, dir dein Essen warm zu machen oder ein kurzes Nickerchen einzulegen.[10] Du findest kaum die Ruhe, genüsslich in die Badewanne zu gehen oder ein paar Übungen zu machen.

Die beruflichen Verpflichtungen deines Mannes nehmen ihn wieder ganz in Anspruch, und auch er bringt sich zu Hause mit einem zunehmend dünner werdenden Nervenkostüm ein. Kannst du dir vorstellen, wie ihr beiden euch verhalten werdet, wenn ihr eine Zeit durchlebt, in der ihr beide euch am Rande eurer Belastbarkeit befindet? Du kannst dir sicherlich vorstellen, dass da Bemutterung durch Dritte gut tut.

○ Erstes bis drittes Lebensjahr

Für diesen Zeitraum gibt es statistische Erhebungen[11] über die Rollenverteilung zwischen Frau und Mann durch den Bezug von Erziehungsgeld und den Erziehungsurlaub. Diese Angebote sollen es der Mutter oder dem Vater ermöglichen, für die ersten drei Lebensjahre bei vollständigem oder mindestens weitgehendem Verzicht auf Erwerbstätigkeit bei ihren Kindern zu bleiben. 1995 waren 2,5% der Erziehungsgeldbezieher Männer, also 97,5% Frauen. Jede 10. war allein erziehend, 7% lebten in eheähnlichen Gemeinschaften und 84% waren verheiratete Paare. 85,6% erhielten diese staatliche Unterstützung für länger als sechs Monate. Ungefähr die Hälfte der Erziehungsgeldempfänger/innen waren erwerbstätig. Davon nahmen 96% den Erziehungsurlaub in Anspruch, nur 1% setzte die bisherige Arbeit fort, 2% kündigten, 4,1% gingen in der Zeit des Erziehungsurlaubes einer Teilzeitbeschäftigung nach.

Das sind keinesfalls Zahlen, die junge Menschen beim Start in ihr Erwachsensein erwarten, nachdem ihnen die gemeinsame Schulbildung gleiche Chancen verspricht. Frauen und Männer leben beim Elternwerden im Spannungsfeld zwischen den gesellschaftlichen Versprechen der heutigen Zeit und der langen Tradition von Hausfrauenmüttern und Geldverdienvätern. Die Biologie hat ungeahnte Macht über uns und lässt, ob wir wollen oder nicht, die archaischen Bilder des Mannes, der auf die Jagd geht, und der Frau, die ums Haus herum tätig ist, vor uns auftauchen. Vielleicht erschwert auch die notwendige starke Bindung der Neugeborenen an ihre Mütter das gut gedachte Lebensmodell der Gleichberechtigung.

○ Kurzer Ausblick in die weitere Zukunft

Beim Älterwerden der Kinder wird das alte Rollenmodell zunehmend in Frage gestellt, und da nichts mehr vorgegeben ist, muss jede Familie ihre individuelle Verteilung von häuslichen Aufgaben, Berufstätigkeit und Leben mit den Kindern vornehmen.[12] Selten erlauben Verdienst und Arbeitsplatzgestaltung von Mann und Frau ein wirkliches Teilen mit abwechselnder Anwesenheit zu Hause bei den Kindern und zwei Halbtagsstellen. Die Chancen des Arbeitsmarktes für Frauen sind trotz allem weiterhin schlechter. Aus dem Konflikt zwischen Wünschen und Realität resultiert folgende durchschnittliche Arbeitsteilung: Der Mann von heute mit Aufgaben als Vater und Berufstätiger »hilft« 13 Stunden pro Woche im Haushalt, die Frau von heute mit Aufgaben als Mutter und Berufstätige arbeitet 35 Stunden pro Woche im Haushalt und ist in der Mehrzahl die Organisatorin des Kleinunternehmens Familie.[13]

Das »Bemuttern« und die durch Maschinen vereinfachten häuslichen Tätigkeiten (egal, von wem übernommen), gehen mit Isolation und Unentgeltlichkeit einher. Sie sind in unserer Gesellschaft ihres Wertes beraubt, so dass weder Frau noch Mann diese Aufgaben für längere Zeit übernehmen wollen. Viele Frauen planen, nach der Geburt sehr schnell wieder in ihre finanzielle und zeitliche Unabhängigkeit zurückzukehren, die sie durch eigene Berufstätigkeit häufig schon vor der Schwangerschaft gelebt hatten, und erhoffen sich darin mehr Erfüllung und vor allem mehr gesellschaftliche Anerkennung als beim »nur« Muttersein. Tatsächlich sind 41% der verheirateten Frauen mit Kindern unter sechs Jahren erwerbstätig. 60% der allein erziehenden Frauen mit Kindern unter sechs Jahren trifft diese Entscheidung, um überhaupt den nötigen Lebensunterhalt für sich und ihr Kind zu verdienen, wenn der Vater diese Aufgabe nicht oder nicht allein übernehmen will, kann oder soll.

Konflikt zwischen Realität und Idealen

Wenn du dir die Beschreibung der ersten Zeit durchliest und sie mit euren Vorstellungen vom Elternsein und den statistischen Zahlen vergleichst, wirst du vielleicht feststellen, dass eure Ideale eher ferne Ziele sind. Gleichheit der Geschlechter und Unabhängigkeit scheint beim Werden einer Familie eine Illusion zu sein! Ihr müsst den Streit zwischen Biologie und Soziologie im eigenen Zuhause austragen.

Damit ihr den Kampf nicht als Paar gegeneinander aufnehmt, sondern euch dafür verbündet, müsst ihr Strategien entwerfen, um gemeinsam als Sieger daraus hervorzugehen und eurem Kind kein Schlachtfeld als Spielwiese anzubieten. Die Entscheidung für ein gemeinsames Kind ist heute wie ein Zeitvertrag, in dem es ganz nüchtern gesehen um Verteilung der Verantwortung, aber auch um Bezahlung von Leistungen für das gemeinsame Projekt Familie geht.[14] So eine Art Vertrag besteht immer zwischen Eltern, ob nun ausgesprochen oder nicht, sogar bei Alleinerziehenden.

Kannst du dir vorstellen, dass Arbeitsteilung, die nicht durch vorgegebene Rollen vorgeschrieben ist, zwischen Eltern je so reibungslos verläuft, dass kein Wort darüber gewechselt werden muss, dass beide mit ihrem Platz im Familiengefüge ganz zufrieden sind und auch den Einsatz des Partners ganz so annehmen und wertschätzen können? Eine Voraussetzung für einen bewusst eingegangenen Vertrag ist, dass ihr die Wünsche und Vorstellungen voneinander kennt. Der Effekt kann sein, dass die Aufgaben, die beide in einer bestimmten Zeit übernommen haben, nicht ständig mit versteckten Vorwürfen oder unausgesprochenen Erwartungen belastet sind. Gegenseitige Unterstützung muss so nicht eingefordert werden oder immer wieder erbeten, sondern kann von beiden genossen und anerkannt werden, sowohl beim Geben als auch beim Nehmen.

Die Aufgaben, die keiner von beiden übernehmen will oder kann, die also Dritte übernehmen müssen, um einen reibungslosen Ablauf zu gewährleisten, sind bei genauerem Hinsehen ebenfalls klar benennbar.

Ein Vertrag auf Zeit

○ Fragestellungen zu Beginn der Verhandlungen

- Ist jeder von uns bereit, hier und jetzt mit dem Partner/der Partnerin die gemeinsame Familiensituation anzusprechen? Wenn nicht, was hindert uns daran, wann wird es besser möglich sein?
- Wollen wir beide erst einmal alles auf uns zukommen lassen? Wie kann ich aber meine Wünsche und Pläne äußern, wenn ich allein das Bedürfnis nach Klärung habe?
- Ist es uns möglich, auch unrealistische Wünsche und Phantasien zu äußern, um außergewöhnliche Lösungen zu finden? Wenn nicht, was hindert uns daran?
- Was wünsche ich mir in der ersten Zeit nach der Geburt von meinem Partner/meiner Partnerin?
- Welche Wünsche kann ich erfüllen, welche eher nicht?
- Wie weit wollen wir planen: für die Wochenbettzeit und das erste Vierteljahr, bis zum ersten halben Jahr (evtl. volles Stillen), bis zum ersten Lebensjahr (evtl. allmähliches Abstillen), bis zum Kindergartenalter von drei bis vier Jahren?
- Welche Aufgaben will ich als Mann/als Frau allein bewältigen, bei welchen werde ich Hilfe brauchen?
- Wer sind die Personen, die unserer Familie Unterstützung bieten können? Haushaltshilfe für den Start (Wie lange?), Putzhilfe weiterhin (Wie oft?), Sevadar, Großeltern, Nachbarn, Freunde, Babysitter (Wer, ab wann, wie suchen?). Und welche Finanzierung ist möglich?
- Wie lange werde ich mir nach der Geburt als Mann Urlaub nehmen können?
- Welche Pläne zur Berufstätigkeit der Frau/des Mannes gibt es? Welche Lösung wird für den Beginn meiner Berufstätigkeit als Frau für die Versorgung des Kindes/der Kinder angestrebt (Vater, Verwandte, Tagesmutter, Krippe)? Was wird, wenn ich doch länger als geplant Vollzeit-Hausfrau-und-Mutter bleiben möchte?
- Welche Gründe, als Frau/als Mann schnell wieder zurück in die Berufstätigkeit zu gehen, sind für mich maßgeblich: finanzielle, emanzipatorische, Karriere, sozialer Druck? Gibt es unausgesprochene Konflikte damit? Lassen sich Lösungen finden?

- Wie sind unsere Pläne mit unseren finanziellen Möglichkeiten vereinbar? Wo wollen wir ggf. Abstriche vom bisherigen Lebensstandard machen, worauf wollen wir nicht verzichten?
- Wie sehen in unserer Vorstellung Eltern als Paar aus? Wie viel Zeit wollen wir uns miteinander ohne Kind organisieren und ab wann? Wie finden wir Kompromisse, wenn dabei unsere Wünsche sehr widersprüchlich sind? Wie viel Zeit wünscht sich jeder von uns für sich allein und wie wollen wir das ab wann verwirklichen?
- Wie organisieren wir weitere gemeinsame Angelegenheiten: die Wohnung sauber halten, aufräumen, die Wäsche waschen und bügeln, Lebensmittel einkaufen, kochen und abwaschen, den Müll entsorgen, das Auto warten? Wie gehen wir mit unterschiedlichen Ordnungsstandards um, was gibt es für Lösungen und Kompromisse?
- Welche Regelung wollen wir für den »Unterhalt« treffen für den, der den Großteil der Haus- und Kinderversorgung übernimmt? Klare Zahlung auf dessen Konto? Gibt es einen »gemeinsamen Topf« für die Ernährung der Familie? Wie viel wird dafür monatlich eingeplant? Sind beide zufrieden, wenn alles »in einen Topf« geht?
- Welche Tätigkeiten sind wir bereit, für den Partner/die Partnerin zu übernehmen? Für welchen Zeitraum?
- Welche zusätzlichen Aktivitäten oder Verpflichtungen können wir für ein Jahr ablehnen oder verschieben? Wenn nicht, für wie lange?
- Was setzen wir dem Schlafmangel entgegen?
- Wie werden wir den älteren Geschwisterkindern gerecht? Wie viel Zeit räumt wer jedem Kind ein?
- Was liegt uns noch auf dem Herzen und möchte geklärt werden?
- Mit welchen Regelungen sind wir bisher ganz zufrieden, welche müssen noch überdacht werden?

Für manche von euch mag es ein Vergnügen sein, ein richtiges Papier mit Paragraphen auszufüllen. Ich setzte z.B. als Jugendliche mit der Schreibmaschine meinen ersten Vertrag auf, um der Vereinbarung mit meinem Vater mehr Gewicht zu verleihen, der mir den Führerschein versprochen hatte, wenn ich bis 18 nicht rauchen würde!

Ein Vertrag auf Zeit

Hiermit vereinbaren

Frau _____ , im Folgenden Mutter genannt,
und
Herr _____ , im Folgenden Vater genannt,
als Eltern von
(Name des Kindes) _____ , geboren am _____ ,

folgende Arbeitsteilung und Finanzierung
bei der Bewältigung ihres Familienmanagements:

§1

Für die ersten zwei Wochen nach der Geburt
bis zum _____

Mutter: _____

_____

Vater: _____

_____

Dritte: _____

_____

Finanzierung: _____

_____

§2

Bis zur sechsten Woche nach der Geburt

am _____

Mutter: _____

_____

Vater: _____

_____

Dritte: _____

_____

Finanzierung: _____

_____

§3

Bis zur Vollendung des ersten Vierteljahrs

am _____

Mutter: _____

_____

Vater: _____

_____

Dritte: _____

_____

Finanzierung: _____

_____

§4

Für das zweite Vierteljahr

bis zum _____

Mutter: _____

_____

Vater: _____

_____

Dritte: _____

_____

Finanzierung: _____

_____

§5

Für das zweite Lebenshalbjahr

bis zum ersten Geburtstag am _____

Mutter: _____

_____

Vater: _____

_____

Dritte: _____

_____

Finanzierung: _____

_____

Besondere Vereinbarungen:

1. Sobald Unzufriedenheit auftaucht, Mutter oder Vater sich überfordert fühlen
   oder vielleicht auch beide Eltern, müssen erneute Verhandlungen aufgenommen werden, um Veränderungen des Vertrages anzusprechen.

2. Im Vertrag festgesetzte Aufgaben können mit beidseitigem Einverständnis
   (s. Punkt 1) geändert werden. Auch Ergänzungen des Vertrages sind auf diese
   Weise durchführbar.

3. Das Kind als »Gegenstand« der Verhandlungen kann ohne Unterschrift seine
   Anforderungen geltend machen. Es wird hierzu seine Eltern in die Überlas-
   tung (s. Punkt 1) führen. Meist wählt es den Zeitpunkt kurz vor einem seiner
   zahlreichen Entwicklungsschritte[15], der dann Mutter und Vater wieder entlastet und sowieso Veränderung ermöglicht.

4. Das Ergebnis einer Verhandlung von Vater und Mutter kann in Anbetracht
   von Punkt 3 auch sein, dass bis auf weiteres alle Aufgabenverteilungen beibe-
   halten werden.

5. Die Nebenwirkungen stattgefundener Verhandlungen, mehr voneinander zu
   wissen und Verständnis wieder zu gewinnen für den Wert, die Schatten- und
   Sonnenseiten der Aufgaben des Vertragspartners, sind unschädlich und er-
   wünscht.

6. Bei Übertretung von Vereinbarungen wird ein verabredeter Betrag von
   _____ DM in einem dafür vorgesehenen Kästchen deponiert für
   _____ (z.B. die erste kinderfreie Unternehmung, die
   als Paar wieder möglich wird, Babysitter, Haushaltshilfe o.a.). Nach dreimali-
   ger Übertretung seitens eines Vertragspartners müssen jedoch neue Verhandlungen geführt werden.

_____   _____

(Unterschrift Mutter)   (Unterschrift Vater)

Vater-Mutter-Kind-Spiel

Lest noch einmal den Abschnitt »Die Realität beim Start mit dem Kind« in Bezug auf die ersten Wochen (s.S. 207 ff.) durch. Es geht in der Wochenbettzeit darum, die Rollen der ganz aufs Kind eingestellten Mutter und des »Außendienst-Vaters« annehmen zu können. Dies wird euch leichter fallen, wenn ihr euch bewusst auf die Etappen dieser Reise einlasst, an deren Anfang eben »Vater-Mutter-Kind-Spielen« steht. Wie bei der Geburt ist wieder Hingabe an die Naturgewalten von euch gefordert, und wie beim Atmen unter den Wehen ist es weniger schmerzhaft, mitzugehen, als dagegen zu steuern. Da die Verschiedenheit von Mann und Frau und auch die Abhängigkeit voneinander in der Wochenbettzeit so deutlich wie sonst nie ist, genießt noch ein Weilchen länger diese besondere Erfahrung, indem ihr ein Spiel daraus macht! Die meisten Kinder beginnen erst mit einem Vierteljahr richtig mitzuspielen, wenn auch sie mehr in ihrer neuen Rolle angekommen sind.

Dein Mann kann einmal ganz Kavalier und Beschützer spielen, dir Blumen mitbringen, dich verwöhnen, Verantwortung auf seine breiten Schultern laden, »die Brötchen« verdienen und den Überlebenskampf in der Welt allein übernehmen. Du kannst durch seinen Schutz deine Weichheit und Offenheit leben, dich ganz der Versorgung eures Kindes hingeben, deine nährenden Qualitäten entwickeln und eine warme Atmosphäre für euer gemeinsames Zuhause gestalten. So setzt ihr euch dienend füreinander ein und entfaltet dabei die euch innewohnenden Kräfte. Erst im Laufe dieses »Spiels« könnt ihr es schaffen, euch in eurem Tempo daraus weiterzuentwickeln hin zu euren Idealen.

Natürlich prägt diese Zeit euer Verhalten als Mutter und Vater und festigt zunächst vor allem die Bindung des Kindes an seine Mutter. Aber wir sind als Menschen nur begrenzte Zeit durch das Gebären und Stillen an die biologischen Rollen gebunden und haben danach die Wahl der Gestaltung. Bei länger anhaltenden Unzufriedenheiten kommt oft Angst auf, die Liebe zueinander zu verlieren oder in festgefahrenen Bahnen stecken zu bleiben. Seht es als gemeinsame Krisenbewältigung an, und bringt Geduld füreinander auf! Ich wünschte, durch gute Vorbereitung auf diese Zeit, klare Vereinbarungen und fruchtbare Gespräche würden mehr Paare ihre gemeinsame Familienstruktur so entwickeln, dass Mutter und Vater integere, sich ergänzende Menschen bleiben, an denen die Kinder sich orientieren können.

○ Verschiedenheit von Mann und Frau beim Elternwerden

Neben allen Errungenschaften der Emanzipation macht ihr als Eltern Bekanntschaft mit den biologischen Unterschieden von Mann und Frau. Ohne die Achtung vor dieser Unterschiedlichkeit kann es leicht geschehen, dass man sich Vorwürfe macht, den anderen abwertet oder sich gegenseitig beneidet. – »Du hast es doch gut, du kannst mit dem Kind zu Hause bleiben, dich mit Freundinnen treffen und in der Eisdiele sitzen. Dafür kannst du doch nebenher das bisschen Haushalt erledigen. Ich würde liebend gern mit dir tauschen!« – »Du hast es gut, du kannst an deiner Karriere weiterbauen, hast anregende Gespräche draußen in der Welt mit deinen Kollegen, kannst weiter zum Tennis und, wenn du mal Lust hast, dein frisch gewickeltes Kind auf den Arm nehmen. Du kannst dein Leben so weiterführen und musst kaum etwas aufgeben und kriegst auch noch ein schönes Heim und ein süßes Kind dazu geliefert. Ich würde liebend gern mit dir tauschen!« – Emanzipation müsste vor allem für Eltern bedeuten: das gleiche Recht, seine jeweiligen Fähigkeiten (auch die geschlechtsspezifischen!) zu entfalten und darin nicht gleich, aber gleichwertig zu sein.

Ich habe großes Vergnügen an dem Bild des weiblichen und männlichen Körpers als Symbol für die spezifisch weiblichen und männlichen Kräfte. Da ja Materie (auch unser Leib) aus Energie entsteht, verdeutlicht der »kleine« Unterschied unserer Körper sehr eindrücklich die unterschiedlichen Qualitäten.

Der *männliche Körper* hat als Ausdruck seines Geschlechts ein Körperteil, das sichtbar nach außen hin orientiert ist. Es hat die Fähigkeit, steif zu werden, in den Raum gerichtet hinaus zu ragen, einzudringen, etwas von sich zu geben, sich zu ergießen. Dadurch kann der Mann befruchten, den Anstoß für einen Wachstumsprozess geben, der außerhalb seiner selbst stattfindet. Seine Schultern sind breit, seine Brust, die sein Herz beherbergt, ist flach und fest wie ein Schutzschild.

Die *weibliche Körperform* hat als sichtbaren Ausdruck ihres Geschlechts ein Körperteil, das mit einer Öffnung ins Innere führt, wo die weiblichen Organe verborgen liegen. Es hat die Fähigkeit, offen und weich zu werden, in sich aufzunehmen, sich befruchten zu lassen. Dadurch kann umhüllt und im Inneren aufgenommen ein Wachstumsprozess entstehen, der alle Organe des weiblichen Körpers mit beansprucht. Die weiblichen Geschlechtsorgane können sich auch wieder öffnen und weiten, um neues Leben aus sich herauszulassen. Die Brust der Frau ragt hervor, sie ist weich und kann eine nährende Flüssigkeit bilden, die Wachstum im Außen ermöglicht.

Aus diesem Bild lassen sich spezifisch männliche und weibliche Qualitäten ableiten:

Männliche Qualitäten:
- nach außen, draußen gerichtet sein
- Energie in Festigkeit und Richtung umsetzen
- eindringen, erobern, nehmen
- sich ergießen
- Anstoß geben, befruchten
- Wachstumsprozesse in Gang setzen
- Herzqualitäten im Inneren verbergen
- Kraft, Schutz und Ruhe bieten

Weibliche Qualitäten:
- nach innen gerichtet sein
- Energie in Öffnen und Weichheit umsetzen
- aufnehmen, sich schenken
- sich befruchten lassen
- Wachstum in sich geschehen lassen
- sich öffnen und gebären
- Herzqualitäten nach außen verströmen
- süße Nahrung bieten

Auch der Vergleich von Ei und Samen, ihr Aussehen und ihr Verhalten bei der Begegnung und Befruchtung, kann dazu herangezogen werden, die verschiedene Energie von Mann und Frau bildhaft zu verstehen.

Natürlich entwickelt auch eine Frau männliche Qualitäten in ihrem Leben, ohne deswegen gleich ein »Mannweib« zu sein. Und der Mann hat ebenfalls weibliche Aspekte in sich und ist nicht gleich weibisch oder eine »Memme« (Mutterbrust). In manchen Beziehungen sind die Qualitäten auch umgekehrt verteilt.

Neufindung als Familie

Die Dreierbeziehung

Bei der Familiengründung wird aus eurer Liebesbeziehung eine Dreierbeziehung. Wer es einmal erlebt hat, weiß, wie viel Sprengstoff eine Dreierliebesbeziehung unter Erwachsenen haben kann. Sogar eine gute Freundin ist schwer gekränkt, wenn ihre wichtigste Busenfreundin plötzlich frisch verliebt in die Ausschließlichkeit auf Wolke Sieben mit ihrem neuen Freund verschwindet und all der Austausch, der vorher zwischen den beiden Freundinnen stattfand, nicht mehr stattfindet. – »Das kann man doch nicht vergleichen! Schließlich ist doch klar, dass sich die Mutter um das Baby kümmern muss! Wir haben uns das Baby ja gemeinsam gewünscht! Ich werde doch nicht eifersüchtig auf ein kleines Kind sein!« – »Ich weiß um die große Bedeutung der frühen Mutter-Kind-Bindung und den Wert von Geborgenheit und Genährtwerden zu Beginn des Lebens und bin froh, wenn meine Frau unserem Kind eine Basis von Liebe und Urvertrauen geben kann. Ich glaube kaum, dass wir damit Schwierigkeiten bekommen könnten!«

Häufig ist es der Mann, der in der Wochenbettzeit das dritte Rad am Wagen wird. Doch auch die Frau kennt solche Außenseiter-Gefühle, wenn Kind und Papa innig verliebt sind und sie noch kein glückliches Mutterherz in sich fühlt oder im Moment mit ihrem Schicksal hadert. Es ist ganz einfach unerfreulich, sich ausgeschlossen und getrennt zu fühlen von Menschen, die einem viel bedeuten, und Wünsche an sie zu haben, die eine Zeit lang unbeantwortet bleiben! Wie gehst du in anderen Situationen damit um? Kapselst du dich ein und entziehst dich ganz der Beziehung? Gehst du in Aktivitäten auf? Wirst du nörgelig, zickig, verletzend? Forderst du dein »Recht« ein? Wartest du leidend? Kannst du innerlich Kontakt behalten zu deinen liebevollen Gefühlen dieser Person gegenüber? Wie befriedigst du deine Bedürfnisse? Klingen Situationen mit an, die sich schon tausendfach wiederholt haben in deinem Leben? Was ist immer wieder passiert, wenn du auf dich aufmerksam gemacht hast?

Sogar Kinder haben später mit dieser Dreierkonstellation zu tun. Ich erinnere mich noch gut an meine kleinkindlichen Gefühle darüber, dass mein heiß geliebter Vater zu meiner Mutter ein offensichtlich unerschütterliches Band geknüpft hatte, obgleich ich doch so sehr wünschte, ihm besser als sie zu gefallen. Dein Mann trägt durch seinen Umgang mit eurer Tochter entscheidend dazu bei, welche Beziehungen sie später zu anderen Männern eingehen kann.[16] Euer Sohn beobachtet eher euren Umgang miteinander und sieht den Vater als (nachstrebenswertes oder abschreckendes) männliches Vorbild für sein späteres Verhalten Frauen gegenüber. Er erlebt aber auch in ihm den ersten Rivalen.[17] Kinder brauchen zur Orientierung Ordnung im Familiengefüge[18], und wir tragen dazu bei, ob sie klar oder verwirrend wird.

Nach der ersten totalen Einstimmung auf das Neugeborene und auf dessen Bedürfnisse kommt irgendwann die Zeit, in der von beiden Seiten etwas für die Beziehung eingesetzt werden muss und nicht nur fürs Kind, auch wenn es Mühe kostet!

Sexualität zwischen Mutter und Vater

In der Wochenbettzeit scheint das Beziehungsgefüge zwischen dir und deinem Mann erst einmal aufgelöst zu sein. Das Kind liegt ganz nah bei dir im Bett, du schmust und kost und herzt es, es darf an deiner Brust saugen, du stellst seine Bedürfnisse an oberste Stelle und gibst dich ihm mit deinem ganzen Sein hin. Dein Mann schläft vielleicht sogar zuweilen im Gästebett – er räumt das Feld! Die Sexualität zwischen euch beiden kommt zum Erliegen. Welch ein Zusammenbruch! Aus diesem Chaos wird mit dem Wachsen des Kindes und den Heilungs- und Umstellungsvorgängen bei dir langsam eine neue Ordnung innerhalb der Familie entstehen, und jeder rückt an seinen Platz. Wieder gibt es wie bei den körperlichen Vorgängen keine Rückbildung hin zu eurem früheren Liebesleben, sondern eine Neufindungszeit mit vielleicht veränderten Bedürfnissen und Wünschen aneinander, die ihr vorher so noch nicht kanntet.

Euer Tempo bei der wiederkehrenden Lust auf Sex wird vermutlich nicht übereinstimmen. Schon wieder der biologische Unterschied von männlich und weiblich: Du bist durch das Geburtsgeschehen nachhaltig aufgerührt, weich und erfüllt (wie nach der körperlichen Liebe) und könntest noch lange die Offenheit genießen und mit deinem Mann teilen. Er ist erschöpft von dem großen Erlebnis, schläft sich aus, und danach geht's gestärkt wieder in die Welt hinaus. »Männer kommen vom Mars, Frauen von der Venus«, benennt es der international anerkannte Paartherapeut John Gray.[19]

Im Laufe der Wochenbettzeit, wenn die körperlichen Spuren der Geburt geheilt sind, wird der Schlafmangel und die wachsende Erschöpfung bei dir neue Spuren hinterlassen, und du wirst zunehmend mehr an Ruhe als an Sex interessiert sein, während sich dein Mann vielleicht schon seit einiger Zeit wieder nach eurem Liebesspiel sehnt. Dein Bedürfnis nach Zärtlichkeit ist außerdem ganz gesättigt durch euer Baby, und das Stillen bringt dich in eine Hormonlage (erhöhter Oxytocinspiegel), die dein »Brutverhalten« fördert und deine Libido reduziert, was sich auch durch eine weniger feuchte Vagina äußert (s.a.S. 176 f.).[20]

Aber Geschlechterunterschiede, Erschöpfung, Schmusebaby und Hormone hin und her: Das Wochenbett ist für beide, dich und deinen Mann, eine Zeit des Mangels an unbelasteter Zeit für jeden allein und an lustvoller Zeit miteinander. Überlastungsstrecken mit wenig Zeit allein und wenig Zeit als Paar führt auch bei kinderlosen Paaren zu Krisen mit Missverständnissen und angespannter Atmosphäre und hat Auswirkungen auf das Sexualleben. *Wichtiger als die Ursachenforschung ist auch hier wieder der Umgang mit diesem Mangel, mit eurer Bedürftigkeit, und das Wissen umeinander und dass der Mangel dazugehört, nicht euer persönliches Drama oder Problem ist und nicht für immer bleiben wird.*

Geschwisterkinder

Mit der Geburt eines Kindes verändert sich nicht nur das Leben einer Frau und eines Mannes, sondern auch das Leben schon vorhandener Geschwisterkinder.[21] Auch bei ihnen kann die Blickrichtung aus der Position des Ausgeschlossenseins, Nicht-dazu-Gehörens und des Mangels kommen, weil ihnen die bisher ungeteilte oder bereits eingespielte Aufmerksamkeit der Eltern abhanden kommt. Für sie wird ebenso wie für euch als Paar die bisher bestehende Ordnung im Familiengefüge erschüttert, es entsteht Chaos, aus dem nur allmählich eine neue Ordnung erwächst. Veränderung vollzieht sich immer wiederkehrend in Stufen: Trennung von Altem, Umwandlung und Integration des Neuen. Das bedeutet Wachstum für Kinder (und auch für uns Erwachsene) und ist wertvoll für ihre Entwicklung.

Große Umwandlungen im Leben wurden früher noch mehr als heute von festlichen Ritualen begleitet: z.B. die Integration des Neugeborenen in die Gemeinde mit der Taufe, die Trennung von den Kindertagen mit dem feierlichen ersten Schultag, die Umwandlung in den Ehestand mit der Hochzeit. So ist auch die Umwandlung der Familienstruktur ein Fest, für das sich die Eltern ein Ritual mit ihren Kindern überlegen können. Oft malen die Kinder ihre Vorstellung von der Geburt des Babys, oder sie schmücken mit ihrem Vater die Eingangstür als Willkommenszeichen, wenn die Mutter mit dem Neugeborenen aus dem Krankenhaus zurückkehrt. Nach einer Hausgeburt habe ich oft miterleben dürfen, wie Geschwister zum Bett der Mutter kamen, um das erste Mal das neu angekommene Brüderchen oder Schwesterchen zu sehen. Diese Momente sind schöner als jedes Weihnachtsfest, und die Kinder sind voller Ehrfurcht und Staunen!

Aber vergleichbar mit dem Weihnachtsfest ist auch, dass die sich lange anbahnende Spannung bis zum besonderen Fest und die große Aufregung am Tag des Festes mit lauter neuen Eindrücken oft mit einem Gefühlsaufruhr einhergeht, der einer Kinderseele ganz schön zu schaffen machen kann und nur mit der Zeit und mit viel Geduld wieder in den Alltag integrierbar wird. Da du selbst noch in einer ganz empfindsamen Stimmung sein wirst, kann ein derartiger Gefühlswirbelwind für dich umwerfend stark sein, und du wirst froh sein, wenn die normale Betreuung durch Tagesmutter, Kindergarten oder Schule weiterläuft, damit es ein paar stille Oasen am Tag für dich und das Baby gibt. Großeltern oder Freunde können mit besonderem Kinderprogramm für die übersprudelnden »Großen« genau die Richtigen sein in dieser aufregenden Zeit. Viele Kinder belegen auch ihren Vater mit Beschlag, so dass er der Allerliebste wird (sofern er es nicht schon längst war). Wenn die Versorgung des Haushalts und die Bemutterung der Frau von anderen guten Geistern übernommen wird, und der Mann sich ganz den Großen widmen kann, wird das sehr zur Sicherheit der Kinder beitragen, hat aber den Nachteil, dass »das Neue« und sein Vater und das Elternpaar sich etwas aus den Augen verliert.

Wie ich schon in Kapitel 1 beschrieben habe, geht nach der Geburt deines zweiten Kindes einiges in dir vor, wenn du dein Erstgeborenes in seinem Gefühlsaufruhr erlebst, und du bist selbst mit der schrittweisen Trennung von ihm und dem Aufteilen deines Herzens beschäftigt. Da kann es leicht vorkommen, dass du dich allein fühlst, wenn dein Mann den ganzen Tag mit Kind auf Achse ist und du sie gern bei dir hättest, beide oder auch deinen Mann mal allein.

Das Umfeld

Frisch gebackene Großeltern, WG-Mitbewohner/innen und beste Freundinnen durchleben fast wie die Geschwisterkinder auf ganz individuelle Weise eine Art Wochenbett. Die Menschen, die euch sehr nahe stehen, sind ja an dem sozialen und emotionalen Umstellungsprozess beteiligt und geraten darüber in einen Ausnahmezustand. Ihre durch die Geburt ausgelösten Gefühle haben Einfluss auf ihre Haltung euch und dem Neugeborenen gegenüber, und ihr müsst gut überlegen, wen ihr um euch haben könnt für die tägliche Versorgung oder für gelegentliche, wohl dosierte Besuche.

Bei meinen Wochenbettbesuchen bin ich oft gerührt von der Intensität der Freude, mit der ein Enkelkind begrüßt wird, und wie ein Großmutterherz überschwappt, wenn die eigenen Geburtserlebnisse wieder lebendig werden. Die Stimmung in einer WG um die Geburt eines neuen »Mitglieds« herum ist auch spürbar verändert. Manches Mal (jedoch bei weitem nicht grundsätzlich!) erschien mir aber, es wäre unterstützender gewesen, eine »neutrale« Person für die Versorgung der neuen Familie anzustellen als die Personen, die mit ihr im Wochenbett »unter einer Decke« steckten.

Man sollte denken, dass Besuche von Freunden mit Kindern besonders schön wären, da die Eltern ja durch ihre eigenen Erfahrungen größtes Verständnis um die Besonderheit der Wochenbettzeit haben müssten. Meinem Erleben nach passt das Energieniveau der meisten Kinder aber nicht zu dem der jungen Mutter und erschöpft sie eher sehr.

Allein erziehende Frauen

Im Jahr 1995 war jede zehnte Erziehungsgeldbezieherin[22] allein erziehend. Da vermehrt Paare ohne Trauschein zusammenleben und es nach Scheidungen auch wieder Verbindungen gibt, ist statistisch schwer festzustellen, wie viele Frauen und Männer in dieser Familienkonstellation leben. 1984 waren von den erfassten Alleinerziehenden 84,5% Mütter und 15,5% Väter.[23] In der Einelternfamilie wächst heute jedes zehnte Kind[24] auf.

Es ist nicht leicht, die Situation der allein erziehenden Frau nach der Geburt zu beschreiben, weil es so viele unterschiedliche Bedingungen gibt. Wie die Mütter mit Partner müssen sich auch die allein erziehenden Frauen in ihre neue Aufgabe und Rolle einfinden und sind zunächst vollkommen von den Bedürfnissen ihres Babys bestimmt. Ob da noch ein Vater im Hintergrund ist, der durch gelegentliche Anwesenheit auch eine Beziehung zu seinem Kind aufbauen will, oder ein Vater, der Mutter und Kind finanziell unterstützt, oder aber eine völlige Trennung vom Vater des Kindes besteht, ist natürlich ein entscheidender Faktor beim Ankommen in dem veränderten Leben.

In jedem Fall ist ein gut gewebtes Unterstützungsnetz von Freunden, Verwandten und Fachleuten für die Wochenbettzeit mehr als nötig, damit du für dein Kind und dich eine stabile Basis entwickeln kannst, die ihr brauchen werdet. Aufwühlende Besuche des Vaters musst du gut dosieren (du und dein Baby gehen erst einmal vor!), auch wenn du immer noch Hoffnungen hast und ihm nicht im Weg stehen willst, eine Beziehung zu seinem Kind aufzubauen. Ich halte es in solchen Situationen nicht für glücklich, den Vater als Hauptversorger von Mutter und Baby einzuplanen.

Oft geht noch eine Menge Energie in den Schmerz über eine Trennung, in Sehnsucht und unbeantwortete Liebe oder Wut und Verletztheitsgefühle, besonders an labilen Tagen. Auch Existenzängste bei den Müttern ohne finanzielle Unterstützung vom Vater des Kindes und ein eher sorgenvoller Ausblick in die Zukunft mit Kind ist nahe liegend. Wie wird das Meistern aller Aufgaben und die Organisation des Alltags aussehen? Das belastet einerseits die Bindung an das Neugeborene, verblasst andererseits aber gerade durch das Glück am Kind in der ersten Bindungsphase. Die wichtigsten Ämtergänge und das Ausfüllen von Anträgen, damit du Geld erhältst, wirst du wie Krakenarme aus einer fremden Welt erleben, die dir den Rückzug »auf den anderen Stern« mit deinem Neugeborenen erschweren.[25]

Ob allein erziehend oder als Paar, es geht um das Annehmen der eigenen Aufgabe und der des anderen Elternteils und um einen klaren Vertrag miteinander. Groll, Neid, Wut und ein unmöglich zu erfüllendes Trachten nach Gerechtigkeit zwischen den Geschlechtern ist die allergrößte Behinderung bei der Bildung einer Familie.

Viele kleine Debatten über Kind im Elternbett ja oder nein, schreien lassen oder nicht, vermeintliches Verwöhnen und später grundsätzliche Auseinandersetzungen über den Umgang mit den Kindern, wer welche Aufgabe und wie viel übernimmt, Kindergartenwahl und vieles mehr brauchst du nicht zu führen, wenn du mit Kind alleine lebst und hast dadurch ein großes Maß an Freiheit und Ruhe. Ist es dir möglich, die große Bereicherung in deinem Leben zu spüren und die Liebe zwischen dir und deinem Baby zu genießen, kann dir der Vater auch Leid tun, der das versäumt. All die Eltern, die freiwillig oder unfreiwillig die Verantwortung für ihr Kind oder ihre Aufgaben im Zusammenleben mit ihm nicht annehmen oder wahrnehmen können, werden auch den Segen und die Erfüllung durch Kinder nicht kennen lernen.

Ich kenne keine Lösung ohne Leid bei Eltern, die zwar getrennt leben, aber beide die Beziehung zu ihrem Kind/ihren Kindern leben wollen. Der Partner, der mit Besuchsrecht, gelegentlichen Ferien oder Wochenenden zurecht kommen muss, gleicht einem, der sein Kind in eine Pflegefamilie geben muss; manche fühlen sich wie bei einer Zwangsadoption. Auch der Partner, der mit seinem Kind lebt und es zu verabredeten Zeiten »ausleihen« muss, kann oft nur schwer den Genuss an der gelegentlich kinderfreien Zeit entdecken trotz großer Erschöpfung durch die Dauerverantwortung des Alleinerziehens. Und die Zahl der Eltern, die sich die Zeit mit Kind »gerecht« aufteilen können, ist eher gering. Jede der Lösungen kann von den Kindern so gut verarbeitet werden, wie sie die Eltern meistern. Der durch das gemeinsame Kind immer wieder stattfindende Kontakt zu einem Menschen, mit dem eine Liebesbeziehung zerbrochen ist, bleibt oft lange von Schmerz und Wut überschattet und erfordert Meisterleistungen, um die Kinder so wenig darunter leiden zu lassen wie nur möglich.

Ein Wort zum Schluss

Wäre es nicht eine wunderbare Freiheit, wenn Frauen und Männer entsprechend der jeweiligen Lebensumstände die erforderte Fähigkeit in sich ganz entwickeln und sich auf die Ergänzung durch den Partner und andere Menschen verlassen könnten, statt einen Kampf zu führen um Unabhängigkeit und sog. Gleichheit? Eltern müssen sich mehr noch als kinderlose Menschen mit ihren ureigenen Werten als weibliche und männliche Wesen anerkennen und gegenseitig unterstützen. Wenn Kinder zu Beginn ihres Lebens eine so gelebte Gleichberechtigung erfahren und beim Heranwachsen den Wandel ihrer Eltern mit vielleicht immer neuen Aufgabenverteilungen miterleben, können sie zu Männern und Frauen heranwachsen, die auch die weiblichen Qualitäten zu schätzen wissen und die männlichen nicht überhöhen.

Manchmal möchte ich mich der phantastischen Vorstellung hingeben, dass ein gut vorbereiteter Start der Wochenbettzeit einen Wertewandel in der Gesellschaft bewirken kann und die gegenseitige Liebe und Achtung zwischen Frauen und Männern stärkt! Ich wünsche dir und euch als Paar einen zauberhaften Beginn als Familie, der euch auf lange Jahre hin verbindet und trägt.

PS: Bitte schreibe mir von deinen Wochenbetterfahrungen und welche Tipps dir am meisten geholfen haben. Auch wenn du selbst noch anderen Frauen etwas weitergeben willst, bin ich froh über deine Ergänzungen! Meine Adresse:

> Viresha Julia Bloemeke
> Eppendorfer Weg 263
> 20251 Hamburg

Anhang

Dank

Ich möchte mich herzlich bedanken

- bei allen Familien, die mir als Hebamme Zutritt in den Zauber ihrer Wochenstube gegeben haben.
- bei allen Frauen, die mir ihre Geburtsberichte und ausgefüllten Fragebögen geschickt oder durch Erzählungen zu meinem Lernen beigetragen haben.
- bei meinen Söhnen, Maximilian und Jakob Lips, die mich selbst ins Wochenbett geschickt haben, lange bevor ich wusste, dass ich einmal Hebamme werden würde, und die meine Hebammenausbildung und -arbeit mit einigen Entbehrungen viele Jahre als meine Familie mitgetragen haben.
- bei Cornelia Hammer, Helen Heinemann und Cornelia Procter, die mir als Expertinnen und Freundinnen beim Schreiben und Gestalten meines Buches Mut gemacht und mich inspiriert haben.
- bei Tine Biermann, die mich als Gynäkologin beraten hat.
- bei Hari Bhajan Simran Kaor Burmeister, die mir Einblick in die Tätigkeit der Sevadar gab und Rezepte zur Verfügung stellte.
- bei Kreera Clausen, die viele »meiner« Familien als gute Fee durchs Wochenbett begleitete und ihre Erfahrungen aus der Wochenbettküche beigetragen hat.
- bei allen Frauen der GfG, die mich an ihren Erfahrungen teilhaben ließen.
- bei allen Hebammen-Kolleginnen, die mir zu meiner Ausbildung verholfen haben oder die ihre Erfahrungen in der Freiberuflichkeit mit Naturheilkunde und Massagen weitergaben.
- bei Michael Smith, der sein Vorwort nur noch ungeschrieben aus dem Himmel und aus meinem Herzen beisteuern kann.
- bei Michael Meiffert, der mir den Computer zum Freund machte.
- beim Kösel-Verlag, der für meinen Geschmack die schönsten Bücher rund

um die Geburt verlegt hat, und dass mir auf diese Weise Dagmar Olzog
nach vielen Jahren wieder begegnet ist.

- bei meiner Lektorin, Beate Herbinger, die mir als »Erstgebärender« viel
  Vertrauen entgegenbrachte und mein »Kind« dann nach der Geburt im
  »Kinderzimmer« des Kösel-Verlags sorgsam betreute, es allen nötigen
  Untersuchungen unterzog und es durch die vielen erfahrenen Hände des
  Verlags führte, wodurch es seine jetzige Gestalt erhielt.
- bei meiner Mutter, die mich mehrmals unter den Wehen des Schreibens
  bei sich zu Hause bemutterte.
- bei meinem Vater, der die saftigsten Brombeeren für Schreibpausen
  wachsen lässt.
- bei Ortrud Grön und Sabrina Lorenz, bei denen ich in der Lauterbacher
  Mühle Muße und Musen fand.
- bei Hans-Gerd Heidel und Poggensee und bei meiner Freundin Marlies
  Schnedler und ihrem Haus in Ahrenshöft, die mir für die letzte Schreibe-
  phase das Aus vom Alltag ermöglichten, um meinen »errechneten Geburtstermin« nicht zu übertragen.
- und zu guter Letzt bei meinem Mann, Uli, der mich unterstützte durch
  seine Sekretärstätigkeiten, durch seine Telefonate, wenn ich in Schrei-
  be-Klausuren verschwunden war, durch die Urlaube mit ihm, in denen ich
  entspannt an meinen Fäden weiterspinnen konnte, durch sein Mittragen
  von Verdienstausfallzeiten, durch sein So-Sein und seine beständige Liebe.

Anmerkungen

Ein Wort vorab

1   Die Verweildauer im Krankenhaus wird, während ich dieses schreibe, gerade noch weiter gekürzt.

1 Das Kennenlernen und Knüpfen eines lebenslangen Bandes mit einem neuen Menschen

1   Mehr dazu bei F. Leboyer: *Geburt ohne Gewalt;* M. Odent: *Die sanfte Geburt.*
2   Mehr dazu bei M.H. Klaus/J.H. Kennell/Ph.H. Klaus: *Der erste Bund fürs Leben;* D.W. Winnicott: *Das Baby und seine Mutter.*
3   Mehr dazu bei M.H. Klaus/Ph.H. Klaus: *Neugeboren.*
4   Mehr dazu bei K. Zimmer: *Das Leben vor dem Leben;* W. Groß: *Was erlebt ein Kind im Mutterleib?;* A. Tomatis: *Klangwelt Mutterleib.*
5   Mehr dazu bei J. Lazarre: *Der Mutterschaftswahn.*
6   Mehr dazu bei E. Geisel: *Tränen nach der Geburt.*
7   Mehr dazu bei E. Geisel: *Tränen nach der Geburt.*
8   *Mein Apfelbäumchen* – CD von Reinhard Mey mit Liedern übers Vatersein. Abdruck mit freundlicher Genehmigung des MAIKÄFER Musik Verlags, Lehrte.
9   Mehr dazu bei B. Hoffmann: *Vater werden;* H. Bullinger: *Wenn Männer Väter werden* und *Wenn Paare Eltern werden.*
10   Mehr dazu bei F. Leboyer: *Sanfte Hände;* V. Schneider: *Baby-Massage;* E. Reich/E. Zornànszky: *Lebensenergie durch Sanfte Bioenergetik.*
11   Mehr dazu bei M. Scheffer: *Bach-Blütentherapie;* S. Schmidt: *Bach-Blüten für Kinder.*
12   Mehr dazu bei H. Lothrop: *Gute Hoffnung – jähes Ende.* Eine wichtige Anlaufstelle beim Tod des Kindes ist die Initiative Regenbogen »Glücklose Schwangerschaft e.V.«, s. Adressen.

2 Die vorläufige, lebensnotwendige Abhängigkeit des Neugeborenen annehmen

1   Mehr dazu bei E. Pikler: *Laßt mir Zeit;* R.M. Largo: *Babyjahre;* D.N. Stern: *Tagebuch eines Babys.*
2   In den ersten zwei bis drei Tagen langsam steigernd nur fünf, sieben, zehn ... Minuten lang an einer Brust trinken lassen, um keine wunden Brustwarzen zu bekommen. Ein sehr gieriges Kind danach evtl. noch am kleinen Finger nuckeln lassen oder Fencheltee oder abgekochtes Wasser geben. Mehr zum Thema Stillen in Kapitel 5, s.S. 155 ff.
3   Bei sehr viel Milch das Baby vorübergehend pro Mahlzeit nur an einer Brust trinken lassen, bis sich die Milchmenge auf den Bedarf eingespielt hat und wieder beide Brüste zum Einsatz kommen, um das Kind zu sättigen. Das heißt: Nach dem Wickeln die gleiche Brust noch einmal anlegen. Mehr dazu in Kapitel 5, s.S. 170 f.

4   Mehr dazu bei A.J. Solter: *Warum Babys weinen;* J. Riedel-Henck: *Weinendes Baby – ratlose Eltern.*

5   Mehr dazu bei W. Sears: *Schlafen und Wachen.*

6   Hervorragend geeignet sind z.b. die Tragetücher von *DIDYMOS*® (s. Adressen), Bindeanleitungen werden mitgeliefert. Das längste Tuch lässt am meisten Variationsmöglichkeiten für späteres Tragen auf dem Rücken, der Hüfte oder vor der Brust zu. Mehr dazu bei R. Hilsberg: *Körpergefühl;* E. Kirkilionis: *Ein Baby will getragen sein.*

7   Wenn sich nach Monaten bei den Eltern Unzufriedenheit bezüglich des Einschlafrituals einstellt, helfen folgende Bücher: J. Prekop: *Schlaf, Kindlein – verflixt noch mal!;* A. Kast-Zahn/H. Morgenroth: *Jedes Kind kann schlafen lernen.*

8   Im Unterschied dazu müssen wässrige Bläschen dem Kinderarzt gezeigt werden!

9   Beide Reime mündlich überliefert aus meiner Kindheit. Mehr dazu bei M. Austermann/G. Wohlleben: *Zehn kleine Krabbelfinger.*

10 Mehr dazu im *Öko-Test*-Sonderheft »Kleinkinder«, Nr. 22/1997 (Cremes), Nr. 25/1998 (Öle).

11 Melaleuka-Öl (Tea-Tree-Oil bzw. Teebaumöl) ist in jeder Apotheke erhältlich oder über die Melaleuka GmbH, s. Adressen. In der Babypflege nimmt man einen Tropfen Teebaumöl auf einen Teelöffel Oliven- oder Mandelöl. Mehr dazu bei S.J. Buslau/G. Schreiber: *Teebaumöl für Kinder* und *Teebaumöl praktisch anwenden.*

12 Einen Nasenball gibt es von *NUK.* Das ist ein Gummiball mit einem stabilen Röhrchen. Anwendung: Ein Nasenloch wird zugehalten, mit der anderen Hand wird der Gummiball eingedrückt und anschließend das Röhrchen vor das offene Nasenloch gehalten. Beim allmählichen Nachlassen des Drucks auf den Ball wird durch das sich auflösende Vakuum der Naseninhalt eingesaugt. Ein weicheres Röhrchen hat eine Ohrspritze, die ähnlich aussieht, aber ganz aus Gummi besteht. Beides gibt es in der Apotheke.

13 Mehr dazu bei M. Scheffer: *Bach-Blütentherapie;* S. Schmidt: *Bach-Blüten für Kinder.*

14 Mehr dazu im *Öko-Test*-Sonderheft »Kleinkinder«, Nr. 22/1997 (Cremes), Nr. 25/1998 (Öle).

15 Das Apgar-Schema bewertet eine Minute, fünf Minuten und zehn Minuten nach der Geburt Hautfarbe, Atmung, Reflexe, Muskeltonus und Herztätigkeit des Neugeborenen. Der höchste Wert ist 10, den die meisten Kinder nach fünf Minuten erreichen.

16 Mit dem Guthrie-Test wird das Blut des Kindes nach verschiedenen, sehr seltenen, aber schwerwiegenden Stoffwechselerkrankungen und auch hinsichtlich der Schilddrüsenfunktion untersucht, um rechtzeitig Medikamente oder eine Diät verordnen zu können.

17 Mehr dazu bei G. Brehmer: *Aus der Praxis einer Kinderärztin;* F.P. Graf: *Kritik der Arzneiroutine bei Schwangeren und Kindern aus homöopathischer Sicht,* zu beziehen über Dr. F.P. Graf, Lütjenburger Str. 3, 24306 Plön, Tel.: 04522/17 77.

18 Die Windsalbe ist zu beziehen über: Alpenländisches Kräuterhaus, 83043 Bad Aibling.

19 Über die Ernährung der Mutter beim Stillen und bei Allergiegefahr: Kapitel 5, s.S. 175 f. und 198 f. Rezepte bei D. v. Cramm: *Für die Stillzeit;* M. Cronjaeger: *Das Stillkochbuch.* Bei den Adressen findest du Informationsstellen für allergiegefährdete Kinder.

20 Mehr dazu bei A.J. Solter: *Warum Babys weinen;* J. Riedel-Henck: *Weinendes Baby – ratlose Eltern.*

21   Mehr dazu im *Öko-Test*-Sonderheft »Kleinkinder«, Nr. 22/1997 (Cremes), Nr. 25/1998 (Öle).
22   Dasselbe Sitzbad für die junge Mutter ist in Kapitel 4, s.S. 123 f., beschrieben.
23   Beim Deutschen Allergie- und Asthmabund e.V. kann man eine wertvolle Broschüre beziehen, s. Adressen.
24   PEKiP bedeutet Prager-Eltern-Kind-Programm. In diesen Gruppen werden Eltern im Umgang mit ihrem Kind angeregt durch altersgemäße Bewegungsspiele, Reime und Lieder. Angebote meist über Krankenkassen oder Elternschulen. Frühzeitige Anmeldung erforderlich! Mehr dazu bei L. Polinski: *Spiel und Bewegung mit Babys.*

3 Das Geburtserlebnis verarbeiten und integrieren

1   Einige ihrer Bücher findest du in der angegebenen Literatur.
2   Mehr dazu bei E. Geisel: *Tränen nach der Geburt.*
3   Mehr dazu bei Th.M. de Jong/G. Kemmler: *Kaiserschnitt – Narben an Seele und Bauch.*
4   Die Taubheit kann unter Umständen bis zu einem Jahr lang bestehen, verschwindet aber fast immer gänzlich! Mehr dazu bei Th.M. de Jong/G. Kemmler: *Kaiserschnitt – Narben an Seele und Bauch;* R. Bornemann: *Kaiserschnitt – Operation und Geburt.*
5   Mehr dazu bei U. Olvedi: *Das Stille Qi Gong nach Meister Zhi-Chang Li.*
6   Nach C.P. Estés: *Die Wolfsfrau.*

4 Körperliche Umstellungs- und Heilungsprozesse nach der Geburt

1   Das Spekulum ist ein gynäkologisches Gerät zum Betrachten des Muttermundes.
2   Ein hervorragendes Bauchmassageöl wird von I. Stadelmann: *Die Hebammensprechstunde,* S. 225 f., beschrieben. Die Bezugsquelle für das dort erwähnte Öl (Weizenkeim- und Jojobaöl mit einigen Tropfen der ätherischen Öle Clementine, Rosengeranie, Schafgarbe, Zypresse und Wacholder) findest du im Anhang.
3   Mehr dazu bei S.S. Weed: *Naturheilkunde für schwangere Frauen und Säuglinge.*
4   Mit den Oberschenkelinnenseiten halten wir unsere Beine geschlossen, wie es sich für »anständige« Mädchen gehört.
5   Therapeuten in deiner Nähe kannst du erfragen über den Verband DÄGfA, Deutsche Ärztegesellschaft für Akupunktur, Würmtalstr. 54, 81375 München (bei Anfragen adressierten und frankierten Rückumschlag beilegen). Evtl. übernimmt deine Krankenkasse einen Teil der Kosten (Antrag auf Kostenübernahme stellen).
6   Obgleich belegt ist, dass ein gut genähter und beim Heilen gepflegter Dammriss weniger Beschwerden macht und gut heilt, bekommen doch etwa 50% der Erstgebärenden einen Schnitt.
7   Homöopathische Mittel am besten über Hebamme, Krankenhaus, Heilpraktiker oder Ärzte, die Naturheilverfahren anwenden, beziehen, denn in der Apotheke bekommt man meistens nicht die kleine Menge, die für den persönlichen Bedarf ausreicht.

8   Mehr dazu bei S. Kitchenham-Pec/A. Bopp: *Beckenbodentraining.*

9   Wenn die Übungen der ersten Tage noch nicht gelingen, dann fahre mit den vorsichtigen Versuchen weiter fort und gehe erst weiter, wenn du so weit bist.

10 Frühestens nach 14 Tagen! Lass dir Zeit! Nach einem Kaiserschnitt kannst du jetzt auch sachte mit den Übungen beginnen. Vorsicht bei Seitwärtsbewegungen wie bei Übung 3, 4, 7 oder 8. Lasse alle Übungen aus, die dir Schmerzen an der Naht bereiten, und steigere langsam.

11 Das entlastet die Bauchmuskulatur. Wenn du beide Beine gleichzeitig hebst oder wieder abstellst, würdest du die geraden Bauchmuskeln unnötigerweise anstrengen und eine noch vorhandene Rectusdiastase (s.S. 109) schlechter heilen lassen.

12 Brustmuskelübungen fördern die Durchblutung, was bei vollen Brüsten zu unangenehmen Spannungen oder zum Überlaufen führen würde.

13 Es gibt ein u-förmiges Lagerungskissen, auch »Stillkissen« genannt, das bereits in der Schwangerschaft gute Dienste leisten kann: Zum Schlafen in der Seitenlage kann das Kissen, das eine Ende unter den Kopf und das andere zwischen die Beine gelegt, zur Entspannung beitragen. Das Umdrehen auf die andere Seite ist hiermit auch viel einfacher, da nicht mehrere Kissen neu arrangiert werden müssen.

14 Diese Massage habe ich während einer Meditationswoche kennen gelernt und verwende sie seither viel bei meiner Arbeit und im Privatleben.

5 Milchbildung und sich für oder gegen das Stillen entscheiden

1   Ein Brustwarzenformer (Brustschild) besteht aus zwei miteinander verbundenen Plexiglasschalen von ca. 10 cm Durchmesser. Die auf der Brust aufliegende Schale hat eine kleine Öffnung für die Warze, die obere kuppelförmige Schale Luftlöcher. Der Brustwarzenformer wird von einem fest sitzenden BH gehalten, und durch den Druck auf den Warzenhof drücken sich die Brustwarzen durch die Öffnung. Auf diese Weise werden sie trainiert, immer mehr hervorzutreten. Brustwarzenformer solltest du anfangs nur zehn Minuten lang tragen, dann steigern bis zu acht Stunden täglich. Brustwarzenformer z.B. der Marken *Ameda, Medela* oder *Avent* sind über Apotheken erhältlich.

2   Die *Niplette* besteht aus einem durchsichtigen Brustwarzenformteil mit einem Schläuchlein, an dessen unterem Ende ein Ventil angebracht ist, das mit einer Saugpumpe verbunden ist. Mit der Pumpe kann man selbst regulieren, wie viel Luft aus dem Formteil abgesaugt wird, so dass die Warze hervortritt. Das Formteil möglichst 24 Stunden ggf. zwei bis drei Wochen lang tragen, anschließend gelegentlich anwenden, damit die Warzen auf Dauer ihre neue Form behalten. Die *Niplette* ist ein *Avent*-Produkt und über Apotheken erhältlich.

3   Die Handpumpe ist eine Alternative zum Ausdrücken von Muttermilch. Unterschiedliche Marken, z.B. *Ameda, Medela* oder *Avent*-Handpumpe »Isis«, über Apotheken erhältlich.

4   Stillhütchen (Saughütchen) können aus Silikon oder Latex bestehen und werden vor dem Anlegen des Babys auf die Brustwarzen gesetzt. Da die Brust durch Stillhütchen nicht ausreichend stimuliert wird, kann die Milchmenge zurückgehen, weswegen dieses

Hilfsmittel nur angewendet werden soll, wenn die Alternative Nicht-Stillen bedeuten würde. Unterschiedliche Marken, z.B. *Ameda, Medela* oder *Avent;* über Apotheken erhältlich.

5   Rooming-in: Das Kind bleibt in seinem Bettchen im Zimmer der Mutter und pendelt nicht zwischen Wochenstation und Neugeborenenzimmer hin und her.

6   Es gibt Kinderkliniken, in denen du mit aufgenommen werden oder ein Bett in der Nähe deines Kindes beziehen kannst. Informationen darüber über Aktionskomitee »Kind im Krankenhaus« e.V., s. Adressen.

7   Ganz leer ist eine Brust nie, du kannst immer auch nach dem Trinken noch Milch herausdrücken.

8   Ausnahmen: Bei zu viel Milch legst du dein Kind ein paar Tage lang immer nur an einer Brust pro Stillmahlzeit an (s.S. 170 f.), und bei zu wenig Milch legst du es mehrmals wechselnd zwischen rechter und linker Brust pro Mahlzeit an (s.S. 168 ff.).

9   Alles, was mit Milch, die später gefüttert werden soll, in Berührung kommt (Flaschen, Sauger, Auffangschale, Pumpe), muss zehn Minuten lang in sprudelndem Wasser gekocht werden, um Keime abzutöten.

10 Aufbewahrung: im Gefrierschrank bis zu sechs Monaten; im separat verschlossenen Gefrierfach, integriert im Kühlschrank, bis zu vier Monaten; im Gefrierfach des Kühlschranks bis zu zwei Wochen; im Kühlschrank ein bis zwei Tage.

11 Flaschen, die lediglich mit ungesüßtem Tee gefüllt werden, und die dazu gehörenden Sauger braucht man ab ca. einem Vierteljahr nur noch morgens und abends auszukochen. Vgl. Anmerkung 9.

12 *Agnolyt*® ist ein pflanzliches Mittel zur Regulierung der Hormone. Es wird hauptsächlich bei Menstruationsstörungen oder in der Pubertät verordnet. Auf dem »Waschzettel« ist das Fördern der Stillfunktion nicht erwähnt.

13 In den ersten Tagen vor dem Milcheinschuss ist eine Gewichtsabnahme bis zu 10% seines Geburtsgewichtes möglich. Dann sollte es allmählich zunehmen und am zehnten Tag etwa wieder sein Geburtsgewicht erreicht haben, um dann stetig, aber in seinem individuellen Tempo weiter zuzunehmen.

14 Verhalte dich ebenso nach einem überstandenen Krankenhausaufenthalt des Kindes, einer Trennung vom Baby oder nach einer Verunsicherung von außen, die dir das Zutrauen in deine Stillfähigkeit genommen und vielleicht sogar schon zum Zufüttern geführt hat. Hole dir die Hebamme oder Stillberaterin ins Haus, um dein Vertrauen in dich wieder zu stärken.

15 Stilltrunk und Ingwertee sind Rezepte, die mir freundlicherweise Hari Bhajan Simran Kaor Burmeister zur Verfügung gestellt hat. Sie ist Mitglied der Arbeitsgruppe für natürliche Geburt in Hamburg. Mit diesen und anderen Rezepten (s.S. 195 ff.) versorgen die Sevadar-Frauen die Wöchnerinnen.

16 H. Lothrop: *Das Stillbuch.*

17 Informationen über die entsprechenden Institutionen, s. Adressen. Eine wertvolle Hilfe für Eltern von »Schrei-Babys« ist das Buch von J. Riedel-Henck: *Weinendes Baby – ratlose Eltern.*

18 Zum Zeitpunkt des Abstillens wird deine Brust erst sogar noch kleiner, allmählich bildet sich dann aber wieder Fettgewebe und dadurch die neue Form deiner Brust.

19   Gute ätherische Öle von *Primavera*, erhältlich z.B. in Naturkostläden. Mehr dazu bei M. Tisserand: *Die Geheimnisse wohlriechender Essenzen.*

20   Ab sechs Wochen nach der Geburt ist es möglich, ein Diaphragma neu angepasst oder eine Spirale eingesetzt zu bekommen.

21   Mehr dazu bei Malteser Arbeitsgruppe NFP: *Natürlich und sicher.*

22   Wenn die Belegung es zulässt, kann der Vater auch gegen Bezahlung das zweite Bett im Zweibettzimmer beziehen. Andernfalls kann er mit Verpflegung für den ganzen Tag so früh es geht am Morgen erscheinen und abends so spät wie möglich wieder nach Hause gehen.

23   Mehr zum Thema Zwillinge bei M. v. Gratkowski: *Zwillinge. Wie Sie mit ihnen fertig werden, ohne selbst fertig zu sein* sowie *Zwillinge – Zeitschrift für Mehrlingseltern*, Selbstverlag, s. Adressen.

24   »Mamma« ist das lateinische Wort für Brust!

25   Vgl. Ch. Geist/U. Harder/A. Stiefel: *Hebammenkunde*, S. 299: Jule Friedrich: »Vielmehr stillen nach 3 Monaten nur noch 25% der Frauen, obwohl fast alle damit beginnen und auch vorhaben, lange zu stillen.«

26   Fertigmilchnahrung mit dem Zusatz »Pre-« ist adaptiert; der Zusatz »1« und »2« bedeutet, dass die Milch sämiger ist als die Muttermilch, daher satter macht – aber auch dicker! – und sich nicht für den Anfang eignet!

27   Vor allem in der sog. dritten Welt wurde mit der Einführung von Pulvermilchnahrung durch fehlerhaftes Dosieren und mangelnde Hygiene viel Schaden angerichtet. Eine gezielte Stillförderung ist in diesen Ländern für die Kinder überlebensnotwendig! In unseren Breiten sind gehäuft auftretende Allergien sowie Gewichts- und Verdauungsprobleme in Zusammenhang mit der Flaschennahrung festzustellen.

28   In der Apotheke gibt es ein Flaschen- und Sauger-System (*Playtex*-Probeset), das Brustkinder, die die Flasche verweigern, leichter annehmen.

29   *Das Stillbuch* ist ein wertvolles Nachschlagewerk bei schwierigen Situationen in der Stillzeit; es gehört ins Bücherregal jeder stillenden Frau! *Ich stille mein Baby* hat köstlich anregende Fotos verschiedener stillender Frauen mit unterschiedlichsten Brüsten, die den sinnlichen Aspekt dieses Vergnügens deutlich machen.

30   Mehr dazu bei K. Strobel: *Frühgeborene brauchen Liebe*; S.M. Ludington-Hoe/S.K. Golant: *Liebe geht durch die Haut*; H. Rinnhofer: *Hoffnung für eine Handvoll Leben.*

31   Von der LLL und AFS gibt es auch zu speziellen Stillsituationen hervorragende Schriften, die dort angefordert werden können, s. Adressen.

32   Mehr dazu in dem sehr empfehlenswerten Buch von H. Lothrop: *Gute Hoffnung – jähes Ende*. Eine wichtige Anlaufstelle in dieser Situation ist auch die Initiative Regenbogen »Glücklose Schwangerschaft e.V.«, s. Adressen.

33   Z.B. D. v. Cramm: *Kochen für Babys.*

34   Aus dem Nabelschnurblut kann nach der Geburt eine Messung des Gesamt-Immunglobulin E (IgE) vorgenommen werden. Bei erhöhten Werten liegt beim Baby wahrscheinlich eine Allergiedisposition vor.

35   Mehr dazu bei D. v. Cramm: *Kochen für Babys* und in der Broschüre der Verbraucherzentrale: *Gesunde Ernährung von Anfang an* (gegen DM 7,— [bei Versand DM 10,—] zu beziehen über die Verbraucherzentale in jeder größeren Stadt, s. Telefonbuch).

36 Wasser immer frisch und nur abgekocht verwenden! Qualität des Leitungswassers beim Wasserwerk erfragen! Die Broschüre der Verbraucherzentrale *Gesunde Ernährung von Anfang an* gibt Auskunft über Mineralwasser, das für die Säuglingsnahrung geeignet ist; sie ist (gegen DM 7,—, bei Versand DM 10,—) zu beziehen über die Verbraucherzentale in jeder größeren Stadt, s. Telefonbuch.

37 Auf keinen Fall entrahmte oder H-Milch, auch keine Vorzugs- oder Rohmilch verwenden!

38 Dampfsterilisatoren gibt es im Elektrohandel, in Apotheken, Babyfachgeschäften, Drogerien oder über Hebammen.

39 Nach P. Kelder: *Die Fünf »Tibeter«*.

40 Nach M. Feldenkrais: *Das starke Selbst*.

41 Mehr dazu bei D. v. Cramm: *Für die Stillzeit;* M. Cronjaeger: *Das Stillkochbuch*.

42 Der Vegetarier-Bund Deutschlands gibt Informationen über entsprechende Literatur, s. Adressen.

43 Sabine Voskuhl: *Allergien heilen mit Hilfe von Ernährung*, Versand über Druckerei Schmidt, Waltroper Str. 56, 44536 Lünen, Tel.: 0231/87 77 17.

44 Da ich selbst eher eine »Süße« bin, lebe ich mit meinen Gelüsten und trage ihre Folgen ohne schlechtes Gewissen oder erhobenen Zeigefinger. Lasse dich nicht von aufgestellten Leitsätzen gängeln, sondern entscheide bewusst die Anlässe und Mengen, mit denen du dich – auch in Hinblick auf dein Kind – gut fühlst.

45 Die Rezepte für Rote Beete, Zucchini/Sellerie und Hirse wurden mir von Hari Bhajan Simran Kaor Burmeister und der Arbeitsgruppe für natürliche Geburt in Hamburg zur Verfügung gestellt.

46 Erprobte Rezepte von Kreera Clausen, die viele der von mir betreuten Frauen als Haushaltshilfe unterstützt und sich dabei zur Kochspezialistin für die Wochenbettzeit entwickelt hat.

47 Pesto hält sich gut einige Tage im Kühlschrank.

48 Zusammengestellt von Kreera Clausen, s. Anmerkung 46.

6 Sich der neuen Familiensituation anpassen

1 Mehr dazu bei S. Osherson: *Die ersehnte Begegnung;* S. Keen: *Feuer im Bauch*.

2 Mehr dazu bei A. Hass: *Ich hätte nie gedacht, dass ich so gern Vater bin*.

3 1993 bezogen 12.496 Väter Erziehungsgeld, 1994 16.920, 1995 18.102. Auch wenn dies nur 2,5% der Männer sind, so ist die Zahl doch steigend! (Daten des Statistischen Bundesamtes).

4 Mehr dazu bei U. Beck: *Die Risikogesellschaft*.

5 Nur gut verdienende Paare können sich einen längeren Ausfall des Gehalts der Frau leisten. Großeltern und andere Familienmitglieder stehen selten noch unentgeltlich und selbstverständlich für die Versorgung der Kinder zur Verfügung, da sie oft selbst noch im Berufsleben stehen.

6 S. Lipsitz Bem »Die Harten und die Zarten« aus dem gleichnamigen Sonderheft der *Psychologie heute*, 1982; Heft vergriffen.

7   Der Preis dafür ist weniger häusliche Bequemlichkeit und Gemütlichkeit und der Verlust der Harmonie, die geregelte Aufgabenverteilung mit sich bringen kann. Auch die Bindung der Frau durch finanzielle Abhängigkeit lockert sich, und im Fall einer Scheidung ist es dem Mann meistens nicht mehr möglich, mit seinen Kindern zu leben.

8   Mehr dazu bei J. Borysenko: *Das Buch der Weiblichkeit.*

9   H. Bullinger: *Wenn Männer Väter werden* und *Wenn Paare Eltern werden;* S. Keen: *Feuer im Bauch;* S. Osherson: *Die ersehnte Begegnung* und *Und auf einmal bist du Vater.*

10   Mehr dazu bei R. Hilsberg: *Körpergefühl.*

11   Daten des Statistischen Bundesamtes.

12   Mehr dazu bei U. Beck/E. Beck-Gernsheim: »Bastelbiographie« in *Zeitschrift für Soziologie,* 3/93.

13   Artikel »Familiendrama Hausarbeit« in der Zeitschrift *Brigitte* vom März 1996.

14   Was würde es euch kosten, für die Arbeit im Haushalt und mit den Kindern jemanden anzustellen? Wenn eine Mutter selbst diese Tätigkeiten während der beruflichen Abwesenheit ihres Mannes übernimmt, kann sie von ihm selbstverständlich »Unterhalt« erwarten und geteilte Verantwortung, sobald er nach Hause kommt. Das Gleiche gilt natürlich umgekehrt für einen Vater, der sich entscheidet, Hausmann zu sein.

15   Das Baby ist wie ihr geistig seinen körperlichen Fähigkeiten immer weit voraus, dadurch oft vor einer Weiterentwicklung sehr unzufrieden und frustriert. Ihr seid die ihm vertrauteste Adresse, solche nervigen Unausgeglichenheiten zu zeigen und mitzuteilen. Und so müssen alle zusammen durch eine Enge, bevor wieder mehr Weite entstehen kann. Mehr dazu bei H. van de Rijt/F.X. Ploaij: *Oje, ich wachse.*

16   Mehr dazu bei J. Onken: *Vatermänner.*

17   Mehr dazu bei D. Schnack/R. Neutzling: *Kleine Helden in Not;* S. Keen: *Feuer im Bauch.*

18   G. Weber: Zweierlei Glück. *Die systemische Familientherapie Bert Hellingers.*

19   Mehr dazu bei J. Gray: *Männer sind anders, Frauen auch* und *Mars, Venus und Eros.* Der Autor beschreibt die Unterschiedlichkeit von Mann und Frau und wie sie sich mit ihren Verschiedenheiten begegnen können.

20   Mehr dazu bei A. Przyklenk: *Liebe und Sex junger Eltern;* P. Otto: *Die Lust neu entdecken;* E. Geisel: *Tränen nach der Geburt;* M. Odent: *Geburt und Stillen.* Übrigens: Männer, die sich vermehrt an der »Brutpflege« beteiligen, schütten Oxytocin aus und sollen dadurch ebenfalls einen geringeren Sexualtrieb empfinden.

21   Mehr dazu bei K. König: *Brüder und Schwestern.*

22   Direkt nach der Geburt sind es fast ausschließlich Frauen, weshalb die Männer hier nicht erwähnt werden. (Daten des Statistischen Bundesamtes)

23   Daten des Presse- und Informationsamtes der BRD.

24   Nach U. Beck: *Die Risikogesellschaft.*

25   Wenn du so viel Papierkram wie möglich bereits während der Schwangerschaft erledigst, entfällt zumindest eine Last am Beginn deines Lebens als Mutter.

Adressen

⊃ Hebammenverbände

Adressen von Hebammen erfährst du von deiner Krankenkasse, vom Gesundheitsamt, aus dem Branchenfernsprechbuch oder von den genannten Verbänden.

Deutschland:
Bund Deutscher Hebammen e.V., Geschäftsstelle: Postfach 17 24, 76006 Karlsruhe, Tel.: 0721/98 18 90, Fax: 0721/981 89 20

BfHD – Bund freiberuflicher Hebammen Deutschlands e.V., Clea Nuss-Troles, Geschäftsstelle: Am Alten Nordkanal 9, 41748 Viersen, Tel.: 02162/35 21 49, Fax: 02162/35 85 92

Österreich:
Österreichisches Hebammengremium, Postfach 584, 1061 Wien, Tel./Fax: 0222/597 14 04, E-mail: oehg@hebammen.at, Internet: www.hebammen.at

Schweiz:
Schweizerischer Hebammenverband, Zentralsekretariat: Flurstr. 26, 3000 Bern 22, Tel.: 031/332 63 40, Fax: 031/332 76 19, E-mail: hebammen@bluewin.ch

⊃ Stillgruppen/Stillberatung

Deutschland:
La Leche Liga Deutschland e.V., Postfach 65 00 96, 81214 München, Infoline und Fax: 06851/25 24, E-mail: lld@bigfoot.com
(Die LLL-Beraterinnen leisten Hilfe durch monatliche Gruppentreffen und telefonische Beratung. Mit einem adressierten und frankierten Rückumschlag kann über das Postfach die LLL-Stillberaterinnenliste und die LLL-Publikationsliste bestellt werden. Anfragen zu akuten Stillproblemen werden umgehend an die zuständige Stillberaterin weitergeleitet. Die La Leche Liga verschickt außerdem gegen Rechnung *Das Handbuch für die stillende Mutter, Die LLL-Stillinformationsmappe, Schlafen und Wachen. Ein Elternbuch für Kindernächte* (von William Sears) und viele andere Informationsschriften zum Stillen und für das Leben mit einem Baby.)

Arbeitsgemeinschaft Freier Stillgruppen (AFS), Bundesverband e.V., Gertraudgasse 4, 97070 Würzburg, Tel.: 0931/57 34 93, Fax: 0931/57 34 94
(Über diese Adresse werden Anfragen weitergeleitet und Informationen über nahe gelegene Stillgruppen [z.Zt. ca. 800 Gruppen bundesweit] gegeben. Ein monatlich erscheinender Rundbrief kann abonniert werden; Broschüren zu verschiedenen Themen, z.B. Stillen, Stillen von Frühgeborenen, Stillen nach Kaiserschnitt, Stillen von Zwillingen, Ernährungsratgeber

für Stillende, Beikost, Empfängnisverhütung, Stillprobleme etc. sowie das für Fachpersonal gedacht Buch *Stillen und Stillprobleme.*)

BDL – Berufsverband Deutscher Laktationsberaterinnen e.V., Elke Sporleder, Delpweg 14, 30457 Hannover, Tel.: 0511/46 58 49, Fax: 0511/46 59 06 (Die dem Verband angeschlossenen examinierten Laktationsberaterinnen [IBCLC] haben eine umfassende Ausbildung absolviert. Sie bieten Fachwissen auf qualifizierter wissenschaftlich fundierter Basis in Ergänzung zu bestehenden Einrichtungen und Dienstleistungen des Gesundheitswesens, kompetente Schulungs-, Informations- und Beratungstätigkeit und leisten somit wichtige Beiträge zur Gesundheitsvorsorge sowie zur Intensivierung der Mutter-Kind-Beziehung. Mitglieder erhalten vierteljährlich das Fachjournal *Laktation und Stillen*. Der BDL vermittelt Informationen über laufende Aus- und Weiterbildungsprogramme rund um das Thema »Laktation und Stillen«. Mit deinem Anliegen kannst du dich gern an den BDL wenden und Unterlagen anfordern.)

Beratungsgemeinschaft für Laktation und Stillen Berlin, Tel.: 030/751 24 18

Österreich:
La Leche Liga, Vereinigung stillender Mütter, Danklstr. 2, 5020 Salzburg, Tel.: 0662/43 97 12

Verein der Still- und Laktationsberaterinnen Österreichs, Ilse Bichler, Steinfeldgasse 11, 2511 Pfaffstätten, Tel.: 02252/465 11

Schweiz:
La Leche Liga Schweiz, Stillberatung, Postfach 197, 8053 Zürich, Tel./Fax: 052/243 11 44

BSS, Berufsverband Schweizerischer Stillberaterinnen, Postfach 686, 3000 Bern 25, Tel.: 041/671 01 73, Fax: 041/671 01 71, E-mail: BSS.Geschaeftsstelle@gmx.net

○ Beratungsstellen für werdende und junge Eltern

Es gibt zahlreiche Institutionen (hier lediglich eine kleine Auswahl), die Eltern auf die Geburt und das Leben mit ihrem Kind vorbereiten und sie dabei begleiten. Beispiele für Veranstaltungen zu Themen, die für Mütter und Väter von Interesse sind: pränatale Diagnostik, Geburtsvorbereitung, Leben mit dem Neugeborenen, PEKiP®-Gruppen, Babymassage, Zwillingsgruppen, Müttertreff, Kinderkrankheiten, Homöopathie, Impfung, Heilpädagogik, Vollwerternährung, Verlust des Babys, Partnermassage, Atemkurse etc.

Deutschland:
Netzwerk zur Förderung der Idee der Geburtshäuser in Europa e.V., c/o Elke Löffler, Tizianstr. 23 b, 53844 Troisdorf, Tel.: 02241/39 57 67
(Informationen über Geburtshäuser, Adressenvermittlung)

GfG – Gesellschaft für Geburtsvorbereitung – Familienbildung und Frauengesundheit – Bundesverband e.V., Dellestr. 5, 40627 Düsseldorf, Tel.: 0211/25 26 07, Fax: 0211/20 29 19 (Gegen Einsendung von DM 3,— in Briefmarken erhälst du unsere Informationsbroschüre für werdende Eltern mit einer Liste von GfG-KursleiterInnen »rund um die Geburt« in deiner Region. Weiterhin kannst du Informationen anfordern über die von der GfG angebotenen zweijährigen Weiterbildungen zur GfG-Geburtsvorbereiterin [für die Leitung von Geburtsvorbereitungskursen] bzw. zur/zum GfG-FamilienbegleiterIn [für die Leitung von Eltern-Kind-Kursen nach der Geburt einschließlich Rückbildung/Neufindung].)

Zentrum für Geburtsvorbereitung und Elternschaft e.V., Hertinger Str. 47, 59423 Unna, Tel.: 02303/126 30 (Mo-Fr 10-12 h)

Doula – Verein für Geburt in Würde und Menschlichkeit e.V., c/o Monika Brühl, Hausdorffstr. 172, 53219 Bonn, Tel.: 0228/23 24 50

Geburtshaus am Klausenerplatz für eine selbstbestimmte Geburt, Klausenerplatz 19, 14059 Berlin, Tel.: 030/325 68 09

ISIS – Zentrum für Schwangerschaft, Geburt und Elternschaft e.V., Groner-Tor-Str. 12, 37073 Göttingen, Tel.: 0551/48 58 28

Eltern werden – Eltern sein e.V., Gießerstr. 17, 45473 Mülheim/Ruhr, Tel.: 0208/75 66 33 und 757 70 96, Fax: 0208/757 70 97

Mütterzentren-Bundesverband e.V., Müggenkampstr. 30 a, 20257 Hamburg, Tel.: 040/40 17 06 06, Fax: 040/490 38 26

IRIS-Regenbogenzentrum, Beratungs-, Bildungs- und Begegnungsstätte des IRIS e.V. für Frauen und Familien, Schleiermacherstr. 39, 06114 Halle, Tel.: 0345/521 12 32, Fax: 0345/521 12 33

Yogazentrum NANAK NIVAS, Arbeitsgruppe für natürliche Geburt in 3HO Deutschland e.V., Eppendorfer Weg 209, 20253 Hamburg, Tel.: 040/420 36 36 und 420 36 56

Familie in Bewegung e.V., Beratungsstelle für Geburt und Eltern-Sein mit Hebammenpraxis »Die weise Frau«, Dorfackerstr. 12, 72074 Tübingen, Tel.: 07071/839 27

Sonne, Mond und Sterne, Zentrum für Geburt und Elternschaft, Mühlackerstr. 49, 75447 Diefenbach, Tel.: 07043/55 56

Beratungsstelle für Natürliche Geburt und Eltern-Sein e.V., Häberlstr. 17 Rgb., 80337 München, Tel.: 089/53 20 76, Fax: 089/532 89 01

Frauengesundheitszentrum Neuhofstraße e.V., Neuhofstr. 32, 60318 Frankfurt, Tel.: 069/59 17 00, Fax: 069/59 31 29
(Zentrum für Familienbildung und Frauengesundheit)

Schatten & Licht – Krise nach der Geburt e.V., Postfach 11 06, 67355 Lingenfeld

PEKiP® e.V., Prager-Eltern-Kind-Programm, Heltorfer Str. 71, 47269 Duisburg, Tel.: 0203/71 23 30, Fax: 0203/71 23 95
(Verein für Gruppenarbeit mit Eltern und ihren Kindern im ersten Lebensjahr)

Österreich:
NANAYA – Beratungsstelle für natürliche Geburt und Leben mit Kindern, Zollergasse 37, 1070 Wien, Tel.: 0222/523 17 11, Fax: 0222/523 17 64

Verein WEGE – Beratungsstelle für natürliche Geburt, Elternschaft und ganzheitliches Wachstum e.V., Eva und Roman Schreuer, Rankar 12, 4692 Niederthalheim, Tel.: 07676/70 17, Fax: 07676/73 65, E-mail: redaktion@wege.at

Eltern-Kind-Zentrum, Figulystr. 30, 4020 Linz, Tel.: 0732/66 96 11, Fax: 0732/60 50 14

Eltern-Kind-Zentrum, Herrengasse 30/1, 5020 Salzburg, Tel.: 0662/804 75 66

Eltern-Kind-Zentrum, Adamgasse 4, 6020 Innsbruck, Tel.: 0512/58 19 97

Eltern-Kind-Zentrum, Laimgrubengasse 6, 6900 Bregenz, Tel.: 05574/629 82

Eltern-Kind-Zentrum, Bergmanngasse 5, 8010 Graz, Tel.: 0316/67 81 40

Eltern-Kind-Zentrum, Rechter Iselweg 5, 9900 Lienz, Tel.: 04852/613 22

Schweiz:
Marie-Meierhofer-Institut für das Kind, Schulhausstr. 64, 8002 Zürich, Tel.: 01/202 17 60

SVM/ASISP, Schweizerischer Verein der Mütterberatungsschwestern, Geschäftsstelle: Asylstr. 90, Postfach, 8030 Zürich, Tel.: 01/382 30 33 (Do I Fr 8-11 Uhr), Fax: 01/382 30 35

Dachverband Schweizerischer Mütterzentren, Muristr. 27, 3006 Bern, Tel.: 031/351 51 41

O   Selbsthilfegruppen und weitere wichtige Institutionen

NAKOS – Nationale Kontakt- und Informationsstelle zur Anregung und Unterstützung von Selbsthilfegruppen, Albrecht-Achilles-Str. 65, 10709 Berlin, Tel.: 030/891 40 19, Fax: 030/893 40 14
(Bei NAKOS erhältst du Informations- und Aufklärungsmaterial über Selbsthilfegruppen sowie Kontaktadressen von bundesweit tätigen Selbsthilfevereinigungen und solche von professionellen Selbsthilfekontaktstellen auf örtlicher Ebene. Anfragen schriftlich mit einem adressierten und frankierten Rückumschlag, DIN A4/DM 3,— Porto.)

Notmütterdienst – Familien- und Altenhilfe e.V., Sophienstr. 28, 60487 Frankfurt, Tel.: 069/77 66 11 oder 77 90 81, Fax: 069/77 90 83
(Vermittelt Ersatzmütter für die Wochenbettzeit sowie in allen anderen familiären Notsituationen)

Interessensgemeinschaft Tagesmütter, Bundesverband für Eltern, Pflegeeltern und Tagesmütter e.V., Bödekerstr. 85, 30161 Hannover, Tel.: 0511/62 33 02
(Vermittelt Kontaktadressen in deiner Nähe gegen DM 2,— in Briefmarken)

Tagesmütter Bundesverband für Kinderbetreuung in Tagespflege e.V., Breite Str. 2, 40670 Meerbusch, Tel.: 02159/13 77, Fax: 02159/20 20

Verband alleinerziehender Mütter und Väter (VAMV) e.V., Bundesverband, Beethovenallee 7, 53173 Bonn, Tel.: 0228/35 29 95, Fax: 0228/35 83 50

Nachbarschafts- und Selbsthilfe-Zentrum in der UFA-Fabrik e.V., Viktoriastr. 10-18, 12105 Berlin, Tel.: 030/75 50 31 46
(Treffpunkt Schwangere-Mütter-Väter-Babys)

Anonyme Eltern, Sabine Grollmann-Westphal, Wilhelm-Wulf-Weg 15, 59494 Soest, Tel.: 02921/66 50 86, Fax: 02921/764 06
(Hilfe bei Problemen mit Gewalt in der Erziehung)

Pro Familia, Deutsche Gesellschaft für Familienplanung, Sexualpädagogik und Sexualberatung e.V., Bundesverband, Stresemannallee 3, 60596 Frankfurt, Tel.: 069/ 63 90 02, Fax: 069/63 98 52
(Psychologische Beratung besonders in Bezug auf Sexualität, Verhütung und Konfliktberatung bezüglich Schwangerschaftsabbruch sowie Begleitung nach Verlust u.a.; Büros von Pro Familia in den meisten Städten, s. Telefonbuch)

Bundesarbeitsgemeinschaft für Beratung bei Familienkrisen, Trennung und Scheidung e.V., Güntertalstr. 41, 79102 Freiburg, Tel.: 0761/787 61

⊃ Gesundheit/Ernährung/Allergien

UGB – Verband für unabhängige Gesundheitsberater e.V., Keplerstr. 1, 35390 Gießen, Tel.: 0641/777 85

Bundeszentrale für gesundheitliche Aufklärung (BZgA), Postfach 91 01 52, 51071 Köln, Tel.: 0221/899 22 22
(Verschickt u.a. kostenlos Informationsmaterial für junge Eltern, auch Arbeitsmappe Eltern helfen Eltern)

Deutsche Gesellschaft für Ernährung e.V., Postfach 93 02 01, 60457 Frankfurt/M., Tel.: 069/97 68 03 20
(Verschickt u.a. die Informationsbroschüren des Forschungsinstituts für Kinderernährung Dortmund)

Aktionsgruppe Babynahrung e.V. (AGB), Untere Masch Str. 21, 37073 Göttingen, Tel.: 0551/53 10 34, Fax: 0551/53 10 35, E-mail: actionbabyfood@oln.comlink.apc.org

(Setzt sich für den Schutz und die Förderung des Stillens ein und dafür, dass die Babynahrungsmittelindustrie den internationalen Kodex zur Vermarktung von Muttermilchersatzprodukten einhält)

Eltern für unbelastete Nahrung e.V., Bundesgeschäftsstelle: Königsweg 7, 24103 Kiel, Tel.: 0431/67 20 41, Fax: 0431/619 17

Deutscher Allergie- und Asthmabund e.V., Hindenburgstr. 110, 41061 Mönchengladbach, Tel.: 02161/102 07 (Beratung) und Tel.: 0211/65 25 98 (Ernährung)

Allergie- und umweltkrankes Kind e.V., Westerholter Str. 142, 45892 Gelsenkirchen, Tel.: 0209/305 30, Fax: 0209/36 93 00

Arbeitsgemeinschaft Allergiekrankes Kind (AAK) e.V., Nassaustr. 32, 35745 Herborn, Tel.: 02772/92 87-0, Fax: 02772/92 87-48

Bundesverband Neurodermitiskranker in Deutschland e.V., Oberstr. 171, 56154 Boppart/Rhein, Tel.: 06742/87 13 15, Fax: 06742/27 95

Vegetarier-Bund Deutschlands, Blumenstr. 3, 30159 Hannover, Tel./Fax: 0511/363 20 50

○ Kind im Krankenhaus/Behinderung

Aktionskomitee »Kind im Krankenhaus« e.V., AKIK-Bundesverband, Geschäftsstelle: Kirchstr. 34, 61440 Oberursel, Tel.: 06172/30 36 00
(Informationen zu allen Themen bezüglich Kinder und Krankenhaus)

Deutsche Gesellschaft für Sozialpädiatrie und Jugendmedizin e.V., Ansprechpartner: Dr. Hartmut Schirm, Akademie für öffentliches Gesundheitswesen, Auf'm Hennekamp 70, 40225 Düsseldorf

Kinderneurologie-Hilfe Münster e.V., Postfach 82 23, 48044 Münster, Tel.: 0251/29 78 48, Fax: 0251/20 91 83

Bundesarbeitsgemeinschaft »Hilfe für Behinderte« e.V., Kirchfeldstr. 149, 40215 Düsseldorf, Tel.: 0211/31 00 60

Kindernetzwerk e.V. für kranke und behinderte Kinder und Jugendliche in der Gesellschaft, Hanauer Str. 15, 63739 Aschaffenburg, Tel.: 06021/120 30, Fax: 02021/124 46

LEONA e.V., Verein für Eltern chromosomal geschädigter Kinder, Auf dem Klei 2, 44263 Dortmund, Tel.: 0231/427 17 37, Fax: 0231/427 17 36, E-mail: maiwald@cityweb.de
Kontaktvermittlungsstelle: Caroline Ditschkowski, Windmühlenweg 33, 59590 Geseke, Tel./Fax: 02942/43 22, E-mail: dditschkow@aol.com

Trauerbegleitung: Marlies Wolf, Klosterhof 13, 86911 Dießen am Ammersee, Tel./Fax: 08807/68 24

Pränataldiagnostische Begleitung: Miriam Rombach, Wutachstr. 2 a, 79761 Tiengen, Tel.: 07741/91 31 35

(Beratung von Eltern, die durch Pränataldiagnostik oder nach der Geburt von einer seltenen Chromosomenschädigung ihre Kindes erfahren haben; Vermittlung von Adressen gleich oder ähnlich betroffener Familien; Veranstaltung von Familientreffen zum Erfahrungsaustausch; Elternheft; Trauerbegleitung)

○ Frühgeborene

Das frühgeborene Kind e.V., Bundesverband, Eva Vonderlin, Von-der-Tann-Str. 7, 69126 Heidelberg, Tel./Fax: 06221/31 50 65

Förderverein für Früh- und Risikoneugeborene »Das Frühchen e.V.«, Christa Hofmann, Dittmannswiesen 6, 76646 Bruchsal, Tel.: 07251/182 93

Förderkreis für Früh- und Risikogeborene e.V., Oberarzt Dr. Friedrich Porz, Kinderklinik am Zentralklinikum Augsburg, Stenglinstraße, 86156 Augsburg, Tel.: 0821/400 02

○ Mehrlinge

ABC-Club e.V., Internationale Drillings- und Mehrlings-Initiative, Strohweg 55, 64297 Darmstadt, Tel.: 06151/554 30, Fax: 06151/59 63 88

Zwillinge – Zeitschrift für Mehrlingseltern, Postfach 17 17, 86887 Landsberg, Tel.: 08191/96 67 39, Fax: 08191/96 67 40

(Versendet auch eine Liste über Zwillingstreffs gegen adressierten und frankierten Standardumschlag)

○ Unruhige Kinder/»Schrei-Babys«

»Trostreich«, Selbsthilfegruppen (im Aufbau) für Eltern von übermäßig schreienden (Kolik-)Babys, Jutta Riedel-Henck, Schulstr. 10, 27446 Deinstedt, Tel./Fax-Nr.: 04284/395

(Kontaktvermittlung, Erfahrungsaustausch, Sammelstelle weiterführender Informationen)

Münchner Sprechstunde für Schreibabys, Kinderzentrum München, Heiglhofstr. 63, 81377 München, Tel.: 089/710 09-330, Fax: 089/710 09-369

Dipl.-Psych. Dr. phil. Mauri Fries, Universität Leipzig, Institut für Entwicklungspsychologie, Persönlichkeitspsychologie und Psychodiagnostik, Seeburgstr. 14-20, 04103 Leipzig, Tel.: 0341/973 59 00 oder 973 59 22

(Beratung für Eltern mit Babys)

Kinderärztliche Praxis mit Schwerpunkt »schwierige Säuglinge und Kleinkinder«, Dr. Hartwig, Dipl.-Psych. M. Malinowski, Ch. Krausmann, Karl-Marx-Str. 80, 12043 Berlin, Tel.: 030/623 87 17

Sprechstunde für Schreibabys, Kinderkrankenhaus der Stadt Köln, Dr. A. Hoppe, Dr. R. Winkler, Amsterdamer Str. 59, 50735 Köln, Tel.: 0221/777 41

Musiktherapie für Schreibabys, Gisela M. Lenz, Goethestr. 54/RG, 80336 München

Menschenskind – Beratungsstelle für Eltern mit Säuglingen und Kleinkindern, Elsässer Str. 27 a, 22049 Hamburg, Tel.: 040/652 00 12

Erziehungsberatungsstellen der Bezirksämter, s. Telefonbuch

Österreich:
Schreiambulanz, Krankenhaus Mödling, Leitung Prim. Dr. Paky, Sr. Maria Restitutagasse 12, 2340 Mödling, Ansprechpartnerin: Edith Huebmer, Tel.: 02236/204-429

Zentrum für Fütterungs-, Schlaf- und Schreiprobleme, Wilhelminenspital – Kinderinterne Abt. mit Psychosomatik, Dr. Christine Rankl, Dr. Josephine Schwarz-Gerö, Montleartstr. 37, 1160 Wien, Tel.: 0222/491 50 - 29 20

Ambulanz für Schrei-, Schlaf- und Fütterungsprobleme, OA Dr. L. Thun-Hohenstein, Dr. C. Wienesroither, Kinderspital, Müllner Hauptstr. 48, 5020 Salzburg

○ Verlust des Babys

Deutschland:
Initiative REGENBOGEN »Glücklose Schwangerschaft« e.V.
Bundesweite Adressenvermittlung von Regionalgruppen, EinzelansprechpartnerInnen und privaten Kontaktadressen: Constanze Tofahrn-Lange, Charlottenstr. 39, 26486 Wangerooge, Tel.: 04469/376, Fax: 04469/322, E-mail: Conni_Wooge@t-online.de, Internet: http://www.t-online.de/home/jl_wooge/regbog.htm (Bitte schriftlichen Anfragen DM 2,20 in Briefmarken beilegen.)
Broschürenversand: Annegret Schrempf, In der Schweiz 9, 72636 Frickenhausen
Öffentlichkeitsarbeit: Barbara Künzer-Riebel, Burgstr. 6, 73614 Schorndorf, Tel.: 07181/212 75, E-mail: REGBOG.Glueckl.Schwangersch@t-online.de
(Regelmäßige Gruppentreffen; briefliche und telefonische Kontakte und Beratung, auf Wunsch Besuch im Krankenhaus; haben gesetzliche Änderungen für Betroffene erreicht und bemühen sich um weitere rechtliche Veränderungen. Erhältliches Material: (1) Informationsbroschüre, DM 4,50 + 3,— Porto und Verpackung [PuV], (2) Erfahrungsberichte I, II und Folgeschwangerschaften, jew. DM 14,— + 3,— PuV, (3) Erfahrungsberichte Fehlgeburten DM 17,— + 3,— PuV, (4) das Buch *Ein sehr wichtiges Bild,* DM 15,— + 3,— PuV, (5) Kreiß-

saalordner (B), der alles Infomaterial enthält, DM 35,— + 7,— PuV, (6) Elternmappen mit Namenskärtchen, Broschüre und weiterführendem Infomaterial, DM 7,— + 3,— PuV, (7) Namenskärtchen für fehl- und totgeborene Kinder, DM 1,— + 3,— PuV. Die aufgeführten Broschüren sind nur gegen Vorauskasse erhältlich [V-Scheck]. Das von REGENBOGEN herausgegebene Buch von Lutz/Künzer-Riebel *Nur ein Hauch von Leben,* Kaufmann-Verlag, ist im Buchhandel erhältlich.)

Österreich:
Initiative Regenbogen, »Verein zur Hilfestellung bei glückloser Schwangerschaft«, Ulrike Kern, Zirkusgasse 28/9, 1020 Wien, Tel.: 0222/214 72 34

Schweiz:
Regenbogen Schweiz, Selbsthilfevereinigung von Eltern, die um ein verstorbenes Kind trauern, Sekretariat: Krähenbergstr. 13, 2543 Lengnau bei Biel, Tel.: 032/652 11 81

○ Therapie

Akupunktur:

Deutschland:
Verband DÄGfA, Deutsche Ärztegesellschaft für Akupunktur, Würmtalstr. 54, 81375 München
(Bei Anfragen adressierten und frankierten Rückumschlag beilegen.)

Universitätsklinikum Essen, Zentrum für Frauenheilkunde, Prof. Dr. A.E. Schindler, Hufelandstr. 55, 45147 Essen, Tel.: 0201/723 24 40 (Sekretariat), Fax: 0201/723 59 62, E-mail: ufk@uni-essen.de
(Informationen über Akupunktur in der Geburtshilfe; Adressenvermittlung)

Österreich:
Österreichische Gesellschaft für Akupunktur und Aurikulotherapie, Präsident: Prim. Dr. H. Nissel, Kaiserin-Elisabeth-Spital der Stadt Wien, Huglgasse 1-3, 1150 Wien

Schweiz:
Schweizerische Ärztegesellschaft für Akupunktur und Chinesische Medizin – SAGA, Sekretariat: IMF Hus am Sportplatz, 8134 Adliswil

Aromatherapie:
Arven-Schule für Aromatherapie und Heilpflanzenkunde, Susanne Fischer-Rizzi, Postfach 24, 87475 Sulzberg
(Ausbildung für Hebammen und ÄrztInnen in Aromatherapie und -pflege sowie Theapeutische Aroma-Massage in der Krankenpflege)

Bach-Blüten-Therapie:
Institute für Bach-Blütentherapie, Forschung und Lehre, Mechthild Scheffer (Informations-material und Adressenvermittlung von TherapeutInnen)

Deutschland:
Lippmannstr. 53, 22769 Hamburg, Tel.: 040/43 25 77 10, Fax: 040/43 52 53

Österreich:
Börsengasse 10, 1010 Wien, Tel.: 0222/533 86 40-0, Fax: 0222/533 86 40 15

Schweiz:
Mainaustr. 15, 8034 Zürich, Tel.: 01/382 33 14, Fax: 01/382 33 19

Cranio-Sacral-Arbeit:
Upledger Institut Deutschland, Sarkwitzer Weg 3, 23617 Sokelsdorf, Tel.: 04504/63 36, Fax: 04504/673 98, E-mail: Upledger.Institute.Germany@t-online.de

Dipl.-Psych. Joachim Lichtenberg, Doblerstr. 21 a, 72074 Tübingen, Tel.: 07071/526 08

Homöopathie:

Deutschland:
Deutscher Zentralverein Homöopathischer Ärzte e.V., Breite Str. 55 a, 53111 Bonn, Tel.: 0228/63 92 30, Fax: 0228/63 92 70

Österreich:
Österreichische Gesellschaft für homöopathische Medizin, Mariahilfer Str. 110, 1070 Wien, Tel.: 0222/526 75 75, Fax: 0222/52 67 57 54

Schweiz:
Schweizerischer Verein homöopathischer Ärztinnen und Ärzte (SVHA), Thervil, Sekretariat: Dr. H. Fischer, Postfach, 8914 Aengst am Albis, Tel.: 01/761 11 11, Fax: 01/761 11 61

Psychotherapie:

Deutschland:
Psychotherapie-Informations-Dienst (PID) des Berufsverbands Deutscher Psychologen (BDP), Heilsbacher Str. 22-24, 53123 Bonn, Tel.: 0228/74 66 99, Fax: 0228/64 10 23 (Vermittlung von Therapeuten)

Österreich:
Berufsverband österreichischer Psychologinnen und Psychologen, Garnisonsgasse 1, 1090 Wien

Schweiz:
Föderation der Schweizer Psychologinnen und Psychologen (FSP), Choisystr. 11, Postfach, 3000 Bern 14

Seminare zur Selbstwerdung und Heilung:
Odenwald-Institut, Trommstr. 25, 69483 Wald-Michelbach, Tel.: 06207/50 71
(Viele unterschiedliche Themen [Partnerschaft, Familie, Abschied, Traumarbeit, Spiritualität, Heilung etc.] und Ansätze [TA, TZI, Körpertherapien, Psychosynthese, Familientherapie, Gestalt etc.]; Programm anfordern)

Weitere Adressen:
Förderverein Biomedizin und Ganzheitstherapie e.V., Dr. Dr. Dieter Hager, Tischbergerstr. 5, 76887 Bergzabern

Kneipp-Bund e.V., Adolf-Scholz-Allee 6, 86825 Bad Wörishofen

Zentralverband der Ärzte für Naturheilverfahren e.V., Alfredstr. 21, 72550 Freudenstadt (Adressen von Ärzten, die Naturheilverfahren durchführen, gegen Einsendung von DM 5,— in Briefmarken)

Freier Verband Deutscher Heilpraktiker, Sonnenstr. 19, 80331 München, Fax: 089/55 34 89

○ Bezugsquellen

Bauchmassageöl nach I. Stadelmann Die Hebammensprechstunde:
Bahnhof-Apotheke, Bahnhofstr. 12, 87435 Kempten/Allgäu, Tel.: 0831/522 66 11, Fax: 0831/522 66 26

Melaleuka (Teebaumöl):
Melakeuka GmbH, Luisenstr. 17, 66125 Saarbrücken

Windsalbe:
Alpenländisches Kräuterhaus GmbH & Co. KG, Grassingerstr. 9, 83043 Bad Aibling, Tel.: 08061/93 14 32, Fax: 08061/93 14 25

Wäsche und Bekleidung aus Naturfasern:
Firma Engel, Albstr. 38, 72764 Reutlingen, Tel.: 07121/34 63 21, Fax: 07121/33 83 09

Stilleinlagen:
»Natürliche Alternativen«, Eva Kampmann-Lüdtke, Vorderdeich 207, 21037 Hamburg, Tel.: 040/737 44 35

Stilleinlagen, Still-BH, Büstier u.a.m.:
Windel-Hase, Herrnfeldener Str. 12, 84137 Vilsbiburg, Tel.: 08741/41 71, Fax: 08741/38 59, gebührenfreies Beratungstelefon: 0800/843 34 04

Still- und Lagerungskissen:
Andrea Gürich, Rehmen 8 g, 25421 Pinneberg, Tel./Fax: 04101/20 03 22

DIDYMOS®-Tragetücher:
DIDYMOS Erika Hoffmann GmbH, Das Babytragetuch, Alleenstr. 8, 71638 Ludwigsburg,
Tel.: 07141/92 10 24, Fax: 07141/92 10 26
(Bezugsadressen für Österreich und die Schweiz über DIDYMOS, Ludwigsburg, erfragen)

Literatur

○ Entwicklung des Babys, Bonding

Chamberlain, David: *Woran Babys sich erinnern. Die Anfänge unseres Bewußtseins im Mutterleib,* Kösel, München [4]1998.

Groß, Werner: *Was erlebt ein Kind im Mutterleib? Ergebnisse und Folgerungen der pränatalen Psychologie,* Herder, Freiburg [3]1997.

Hilsberg, Regina: *Körpergefühl. Die Wurzeln der Kommunikation zwischen Eltern und Kind,* Rowohlt, Reinbek 1985.

Klaus, Marshall H./Kennell, John, H./Klaus Phyllis H.: *Der erste Bund fürs Leben. Bonding. Die gelungene Eltern-Kind-Beziehung und was Mütter und Väter dazu beitragen können,* Rowohlt, Reinbek 1997.

Klaus, Marshall H./Klaus, Phyllis H.: *Neugeboren. Das Wunder der ersten Lebenswochen,* Kösel, München 1988 (im Buchhandel vergriffen, überarbeitete Neuausgabe im Frühjahr 2000).

Nilsson, Lennart: *Ein Kind entsteht. Bilddokumentation über die Entwicklung des Kindes im Mutterleib,* Mosaik, München 1990.

Pikler, Emmi: *Laßt mir Zeit. Die selbständige Bewegungsentwicklung des Kindes bis zum freien Gehen,* R. Pflaum, München 1988.

Rijt, Hetty van de/Ploaij, Frans X.: *Oje, ich wachse. Achtmal steht ihr Baby kopf. Von den acht »Sprüngen« in seiner mentalen Entwicklung während der ersten 14 Monate und wie die Eltern damit umgehen können,* Mosaik, München 1994.

Stacherl, Sonja: *Nähe und Geborgenheit. Durch Körperkontakt Säuglinge fördern,* Walter, Zürich 1997.

Stern, Daniel N.: *Tagebuch eines Babys. Was ein Kind sieht, spürt, fühlt und denkt,* Piper, München [6]1998.

Tomatis, Alfred: *Klangwelt Mutterleib. Die Anfänge der Kommunikation zwischen Mutter und Kind,* Kösel, München [2]1996.

Winnicott, Donald W.: *Das Baby und seine Mutter,* Klett-Cotta, Stuttgart 1990.

Zimmer, Katharina: *Das Leben vor dem Leben. Die seelische und körperliche Entwicklung im Mutterleib,* Kösel, München [5]1996.

○ Leben mit dem Neugeborenen

Austermann, Marianne/Wohlleben, Gesa: *Zehn kleine Krabbelfinger. Spiel und Spaß mit unseren Kleinsten,* Kösel, München [15]1998.

Austermann, Marianne/Wohlleben, Gesa: *Zehn kleine Krabbelfinger. Spiel und Spaß mit unseren Kleinsten,* (Liedkassette mit 23 Liedern), Kösel, München [14]1997.

Blume, Angelika/Bopp, Annette (Hrsg.): *Das erste Jahr. Das umfassende Handbuch für die junge Familie,* Kösel, München 1993.

Brazelton, T. Berry: *Babys erstes Lebensjahr,* dtv, München 1994.

Kaplan, Louise J.: *Die zweite Geburt. Die ersten Lebensjahre des Kindes,* Piper, München [10]1998.

Kast-Zahn, Annette/Morgenroth, Hartmut: *Jedes Kind kann schlafen lernen. Vom Baby bis zum Schulkind: Wie Sie Schlafprobleme Ihres Kindes vermeiden und lösen können,* Oberstebrink, Ratingen 1995.

Kirkilionis, Evelin: *Ein Baby will getragen sein. Alles über geeignete Tragehilfen und die Vorteile des Tragens.* Mit einem Vorwort von Jirina Prekop, Kösel, München 1999.

Largo, Remo M.: *Babyjahre. Die frühkindliche Entwicklung aus biologischer Sicht. Das andere Erziehungsbuch,* Piper, München [6]1998.

Leboyer, Frédérick: *Sanfte Hände. Die traditionelle Kunst der indischen Baby-Massage,* Kösel, München [17]1999.

Polinski, Liesel: *Spiel und Bewegung mit Babys. Das Prager Eltern-Kind-Programm,* Rowohlt, Rheinbek 1993.

Prekop, Jirina: *Schlaf, Kindlein – verflixt noch mal! Ein Ratgeber für genervte Eltern,* Kösel, München [5]1998.

Reich, Eva/Zornànszky, Eszter: *Lebensenergie durch Sanfte Bioenergetik,* Kösel, München 1997.

Riedel-Henck, Jutta: *Weinendes Baby – ratlose Eltern. Wie Sie sich und Ihrem »Schrei-Baby« helfen können,* Kösel, München 1998.

Schneider, Vimala: *Baby-Massage. Praktische Anleitung für Mütter und Väter,* Kösel, München [7]1998.

Sears, William: *Schlafen und Wachen. Ein Elternbuch für Kindernächte,* La Leche Liga Schweiz, Zürich 1991.

Sichtermann, Barbara: *Leben mit einem Neugeborenen. Ein Buch über das erste halbe Jahr,* Fischer, Frankfurt [20]1997.

Solter, Aletha J.: *Warum Babys weinen. Die Gefühle von Kleinkindern,* Kösel, München [7]1996.

Walker, Peter: *Babymassage. Streicheleinheiten für Körper und Seele,* Mosaik, München 1998.

O Kinderkrankheiten

Brehmer, Gisela: *Aus der Praxis einer Kinderärztin. Entwicklung, Ernährung, Erste Hilfe. Alternative Heilmethoden,* Rowohlt, Rheinbek 1998.

Goebel, Wolfgang/Glöckler, Michaela: *Kindersprechstunde. Ein medizinisch-pädagogischer Ratgeber. Erkrankungen – Bedingungen gesunder Entwicklung – Erziehung als Therapie,* Urachhaus, Stuttgart [12]1997.

Millich, Anne: *Kinderkrankheiten. Homöopathische Hilfen und Hausmittel,* Jopp, Wiesbaden [4]1994.

Stellmann, Michael: *Kinderkrankheiten natürlich behandeln. Bewährte Haus- und Heilmittel für Kinder. Selbsthilfe: Wickel, Tees, Homöopathika, Umschläge, Auflagen, Kompressen, Bäder,* Gräfe und Unzer, München [2]1998.

O Naturheilkunde, Homöopathie

Albrodt, Dirk/Glowsky, Brigitte: *Blütenessenzen in der Schwangerschaft. Wohltuende Wirkung für mich und mein Baby,* Kösel, München 1998.

Buslau, Sven J./Schreiber, Gisela: *Teebaumöl praktisch anwenden. Selbsthilfe bei vielen Krankheiten und Beschwerden,* Heyne, München 1996.

Buslau, Sven J./Schreiber, Gisela: *Teebaumöl für Kinder. Sanft und wirksam heilen mit der kleinsten Hausapotheke der Welt,* Heyne, München 1997.

Fischer-Rizzi, Susanne: *Himmlische Düfte. Aromatherapie. Anwendung wohlriechender Pflanzenessenzen und ihre Wirkung auf Körper und Seele,* Hugendubel (Irisiana), München [11]1995.

Graf, Friedrich P.: *Homöopathie für Hebammen und Geburtshelfer. Teil 2: Das Wochenbett und die Zeit danach,* Staude, Hannover [4]1992.

Graf, Friedrich P.: *Kritik der Arzneiroutine bei Schwangeren und Kindern aus homöopathischer Sicht,* Selbstverlag. Zu beziehen über Dr. F.P. Graf, Lütjenburger Str. 3, 24306 Plön, Tel.: 04522/17 77.

Lauterbach, Christine/Schroeder, Ulrike: *Kinder homöopathisch behandeln,* dtv, München 1997.

Roidl, Christine: *Die Heilkraft der Aromen. In Schwangerschaft, Geburt, Wochenbett und der Pflege des Neugeborenen,* Simon & Wahl, Egweil 1993.

Roidl, Christine: *Ganzheitliche Wochenpflege.* Zu beziehen über Roidlinchen, H.G. Roidl, St. Kastl Str. 7a, 85084 Langenbruck, Tel.: 08453/97 63.

Scheffer, Mechthild: *Bach-Blütentherapie. Theorie und Praxis,* Hugendubel (Irisiana), München [24]1995.

Schmidt, Sigrid: *Bach-Blüten für Kinder. Praktische Hilfe – natürlich und wirksam. Für Entwicklung und Erziehung. Für »Problemkinder«. Für Notfälle und Krankheiten,* Gräfe und Unzer, München [6]1997.

Stadelmann, Ingeborg: *Die Hebammensprechstunde,* Stadelmann, Ermengerst 1994.

Tisserand, Maggie: *Die Geheimnisse wohlriechender Essenzen. Bezaubernde Düfte für Schönheit, Sinnlichkeit, Inspiration und Wohlbefinden. Aromatherapie, ätherische Öle,* Windpferd, Aitrang [18]1996.

Weed, Susun S.: *Naturheilkunde für schwangere Frauen und Säuglinge. Ein Handbuch,* Orlanda Frauenverlag, Berlin [2]1992.

○ Allergien

Bergen, Nora: *Allergie bei Kindern. Umweltschadstoffe, Nahrungsmittelunverträglichkeiten und Inhalationsallergien,* dtv, München 1995.
Exl, B.M./Lohmann, L./Wallrafen, A.: *Allergien vermeiden.* Zu beziehen über den Deutschen Allergie- und Asthmabund, s. Adressen.
Stemmann, Ernst A.: *Neurodermitis ist heilbar. Das Gelsenkirchener Behandlungsverfahren.* Zu beziehen über Allergie- und umweltkrankes Kind e.V., s. Adressen.
Voskuhl, Sabine: *Allergien heilen mit Hilfe von Ernährung.* Zu beziehen über Druckerei Schmidt, Waltroper Str. 56, 44536 Lünen, Tel.: 0231/87 77 17.

○ Frausein, Muttergefühle

Beck-Gernsheim, Elisabeth: *Die Kinderfrage. Frauen zwischen Kinderwunsch und Unabhängigkeit,* Beck, München [3]1997.
Borysenko, Joan: *Das Buch der Weiblichkeit. Der 7-Jahres-Rhythmus im Leben der Frau,* Kösel, München 1998.
Estés, Clarissa P.: *Die Wolfsfrau. Die Kraft der weiblichen Instinkte,* Heyne, München 1997.
Geisel, Elisabeth: *Tränen nach der Geburt. Wie depressive Stimmungen bewältigt werden können,* Kösel, München 1997.
Hämmerling, Elisabeth: *Mondgöttin Inanna. Ein weiblicher Weg zur Ganzheit,* Kreuz, Zürich [2]1997.
Kitzinger, Sheila: *Mütter,* Econ & List, München 1995.
Lazarre, Jane: *Der Mutterschaftswahn. Ein autobiographischer Bericht,* Piper, München [2]1991.
Odent, Michel: *Geburt und Stillen. Über die Natur elementarer Erfahrungen,* Beck, München 1994.
Onken, Julia: *Vatermänner. Ein Bericht über die Vater-Tochter-Beziehung und ihren Einfluss auf die Partnerschaft,* Beck, München 1997.
Voss, Julia: *Das Schwarzmond-Tabu. Die kulturelle Bedeutung des weiblichen Zyklus,* Kreuz, Stuttgart [14]1998.

○ Stillen

Kitzinger, Sheila: *Ich stille mein Baby. Umfassende Information und praktische Anleitung für junge Mütter,* Kösel, München [2]1999.
Lothrop, Hannah: *Das Stillbuch,* Kösel, München [23]1998.
Lothrop, Hannah: *Beim Stillen ganz gelassen sein. Massagen, Atem- und Körperübungen für Mütter,* (CD), Kösel, München 1998.
Trienekens, Frauke: *Das Still-Video,* (Videokassette), Kösel, München 1997.

O   Mannsein, Vaterwerden

Bullinger, Hermann: *Wenn Männer Väter werden. Schwangerschaft, Geburt und die Zeit da-nach im Erleben von Männern. Überlegungen – Informationen – Erfahrungen*, Rowohlt, Rheinbek 1983.

Hass, Aaron: *Ich hätte nie gedacht, dass ich so gern Vater bin*, Kösel, München 1996.

Hoffmann, Bernward: *Vater werden. Stationen einer Hoffnung*, Kösel, München [2]1991.

Keen, Sam: *Feuer im Bauch*, Bastei-Lübbe, Bergisch Gladbach 1993.

Mallman, Helmut W.: *Schwangerschaftsbuch für Männer*, Urania-Ravensburger, Berlin [3]1997.

Osherson, Samuel: *Die ersehnte Begegnung. Männer entdecken ihre Väter*, Edition Humanistische Psychologie, Köln 1990.

Osherson, Samuel: *Und auf einmal bist du Vater. Männer in der spannendsten Beziehung ihres Lebens*, Campus, Frankfurt 1996.

Schnack, Dieter/Neutzling, Rainer: *Kleine Helden in Not. Jungen auf der Suche nach Männlichkeit*, Rowohlt, Rheinbek 1990.

O   Mann und Frau, das Paar nach der Geburt, Sexualität, Familie

Beck, Ulrich (Hrsg.): *Kinder der Freiheit*, Suhrkamp, Frankfurt 1997.

Beck, Ulrich: *Die Risikogesellschaft*, Suhrkamp, Frankfurt 1986.

Beck, Ulrich/Beck-Gernsheim, Elisabeth (Hrsg.): *Riskante Freiheiten. Zur Individualisierung von Lebensformen in der Moderne*, Suhrkamp, Frankfurt 1994.

Bullinger, Hermann: *Wenn Paare Eltern werden. Die Beziehung zwischen Frau und Mann nach der Geburt ihres Kindes*, Rowohlt, Rheinbek 1986.

Gray, John: *Männer sind anders, Frauen auch*, Goldmann, München 1998.

Gray, John: Mars, *Venus und Eros. Männer lieben anders. Frauen auch*, Goldmann, München 1999.

König, Karl: *Brüder und Schwestern. Geburtenfolge als Schicksal*, Vandenhoeck & Ruprecht, Göttingen [12]1995.

Malteser Arbeitsgruppe NFP (Hrsg.): *Natürlich und sicher. Natürliche Familienplanung. Ein Leitfaden*, Ehrenwirth, München [13]1998.

Otto, Petra: *Die Lust neu entdecken. Sex in der Schwangerschaft und nach der Geburt*, Rowohlt, Rheinbek 1996.

Przyklenk, Andrea: *Liebe und Sex junger Eltern. Ein Ratgeber für die Schwangerschaft und die Zeit danach*, Kösel, München 1996.

Weber, Gunthard (Hrsg.): *Zweierlei Glück. Die systemische Psychotherapie Bert Hellingers*, Auer-Systeme, Heidelberg [9]1997.

O   Geburt, Geburtsvorbereitung

Albrecht-Engel, Ines (Hrsg.): *Geburtsvorbereitung. Handbuch für werdende Mütter und Väter*, Rowohlt, Rheinbek 1993.

Balaskas, Janet: *Aktive Geburt. Ein praktischer Ratgeber für junge Eltern*, Kösel, München 1993.

Balaskas, Janet: *Väter begleiten die Aktive Geburt. Gemeinsam Schwangerschaft und Geburt erleben*, Kösel, München 1994.

Balaskas, Janet/Gordon, Yehudi: *Alles über die Wassergeburt. Der umfassende Ratgeber für werdende Eltern*, Kösel, München 1996.

Geist, Ch./Harder, U./Stiefel, A.: *Hebammenkunde. Lehrbuch für Schwangerschaft, Geburt, Wochenbett und Beruf*, de Gruyter, Berlin [2]1998.

Kitzinger, Sheila: *Bereit zur Geburt. Das Übungsprogramm mit Tonkassette*, (Tonkassette mit Begleitheft), Kösel, München 1986.

Kitzinger, Sheila: *Hausgeburt. Ein Ratgeber für werdende Eltern*, Kösel, München 1994.

Kitzinger, Sheila: *Schwangerschaft und Geburt. Das umfassende Handbuch für werdende Eltern*, Kösel, München [9]1998.

Leboyer, Frédérick: *Geburt ohne Gewalt*, Kösel, München [8]1995.

Leboyer, Frédérick: *Atmen und Singen*, (Tonkassette mit Begleitheft), Kösel, München 1994.

Odent, Michel: *Die sanfte Geburt*, Bastei-Lübbe, Bergisch Gladbach 1990.

Peterson, Gayle: *9 Monate ... und viele Fragen. Wie ich mich emotional auf die Geburt vorbereite*, Kösel, München 1995.

Wilberg, Gerlinde M./Brüser, Elke: *Zeit für uns. Ein Buch über Schwangerschaft, Geburt und Kind*, Kunstmann, München 1996.

Wilberg, Gerlinde M./Hujber, Karlo: *Natürliche Geburtsvorbereitung und Geburtshilfe. Ein Handbuch*, Kösel, München [3]1997.

○ Zwillinge

Gratkowski, Marion von: *Erziehungstips für Zwillingseltern. Von Trotz bis Pubertät*, M. v. Gratkowski, Landsberg 1993.

Gratkowski, Marion von: *Zwillinge. Wie Sie mit ihnen fertig werden, ohne selbst fertig zu sein*, Trias, Stuttgart [3]1999.

Gratkowski, Marion von (Hrsg.): *Zwillingsmütter berichten ... Über Schwangerschaft, Geburt und Alltag mit Zwillingen*, M. v. Gratkowski, Landsberg 1993.

Haberkorn, Rita: *Zwillinge. Was Eltern und Pädagogen wissen müssen*, Rowohlt, Reinbek 1996.

Zwillinge – Zeitschrift für Mehrlingseltern. Zu beziehen über Redaktion Marion von Gratkowski, s. Adressen.

○ Kaiserschnitt

Bornemann, Reiner: *Kaiserschnitt – Operation und Geburt. Notwendigkeit, Durchführung und Folgen einer Schnittentbindung aus der Sicht betroffener Eltern*, Karoi, Bielefeld 1989.

Jong, Theresia M. de/Kemmler, Gabriele: *Kaiserschnitt – Narben an Seele und Bauch. Ein Ratgeber für Kaiserschnittmütter*, Fischer, Frankfurt 1996.

○ Frühgeborene

Ludington-Hoe, Susan M./Golant, Susan K.: *Liebe geht durch die Haut. Eltern helfen ihrem frühgeborenen Baby durch die Känguruh-Methode*, Kösel, München 1994.

Rinnhofer, Heidi (Hrsg.): *Hoffnung für eine Handvoll Leben. Eltern von Frühgeborenen berichten*, H. Fischer, Erlangen 1995.

Strobel, Kornelia: *Frühgeborene brauchen Liebe. Was Eltern für ihr »Frühchen« tun können*, Kösel, München [4]1998.

○ Verlust des Babys, Trauer

Fritsch, Julie/Ilse, Sherokee: *Unendlich ist der Schmerz ... Eltern trauern um ihr Kind. Mit einem Vorwort von Hannah Lothrop*, Kösel, München 1995.

Lothrop, Hannah: *Gute Hoffnung – jähes Ende. Fehlgeburt, Totgeburt und Verluste in der frühen Lebenszeit. Begleitung und neue Hoffnung für Eltern*, Kösel, München [7]1998.

Lutz, Gottfried/Künzer-Riebel, Barbara: *Nur ein Hauch von Leben. Eltern berichten vom Tod ihres Babys und von der Zeit ihrer Trauer*, E. Kaufmann, Lahr [4]1997.

○ Körperübungen, Gymnastik, Entspannung

Balaskas, Janet: *Fit durch die 9 Monate – Fit für die Geburt. Leichte Übungen, die Spaß machen*, Kösel, München 1997.

Balaskas, Janet: *Yoga für Schwangere. Übungsprogramm mit Tonkassetten*, (2 Tonkassetten mit Begleitheft), Kösel, München 1996.

Balaskas, Janet: *Yoga für werdende Mütter*, Kösel, München 1995.

Feldenkrais, Moshé: *Das starke Selbst. Anleitung zur Spontaneität*, Suhrkamp, Frankfurt 1992.

Kelder, Peter: *Die Fünf »Tibeter«. Das alte Geheimnis aus den Hochtälern des Himalaya läßt Sie Berge versetzen*, Scherz (Integral), München 1997.

Khalsa, Tarn T.: *Yoga für werdende Eltern. Vorbereitung auf die Geburt*, Hugendubel (Irisiana), München [2]1994.

Kitchenham-Pec, Susanne/Bopp, Annette: *Beckenbodentraining. Beckenbodenprobleme und ihre Behandlung. Mit genauer Anleitung zur Beckenbodengymnastik*, Trias, Stuttgart [2]1997.

Klein, Margarita/Weber, Maria: *Das tut mir gut nach der Geburt. Rückbildung und Neufindung: Wie Mütter ihr Wohlbefinden stärken können*, Rowohlt, Reinbek 1998.

Lippens, Frauke: *Wochenbettbetreuung, Babymassage, Rückbildungsgymnastik. Eine Arbeitshilfe für Hebammen*, Selbstverlag, zu beziehen über F. Lippens, Krochmannstr. 5, 22299 Hamburg.

Olvedi, Ulli: *Das Stille Qi Gong nach Meister Zhi-Chang Li. Meditative Energiearbeit – Vitalisierung und Harmonisierung der Lebenskräfte*, Heyne, München 1998.

Ott, Petra: *Das sanfte Beckenbodentraining. Die Kraft spüren, die Entspannung genießen*, Rowohlt, Reinbek 1999.

Vogel, Thea: *Die ganzheitliche Rückbildungsgymnastik. Sich neu finden nach der Geburt. Ein Kursprogramm für jeden Tag,* Walter, Zürich 1999.

Vogel, Thea: *Die ganzheitliche Rückbildungsgymnastik. Sich neu finden nach der Geburt. Ein Kursprogramm für jeden Tag,* (CD), Edition Walter, Zürich 1999.

Zemach-Bersin, David/Reese, Mark: *Relaxercise. Gesund und beweglich mit Feldenkrais-Übungen,* (4 CDs), Kösel, München 1994.

Zemach-Bersin, David/Zemach-Bersin, Kaethe/Reese, Mark: *Gesundheit und Beweglichkeit. 10 Feldenkrais-Lektionen,* Kösel, München 1992.

○ Ernährung, Kochen

Cramm, Dagmar von: *Für die Stillzeit. Jetzt das Richtige essen! Lauter köstliche Gerichte fürs Wohlbefinden von Mutter und Baby. Mit praktischen Tips und Rat bei Stillproblemen,* Gräfe und Unzer, München [6]1998.

Cramm, Dagmar von: *Kochen für Babys. Alles über die Ernährung der Kleinsten – in Theorie und Praxis,* Gräfe und Unzer, München [2]1997.

Cronjaeger, Marietta: *Das Stillkochbuch. Über 100 Rezepte – lecker und bekömmlich für Mutter und Baby,* Kösel, München 1998.

Gesunde Ernährung von Anfang an. Broschüre der Verbraucherzentrale, anzufordern über die Verbraucherzentrale in jeder größeren Stadt, s. Telefonbuch.

Liste der Tipps für die Wochenbettzeit

○ **Nabelpflege (Kapitel 2):**

- säubern mit abgekochtem Wasser, evtl. Calendula-Essenz (ein bis zwei Teelöffel auf ¼ Liter Wasser) zusetzen – S. 65
- *Wecesin*-Puder bei feuchtem Nabel – S. 65
- *Fissan*-Silberpuder bei langsam abheilendem Nabelrest (Granulom) – S. 66
- Melaleuka-Öl (Teebaumöl; ein Tropfen auf einen Teelöffel Mandelöl) bei wundem Nabelring – S. 65

○ **Schnupfen des Säuglings (Kapitel 2):**

- Muttermilch als Nasentropfen – S. 66
- physiologische Kochsalzlösung (NaCl) als Nasentropfen – S. 66
- Majoranbutter – S. 66
- *Sambucus nigra* D4 oder D6 von *Weleda* (alle zwei bis drei Stunden zwei Globuli) – S. 66
- Nasenball – S. 66

○ **Geburtstrauma beim Kind (Kapitel 2):**

- *Rescue*-Tropfen aus der Bach-Blütentherapie (zwei Tropfen auf die Fontanelle oder Schwellung) – S. 67
- Cranio-Sacral-Therapie – S. 67

○ **Bindehautentzündung des Babys (Kapitel 2):**

- Euphrasia-Augensalbe von *Weleda* (mehrmals täglich) – S. 68
- Euphrasia (Augentrost)-Tee zum Auswischen und für Kompressen – S. 68
- kreisende, sanfte Massage der Nasenwurzelinnenseite – S. 68
- Muttermilch als Augentropfen – S. 68

○ **Blähungen/Drei-Monats-Koliken (Kapitel 2 und 5):**

Für die Mutter:
- »Heiße Sieben«: eine Tasse Fenchel-Kümmel-Anis-Melissen-Tee plus sieben Lutschtabletten Biomagnesin (drei Tassen am Tag) – S. 175
- Ernährung testen – S. 175, 198 f.

- Stillverhalten und -rhythmus überdenken – S. 173 f.
- Hilfe annehmen – S. 175

Für das Kind:
- Süßholztee mit *Carminativum-Hetterich*® (dreimal täglich fünf Tropfen in etwas Tee) – S. 74, 175
- oder *Lefax*® (zwei Pumpstöße in etwas Flüssigkeit) oder *sab simplex*® (15 Tropfen in Flüssigkeit) vom Kinderarzt – S. 73
- *Chamomilla* D6 (zweimal fünf Tropfen) – S. 74, 175
- Windsalbe für Bauchmassage – S. 74
- Wärmflasche – S. 74, 175
- Fliegergriff – S. 74, 175

○ Wundsein/Soor (Kapitel 2):

- Zinkpaste, zinkhaltige Wundcreme – S. 76
- Mandelöl zum Entfernen der Creme und zum Reinigen – S. 76
- Heilsalbe und Luftbad – S. 76
- *Tannolact*®-Sitzbad (lt. Packungshinweis) – S. 76

Bei fraglichem Soor:
- Melaleuka-Öl (Teebaumöl; ein Tropfen auf einen Teelöffel Mandelöl) zum Abwischen und Einreiben – S. 77
- oder Gentiana Violett Lösung 0,5 % – S. 77
- Kinderarzt konsultieren – S. 77

○ Physische und psychische Kräftigung (Kapitel 1, 3 und 5):

- Kräuterblutsaft, Rotbäckchen-Saft oder Ähnliches – S. 94
- Markknochenbrühe – S. 193 f.
- *Senecion*®-Tropfen nach hohem Blutverlust (dreimal täglich zehn bis 20 Tropfen) – S. 94
- *Aqua maris comp.* von *Weleda* zur Regeneration (dreimal täglich 15 Tropfen) – S. 94
- *Korodin*®-Tropfen bei niedrigem Blutdruck (dreimal täglich zehn Tropfen) – S. 94
- Ingwertee mit Milch und Honig – S. 94
- bei Schlaflosigkeit »Heiße Sieben«: eine Tasse Baldrian-Melissen-Tee plus sieben Lutschtabletten Biomagnesin – S. 24
- *Rescue*-Tropfen aus der Bach-Blütentherapie (viermal täglich vier Tropfen) – S. 37, 92, 93
- Kieselerde bei Haarausfall – S. 83
- Aufbaukalk 1 und 2 von *Weleda* (morgens eine Messerspitze Nr. 1, abends eine Messerspitze Nr. 2) – S. 83, 144

○ Wundheilung (Kapitel 4):

* *Arnica* C30 (zwei Globuli nach der Geburt, evtl. nach einer Woche wiederholen) – S. 124
* oder *Staphisagria* C200 (vier bis fünf Tropfen alle sechs Stunden, zwei bis drei Tage lang) – S. 124
* *Traumeel*® (dreimal täglich eine Tablette) – S. 161
* *Rescue*-Tropfen aus der Bach-Blütentherapie (viermal täglich vier Tropfen) – S. 37, 92, 93

○ Verdauung fördern (Kapitel 4):

* Ernährung beachten, genug trinken – S. 114
* Weizenkleie (nicht Leinsamen!) – S. 114
* Bauchmassage – S. 107 ff.
* *sagittaproct*® Hämorrhoiden-Zäpfchen oder -Salbe (Zäpfchen: ein- bis zweimal täglich; Salbe: zwei- bis dreimal täglich) – S. 114
* »Dammschutz«, Mut und Muße – S. 114
* *Tannolact*®-Sitzbad (nach dem Stuhlgang zehn Minuten lang) – S. 123 f.

○ Nachwehen lindern (Kapitel 4):

* Entspannungsübungen, Ausatmen, Tönen – S. 115 f.
* *Melissa cupro culta* D3 Herba 0,1% von *Weleda* (zweimal stündlich zehn Tropfen in den ersten zwei bis drei Tagen) – S. 116

○ Gebärmutterkontraktion fördern (Kapitel 4):

* Blase entleeren, Verdauung fördern, Hilfe annehmen – S. 117, 114
* *Spascupreel*® (eine Tablette im Mund zergehen lassen), dann heißes Bad, danach Eisbeutel auf den Bauch – S. 118
* Bauchmassage, Bauchlage – S. 107 ff., 118
* Mandeln mit Honig in Butter gebraten – S. 118
* Tee aus Frauenmantel und Gänseblümchen (Bellis perennis) mit Zimt (dreimal täglich eine Tasse) – S. 118
* *Bellis perennis* D3 (drei- bis sechsmal täglich zwei Tabletten) – S. 118

○ Nahtpflege (Kapitel 4):

* s. »Wundheilung« – S. 261 oben
* Spülen mit Calendula-Essenz von *Weleda* (einen bis zwei Teelöffel auf ¼ Liter abgekochtes Wasser) – S. 124
* Arnica-Wundtüchlein von *Wala* als Kompresse auflegen – S. 124
* gefrorene Waschlappen auf Schwellungen legen – S. 125
* viel Luft, kein Schneidersitz, wenig auf Naht sitzen bis zum dritten Tag – S. 123, 125

- ab dem dritten Tag täglich Sitzbad in *Tannolact*® (lt. Packungshinweis) oder Meersalz (ein Teelöffel pro Liter) – S. 123 f.
- statt Damenbinden: Vlieswindeln ohne Plastikeinlage – S. 121
- bei ausklingendem Wochenfluss: Baumwollwatte oder luftdurchlässige Slipeinlagen – S. 121
- Melaleuka-Öl (Teebaumöl; 20 Tropfen auf 100 ml Wasser) oder *Betaisodona*®-Lösung (unverdünnt) bei entzündlichen Veränderungen – S. 125

○ Narben (Kapitel 4):

- *Rescue*-Salbe aus der Bach-Blütentherapie oder *Bepanthen*®-Salbe bei anhaltendem Wundgefühl (nach Bedarf) – S. 126
- *Silicea*-D6-Salbe bei festem Narbengewebe (ein- bis zweimal täglich) – S. 126
- *Femilind*® als Gleitmittel – S. 177

○ Beckenbodenschwäche (Kapitel 4):

- tägliche Aufmerksamkeit, Körperhaltung – S. 143, 147
- keine Bauchmuskelübungen! – S. 143
- spezieller Beckenboden-Übungskurs – S. 143
- »Femina-Konen« – S. 143
- *Aletris* D6 (täglich zweimal zehn Tropfen) – S. 143

○ Milcheinschuss (Kapitel 5):

- regelmäßig anlegen – S. 160
- Massagen mit Milchbildungsöl von *Weleda* – S. 160
- warme Getränke und Speisen – S. 160
- Wärme, wollene Stilleinlagen – S. 160
- Rotlicht, Sonne, warmes Bad, Dusche – S. 160
- Liebe, Ruhe, Trost – S. 160
- Unruhe durch Besuch vermeiden – S. 160

○ Wunde Brustwarzen/Rhagaden (Kapitel 5):

- Stilleinlagen aus Wolle und Seide – S. 161
- *Traumeel*®-Tabletten oder *Arnica* C30 (s. »Wundheilung«) – S. 161
- Beinwell-Salbe (von *Dr. Theiss*), *Rescue*-Salbe aus der Bach-Blütentherapie – S. 161
- Küchensieb in BH oder Brustwarzenschutz (z.B. von *Medela*) – S. 161
- Sonne, Höhensonne, Rotlicht – S. 161
- Traubenzucker, Backpulver, Kartoffelstärke, Melaleuka-Öl (Teebaumöl; 20 Tropfen auf 100 ml Wasser zur Desinfektion) – S. 161

○ Überlaufen der Brust (Kapitel 5):

- kühle Waschungen – S. 167
- BH fester anlegen – S. 167
- Stilleinlagen, Milchauffangschalen – S. 167
- zurücklehnen beim Stillen – S. 167
- »Bremsgriff« – S. 167

○ Milchbildung fördern (Kapitel 5):

- Ruhe, Wärme, mit Kind ins Bett – S. 168
- Kind häufig anlegen – S. 168
- Tee aus Fenchel, Kümmel, Anis und Brennnessel oder Milchbildungstee von *Weleda* (drei Tassen pro Tag) – S. 169
- warme Getränke: Ingwertee mit Milch und Honig, Stilltrunk – S. 94, 169
- frischer Möhrensaft, Malzbier – S. 169
- beim Stillen trinken – S. 169
- mehrmals täglich warm essen (sich bekochen lassen!) – S. 168
- wenig Fleisch essen – S. 169
- Mandeln, Cashew-Nüsse, Pinienkerne zwischendurch knabbern – S. 169
- *Agnolyt*® (fünf Tage lang dreimal täglich 25 Tropfen) – S. 168

○ Milchbildung reduzieren (Kapitel 5):

- Stillabstände vergrößern – S. 171
- pro Stillmahlzeit nur eine Brust anlegen – S. 170
- Salbeitee (ein bis zwei Tassen) trinken bzw. damit Brustumschläge machen – S. 170
- BH fester anlegen – S. 170
- Milch bildende Speisen und Getränke vermeiden – S. 168
- *Phytolacca* D1 (dreimal zehn Tropfen) – S. 170
- Salbe *Mercurialis perennis ung.* 10% von *Weleda* (ein- bis dreimal auf Brust auftragen) – S. 170

○ Milchstau (Kapitel 5):

- Wärme, Ruhe, Liebe, Schlaf – S. 172
- Haushaltshilfe, Stress mindern – S. 172
- Hebamme oder Stillberaterin anrufen – S. 172
- vor dem Stillen Brust wärmen, Ingwertee zum Trinken und für Kompressen, Stilleinlagen aus Wolle und Seide – S. 172
- an schmerzhafter Brust Kind zuerst anlegen – S. 172
- Kinn des Babys beim Anlegen in Richtung der Rötung – S. 172

- mit Milchbildungsöl von *Weleda* während des Stillens Verhärtung ausmassieren – S. 172
- *Das Stillbuch* von Hannah Lothrop lesen – S. 172
- Salbe *Mercurialis perennis ung.* 10% von *Weleda* nach dem Stillen auf die Rötung (ein- bis dreimal täglich) – S. 172
- Quarkumschläge, Eisbeutel nach dem Stillen zur Schmerzlinderung – S. 172, 160
- Wadenwickel bei hohem Fieber – S. 173

○ Lust fördern (Kapitel 5):

- ätherische Öle (z.B. *Rose, Ylang-Ylang* von *Primavera*) in Badewasser, Duftlampe, Massageöl – S. 177

○ Abstillen (Kapitel 5):

- Kind nicht oder seltener anlegen – S. 184
- Milch abpumpen nur im Notfall – S. 185
- BH fester anlegen – S. 185
- Eispackungen, Quarkwickel, Salbei-Umschläge – S. 185, 160
- kalte Leibwickel – S. 185
- baden in nur 37 °C warmem Wasser – S. 185
- fasten, Zwieback, Apfel – S. 185
- *Phytolacca* D6 (viermal täglich fünf Globuli) – S. 185
- s.a. »Milchbildung reduzieren« – S. 263

Liste der Übungen und Massagen